深圳市
口腔健康流行病学
An Epidemiological Survey of Oral Health in Shenzhen
调查报告

主　编　刘扩军　阮世红

SPM 南方出版传媒
广东科技出版社｜全国优秀出版社
·广州·

图书在版编目（CIP）数据

深圳市口腔健康流行病学调查报告 / 刘扩军，阮世红主编. —广州：广东科技出版社，2021.11
ISBN 978-7-5359-7745-8

Ⅰ.①深…　Ⅱ.①刘…　②阮…　Ⅲ.①口腔疾病—流行病学调查—调查报告—深圳　Ⅳ.①R78

中国版本图书馆CIP数据核字（2021）第195168号

深圳市口腔健康流行病学调查报告
Shenzhenshi Kouqiang Jiankang Liuxingbingxue Diaocha Baogao

出 版 人：严奉强
责任编辑：李　旻
装帧设计：友间文化
责任校对：于强强
责任印制：彭海波
出版发行：广东科技出版社
（广州市环市东路水荫路11号　邮政编码：510075）
销售热线：020-37607413
http://www.gdstp.com.cn
E-mail:gdkjbw@nfcb.com.cn
经　　销：广东新华发行集团股份有限公司
印　　刷：广州东盛彩印有限公司
（广州市增城区新塘镇太平洋工业区十路2号）
规　　格：787mm×1 092mm　1/16　印张20　字数400千
版　　次：2021年11月第1版
2021年11月第1次印刷
定　　价：98.00元

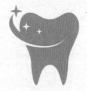

编委会名单

深圳市口腔健康流行病学调查报告

主　编　刘扩军（深圳市慢性病防治中心）

　　　　阮世红（深圳市慢性病防治中心）

副主编　洪文旭（深圳市慢性病防治中心）

　　　　李菊红（深圳市慢性病防治中心）

　　　　张紫阳（深圳市慢性病防治中心）

编　委（按姓氏拼音排序）

　　　　崔　丹（深圳市慢性病防治中心）

　　　　邓　珊（深圳市罗湖区慢性病防治院）

　　　　冯浓萍（深圳市龙岗区慢性病防治中心）

　　　　胡潇文（深圳市慢性病防治中心）

　　　　黄　恬（深圳市龙华区慢性病防治中心）

　　　　阚　旋（中国科学院大学深圳医院）

　　　　李菊红（深圳市慢性病防治中心）

　　　　李慧娜（深圳市龙华区慢性病防治中心）

　　　　刘　艳（深圳市南山区慢性病防治院）

　　　　马万成（深圳市罗湖区慢性病防治院）

　　　　苏　静（深圳市南山区慢性病防治院）

　　　　宣　鹏（深圳市慢性病防治中心）

　　　　谢　华（深圳市龙岗区慢性病防治中心）

　　　　余红兵（深圳市南山区慢性病防治院）

　　　　余文龙（深圳市龙华区慢性病防治中心）

　　　　张紫阳（深圳市慢性病防治中心）

前 言

PREFACE

口腔疾病对人体健康和经济发展带来的负担已经被全球广泛关注，我国政府也高度重视人民的口腔健康问题。《“健康中国2030”规划纲要》中提出“加强口腔卫生，12岁儿童患龋率控制在25%以内”，《中国防治慢性病中长期规划（2017—2025）》中要求开展“三减三健”，提高口腔健康水平，成为“健康中国战略”的重要组成部分。在这种形势下，口腔公共卫生的知识和理念必须得到加强和充实。

口腔健康流行病学调查是口腔公共卫生项目的基础。为了掌握我国居民的口腔健康状况，我国口腔健康流行病学调查始于1983年，此后1995年、2005年和2015年，共进行了4次全国口腔健康流行病学调查，调查结果为研究不同时期的国人口腔健康水平提供了有力的科学依据。深圳市仅在1997年进行了第一次口腔健康流行病学调查，此后至今20余年缺乏大规模全人群的口腔健康流行病学调查研究。为填补该项空白，2018年深圳市卫生健康委员会（原卫计委）牵头，在第四次全国口腔健康流行病学调查专家团队的指导、培训和督导下，历时4个月，完成了这次横断面调查。本次调查采用第四次全国口腔健康流行病学调查的方法，调查方案经过公共卫生专家、流行病学统计专家和口腔医学专家的多次论证后确定。调查对象为深圳市南山区、罗湖区、龙岗区和龙华区的11个年龄组的常住人口，总样本量为8 880人。调查内容分为口腔健康状况检查和口腔健康问卷调查两个部分。参与调查的队员通过了第四次全国口腔健康流行病学调查队专家团队的标准一致性检验，调查过程由项目技术负责人进行严格质控。

2018年深圳市全人群口腔健康流行病学调查口腔检查的结果显示：深圳市儿童龋病患病水平高于全国儿童龋病患病水平，儿童龋病治疗率显著高于全国水平；中老年人牙周健康状况较差；老年人存留牙情况较好。问卷调查发现：居民口腔健康知识水平和口腔健康行为有所提高，口腔卫生服务利用有所改善。因此建议重视儿童龋病和中老年人牙周疾病防治，加强儿童口腔疾病综合干预项目的推进，大力推行“三减三健”全民健康生活方式。

本书分为5个部分。第一部分介绍了本次调查的背景、目的、内容和方法；第二部分介绍了调查对象的基本情况以及3~5岁、12~15岁、35~74岁11个年龄组人群的口腔健康状况和问卷调查结果；第三部分介绍了本次调查的主要发现和针对这些问题提出的政策建议；第四部分列出了本次调查所有描述性结果的表格；第五部分为调查相关的文件、方案和现场照片。

本书主要面向口腔医学专业人员、公共卫生专业人员，同时也可以供卫生行政部门参考。在此谨向所有参与流行病学调查工作的有关领导和专家，对无私奉献的各区慢性病防治机构的同志们，对一丝不苟参加现场调查和数据统计的调查队队员们表示由衷的感谢。

编者

2021年5月于深圳

目录

CONTENTS

01 第一部分 绪 论

02 第二部分　调查结果

03 第三部分　主要发现和政策建议

04 第四部分　深圳市口腔健康调查结果统计表

附录

01

第一部分

绪　论

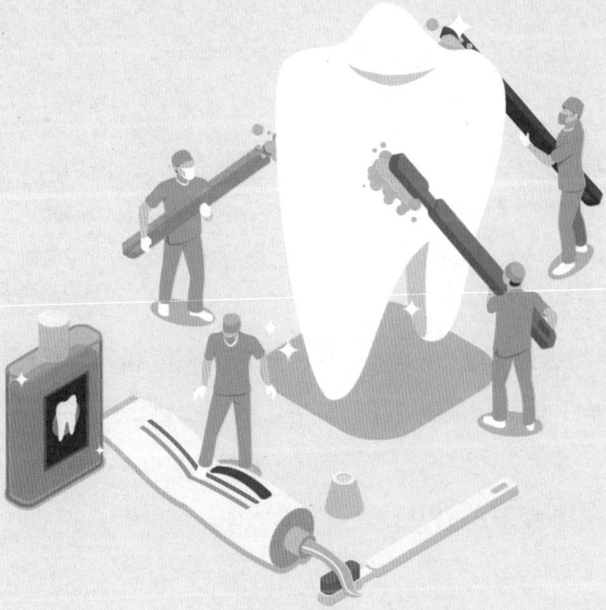

一 调查背景

口腔健康是全身健康的重要组成部分，是反映一个国家或地区居民身心健康、文明水平的重要标志。口腔疾病也是影响居民健康的常见病与多发病，不仅影响口腔咀嚼、发音等生理功能，还与脑卒中、心脏病、糖尿病、消化系统疾病等全身疾病有密切关系。近年来，随着中国经济的高质量发展，深圳市民社会经济状况、生活环境、饮食结构和习惯等发生了很大变化，这些因素对口腔健康状况产生一定影响。自1997年深圳市开展慢性病流行病学调查（含口腔疾病）后，20年间一直没有再次开展口腔健康流行病学调查。口腔流行病学调查是建立和评估口腔疾病预防方法的基础，也是世界卫生组织推荐的最重要的研究口腔健康及发病情况的方法。为贯彻落实《“健康中国2030”规划纲要》及《中国防治慢性病中长期规划（2017—2025）》，深入推进“三减三健”专项行动，掌握深圳市居民的口腔健康状况，了解口腔健康知识、态度和行为情况，为我市未来口腔疾病防治工作提供科学依据，2018年7—11月，由深圳市卫生健康委员会（原卫计委）牵头，深圳市慢性病防治中心具体实施，开展了深圳市口腔健康流行病学调查。

二 调查目的

1. 掌握我市不同人群的口腔健康状况及影响因素，监测龋病和牙周疾病等口腔常见疾病的患病状况。

2. 掌握我市不同人群口腔卫生保健的知识、态度和行为状况。

3. 为监测和评价我市现有口腔公共卫生政策提供信息支持。

三 调查内容和方法

（一）调查时间

2018年7—11月。

（二）调查对象

3～5岁、12～15岁、35～44岁、45～54岁、55～64岁和65～74岁人群的常住人口。

（三）调查内容

口腔健康状况检查和口腔健康问卷调查。

1. 口腔健康状况检查　主要包括：3～5岁儿童的乳牙状况；12～15岁儿童的恒牙状况及牙周状况；35～44岁、45～54岁、55～64岁和65～74岁人群的牙状况、牙周状况及义齿修复状况。

2. 口腔健康问卷调查　主要包括：儿童父母的问卷，重点收集关于儿童生活习惯和喂养方式、家长发现的口腔健康问题、儿童口腔就医方面以及家长的口腔保健知识的情况；12～15岁学生的问卷，重点是口腔健康知、信、行现状，口腔就医行为和自我感觉到的口腔健康问题；中年人和老年人的问卷，重点是口腔健康知、信、行现状，口腔问题和口腔卫生服务利用的情况。

（四）抽样方法

调查遵循科学、有效、可行的原则，进行分层、多阶段、等容量的抽样方法。根据深圳市各区居民社会经济水平（2016年人均GDP）高低及性别分为2层，各区实行等额分配。本次调查全市理论样本总量为8 736人，为便于实施，样本量在各调查区实行等容量分配，每区实际应调查样本量2 220人，实际调查总人数8 880人。

第一步，调查区的抽取。区为初级抽样单位，从人均GDP较高的区（南山区、福田区、盐田区、大鹏新区、罗湖区）中随机抽取南山区和罗湖区（后文图表中记作经济+），从人均GDP较低的区（坪山区、龙岗区、光明区、龙华区、宝安区）中随机抽取龙岗区和龙华区（后文图表中记作经济-），全市共抽取4个区作为调查区。第二步，调查单位（居委会、中学、幼儿园）的抽取。每个调查区随机抽取3个居委会、3所中学、3所幼儿园。全市共抽取12个居委会，至少12所中学及12所幼儿园。第三步，调查个体的抽取。调查个体抽样过程采用单纯随机抽样。

1. 3岁、4岁、5岁调查对象的抽取　获取调查幼儿园的儿童名单，按照出生日期计算年龄，并将其分成3岁、4岁、5岁年龄组，采用随机抽样方法，各组分别抽取78名、52名、30名儿童，男女比例1∶1。预约家长和儿童，在规定时间和地点分别参加问卷调查和口腔检查。

2．12岁、13岁、14岁、15岁调查对象的抽取　获取调查中学的学生名单，按照出生日期计算年龄，并将其分成12岁、13岁、14岁、15岁组，采用随机抽样方法，各组分别抽取142名、132名、108名、96名学生，男女比例1∶1。预约学生，在规定时间和地点分别参加问卷调查和口腔检查。

3．35～44岁、45～54岁、55～64岁、65～74岁调查对象的抽取　获取调查居委会的居民名单，按照出生日期计算年龄，并将其分成35～44岁、45～54岁、55～64岁、65～74岁组。采用随机抽样方法，各组分别抽取32人、26人、16人、28人，男女比例1∶1。预约抽到的居民，在规定时间和地点分别参加问卷调查和口腔检查。

具体抽样过程见图1-1（图中GDP指人均GDP）。

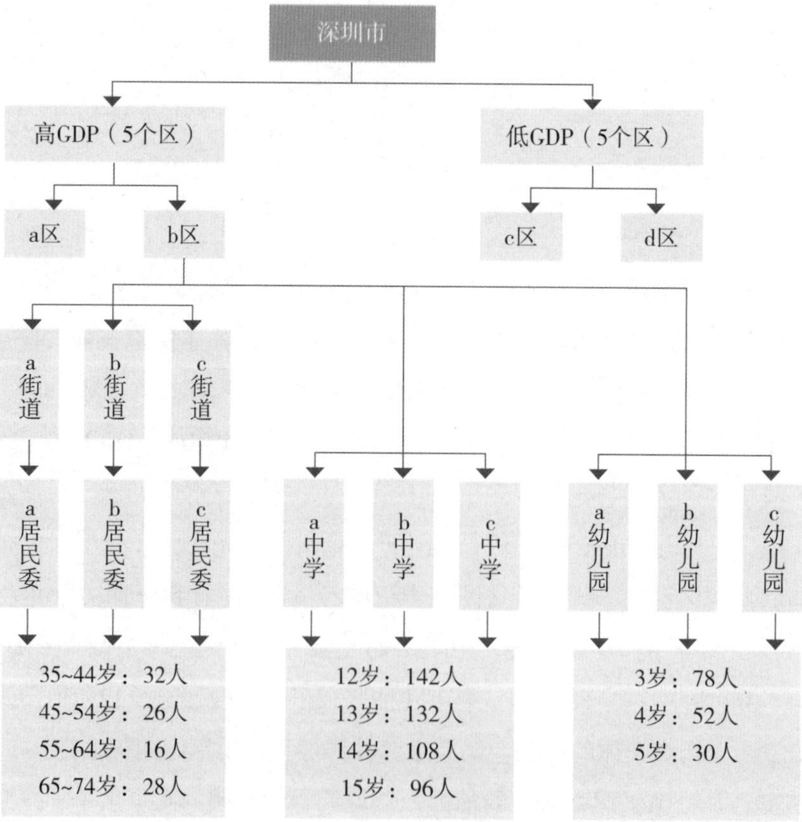

图 1-1　深圳市各年龄组抽样示意图

四 组织实施

（一）组织保障

为保证深圳市口腔健康流行病学调查的顺利实施，调查初始即建立了完善的组织保障体系，成立领导小组、专家组、调查组、项目办公室，负责本次调查的组织管理、培训与指导及现场调查工作。深圳市卫生健康委员会协调全市工作实施，保障调查工作的顺利推进；各调查区卫生健康委员会负责协调辖区调查工作开展；深圳市慢性病防治中心（市项目办）负责推进此次调查工作的实施，负责日常管理工作、抽样工作、组建调查队进行现场实施、提供现场调查技术指导、质量控制、督导培训、数据分析及撰写调查报告等。各调查区慢性病防治机构（区项目办）协助市项目办组织协调现场检查、问卷调查工作。项目调查点负责提供目标年龄人员名单，落实项目开展所需场地，组织维持调查现场秩序，配合完成现场调查。

（二）调查实施

1．临床检查　口腔健康检查采用人工光源，保障光线充足。使用带光源口镜及CPI探针检查，采用视诊结合探诊的检查方法。

2．问卷调查　对3～5岁儿童的父母、35～44岁、45～54岁、55～64岁和65～74岁年龄组受检者采取由问卷调查员在口腔健康检查现场面对面询问的方法收集数据。12～15岁年龄组学生采取由学校老师和问卷调查员共同组织，在教室统一说明，问卷调查员逐题引导，学生集体自填答卷的方式收集数据。

五 质量控制

（一）临床检查的质量控制

1．把握质量控制的关键环节　整个调查过程做到统一调查方案；统一调查中需使用的器材，如探针、检查椅、照明灯等；统一现场调查流程，包括口腔检查和口腔问卷调查现场的布置和程序安排；统一资料录入和质量审核。

2．检查者的选择　检查者应具有一定业务水平，口腔本科毕业从事口腔临床工作3年以上，具有口腔执业医师资格，能认真、严格、耐心地进行临床检查，有团队精神、身体健康、能吃苦耐劳。

3. 记录员和问卷调查员的选择　记录员和问卷调查员均可由具有一定口腔临床工作经验的医师或护士担任。

4. 检查者的培训

（1）现场调查进行前，检查者将接受理论和临床检查培训。在严格选择调查人员的基础上，采取统一集中理论培训，使调查员掌握调查方案、方法和检查技术。临床检查培训时，每名检查者先连续对一组含10个不同程度龋病状况和牙周袋深度的调查对象进行检查，对检查结果进行讨论，对检查标准进行校准，加以统一。

（2）考核合格的检查者由流行病学调查技术组发给深圳市口腔健康流行病学调查临床检查者证书，持证上岗。

5. 标准一致性试验　选10～15名调查对象，由检查者及1名参考检查者对调查对象各做一次口腔检查，然后每个检查者的检查结果按相同牙位与参考检查者比较，观察检查者之间技术误差大小；或检查者于隔日上午对相同调查对象再做一次检查，检查者两次检查结果比较，观察检查者本身诊断误差大小。龋病状况的Kappa值达到0.8以上方为完全可靠，牙周袋深度的Kappa值达到0.6以上可靠度为好。

6. 调查过程的质量控制

（1）调查现场的检查条件要一致，使用统一配置的移动牙科检查椅和CPI探针。

（2）在检查过程中，记录者应与检查者密切配合，准确清晰记录检查结果，及时发现可能出现的错误。记录者要注意检查的牙位和顺序，以免将检查结果填错位置，必要时主动报出牙位，与检查者核实。

（3）在口腔检查中应注意避免各项检查之间的相互干扰。检查顺序为：氟牙症；牙状况：冠龋、根龋；义齿修复状况；牙周状况：牙龈出血、牙石、牙周袋深度、附着丧失；需要立即处理及安排治疗的情况。

（4）建立质量控制制度，加强技术督导。在口腔健康检查中，调查对象按照5%的复查率，接受另一位检查者的复查。复查的项目包括龋病状况和牙周袋深度。龋病和牙周袋深度复查全口牙齿，不区分编号，保留所有复查结果并与正常检查结果一起做标准一致性分析。

复查时发现的差异，调查队技术负责人应在调查对象离开之前请所有检查者一并讨论，重新领会标准，达成共识，但复查结果不能更改。

（5）在整个调查过程中，组织督导专家深入调查现场进行现场督导和检查。对每位检查者检查过的5名调查对象进行复查。龋病和牙周袋深度复查全口牙齿，不区分编号。所有复查结果计算Kappa值。

（6）调查队技术负责人应掌握和控制调查的过程，避免抢时间、赶速度。检查者不应在过度疲劳状况下进行临床检查。

（二）问卷调查的质量控制

为了保证调查的顺利进行和调查的质量，必须对调查的每一个环节实行严格的质量控制。现场调查的质量控制的目的是通过采取一系列的措施，使调查获得的数据尽量能反映真实情况。质量控制应贯穿于方案设计、调查员的选择和培训、现场调查以及资料整理的全过程，其中现场调查阶段的质量控制尤为重要。

1. 调查方案的设计、论证和预调查　调查方案的设计必须科学可行。指标筛选要慎重，指标解释要清楚，各项标准要统一。在正式确定调查方案前必须经过反复论证和预调查，其目的是检验调查设计的科学性及可行性。

2. 调查人员的选择和培训　调查人员的严格挑选和培训是取得准确、可靠资料的重要前提。应选择愿意从事调查工作、有责任心、工作认真负责、耐心细致、有一定社会交往能力的口腔医务人员或卫生人员为调查员。

每位调查员都要接受由全市流行病学调查技术组统一组织的培训。培训的内容有：明确调查的目的和意义，了解调查的设计原则和方法，统一调查指标及填写要求，规范询问的程序和方法，明确现场调查工作纪律。培训结束后，应对培训效果进行考查，问卷调查员技术的一致性需达到95%以上。考查合格后由本次流行病学调查领导组发给深圳市口腔健康流行病学调查问卷调查员证书，才能参加正式调查。

3. 建立调查质量核查制度

（1）现场调查中，在每一位调查对象离开现场前，调查员都要对问卷的各项内容进行全面的检查，如有疑问应重新询问核实，如有错误要及时更正，有遗漏项目要及时补填，注意不要出现逻辑上的错误。

（2）对12～15岁年龄组的自填问卷，特别要注意在学生离开问卷调查现场之前核查无误。

（3）问卷调查负责人从正式调查开始后的当晚就应逐日检查问卷的完整性和

准确性，发现错漏项时，尽量在第二天重新询问，予以补充更正。在认真核实无误后方可签字验收、封存报送。

4．加强检查和督导　流行病学调查技术组要深入调查现场进行问卷调查的现场督导和检查。

（三）数据录入的质量控制

数据录入人员需要参加专门的培训；对变量设置取值范围，在录入过程中进行逻辑检错，尽量降低录入错误；录入完成后按照统一方法进行核查，发现问题即刻溯源整改。

六 数据的管理与统计分析

市项目办作为数据管理的责任单位，遵循医学伦理原则，负责组织落实各辖区相应的信息收集、管理、利用、安全和隐私保护要求。

（一）数据管理

1．深圳市慢性病防治中心负责存储、管理本次调查中收集的数据，建立流行病学数据采集平台，后期进行数据整理，并锁定最终数据库。由专人负责，不得擅自更改、删除、泄露本次调查的数据信息，以确保信息的完整性、安全性。所有调查的数据采取双录入软件EpiData3.0，建立数据库。

2．在深圳市卫生健康委员会出版正式报告以后，由市慢性病防治中心将最终数据反馈给各区使用。

3．调查的原始纸质问卷及临床检查表由各区项目合作单位保存，需要保存至少5年以上。

（二）信息利用

调查所获得的数据信息经分析整理后出版《深圳市口腔健康流行病学调查报告》。原始数据库应服务于居民健康、科学研究和制定管理决策。利用项目数据进行专题分析必须经过技术组协商，任何涉及保密信息和个人隐私的信息，不得对外提供。

（三）数据的统计分析

本次调查数据采用SPSS统计软件进行统计分析。本报告主要以性别、地区经济水平作为分层因素，采用率、构成比、均数、标准差等指标对调查样本进行统计描述。

（四）主要统计指标及定义

见表1–1。

表1–1 口腔健康流行病学调查主要统计指标及定义

统计指标	定义
dt	乳牙龋坏牙数
mt	乳牙因龋缺失牙数
ft	乳牙因龋充填牙数
乳牙龋失补牙数（dmft）	乳牙龋坏、因龋缺失及因龋充填总牙数
乳牙龋均（dmft均数）	人均乳牙龋坏、因龋缺失及因龋充填牙数
乳牙患龋率（dmf）	患龋人数占受检人数的百分比
DT	恒牙龋坏牙数
MT	恒牙因龋缺失牙数
FT	恒牙因龋充填牙数
DFT	恒牙龋坏及因龋充填牙数
恒牙龋失补牙数（DMFT）	恒牙龋坏、因龋缺失及因龋充填总牙数
恒牙龋均（DMFT均数）	人均恒牙龋坏、因龋缺失及因龋充填牙数
恒牙龋均（DFT均数）	人均恒牙龋坏及因龋充填的牙数
龋补充填比	因龋充填的牙数占患龋牙数及因龋充填牙数总和的百分率
恒牙患龋率（DMF）	根据龋、失、补牙数计算的患龋人数占受检人数的百分率
恒牙患龋率（DFT）	根据龋、补牙数计算的患龋人数占受检人数的百分率
窝沟封闭率	做过窝沟封闭的人数占受检人数的百分率
DRoot	根面龋坏牙数
FRoot	根面因龋充填牙数
DFRoot	根面龋坏及因龋充填总牙数
根龋龋均	人均根面龋坏及因龋充填牙数

续表

统计指标	定义
根龋患龋率（DFRoot）	有根龋、因根龋充填的人数占受检人数的百分率
牙龈出血检出率	有牙龈出血的人数占受检人数的百分率
牙石检出率	有牙石的人数占受检人数的百分率
牙周袋检出率	有≥4mm牙周袋的人数占受检人数的百分率
牙周附着丧失检出率	有牙周附着丧失≥4mm的人数占受检人数的百分率
深牙周袋检出率	有≥6mm深牙周袋的人数占受检人数的百分率
牙周健康率	全口无牙龈出血、无牙周袋及无附着丧失或附着丧失不超过3mm的人数占受检人数的百分率
氟斑牙患病率	患氟牙症的人数占受检人数的百分率
社区氟斑牙症指数（CFI）	反映一个地区人群中氟牙症的流行情况和严重程度
种植义齿修复率	有种植义齿的人数占受检人数的百分率
固定义齿修复率	有固定义齿的人数占受检人数的百分率
可摘局部义齿修复率	有可摘局部义齿的人数占受检人数的百分率
全口义齿修复率	有全口义齿的人数占受检人数的百分率
非正规义齿修复率	有非正规义齿的人数占受检人数的百分率
人均存留牙数	人均全部牙齿数（32颗）—人均缺失牙数
刷牙率	每天刷牙1次及以上者占调查人数的百分率
含氟牙膏使用率	在知晓牙膏是否为含氟牙膏的人群中，使用含氟牙膏的人数所占的比例，即使用含氟牙膏的人数/（使用含氟牙膏的人数+没有使用含氟牙膏的人数）
牙线使用率	每天使用牙线的人数占调查人数的百分率
牙签使用率	每天使用牙签的人数占调查人数的百分率
口腔健康知识知晓率	人群中回答正确的知识题目数占人群中知识题目总数的百分率
就医率	曾经有过就医经历的人数占调查人数的百分率
过去12个月内就医率	过去12个月内，曾经有过就医经历的人数占调查人数的百分率
过去12个月洁治率	过去12个月内，曾经有过洁牙经历的人数占调查人数的百分率

02

第二部分

调 查 结 果

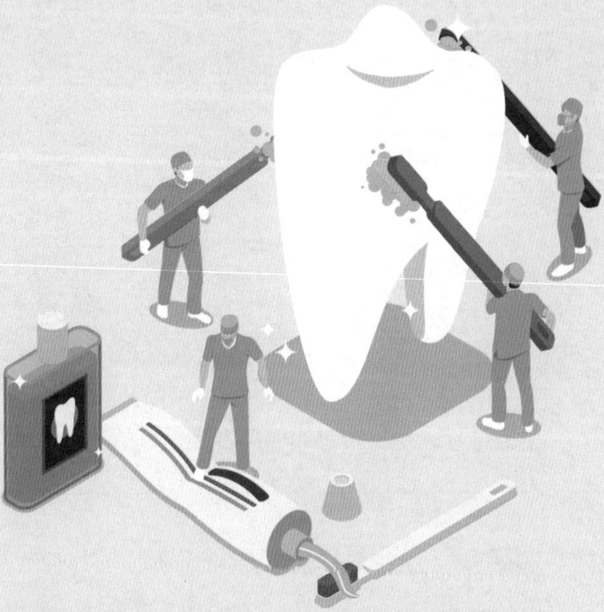

一 调查对象的基本情况

（一）调查样本的人群分布

本次计划调查8 880人，实际调查8 662，总体应答率97.5%。有效样本量8 590人，有效应答率99.2%。其中男性4 455人（占51.9%），女性4 135人（占48.1%），高经济水平区（南山区和罗湖区）4 449人（占51.8%），低经济水平区（龙岗区和龙华区）4 151人（占48.2%）。各年龄（组）调查对象样本量如下（表2–1）：

表2–1　各年龄（组）调查样本量

年龄/岁	小计	性别		经济水平	
		男	女	+	–
3	873	442	431	432	441
4	553	288	265	246	307
5	408	218	190	191	217
12	1 671	910	761	899	782
13	1 540	814	726	815	725
14	1 244	663	581	683	561
15	1 054	550	504	541	513
35 ~ 44	383	172	211	180	203
45 ~ 54	291	131	160	160	131
55 ~ 64	289	126	163	159	130
65 ~ 74	284	141	143	143	141
合计	8 590	4 455	4 135	4 449	4 151

（二）调查样本的民族、受教育程度、职业分布

1. 民族　3~5岁年龄组中，汉族、壮族、土家族分别占96.1%、1.0%、0.8%；12~15岁年龄组中，汉族、壮族分别占96.6%、0.5%；35~44岁、45~54岁、55~64岁、65~74岁年龄组中，汉族、壮族分别占97.5%、0.6%；各年龄组其他民族人口占

比不足0.5%。

2．受教育程度　3~5岁年龄组儿童，家长最高学历为本科及以上占37.6%（南山区和罗湖区32.0%，龙岗区和龙华区42.7%）；高中、中专及大专占50.2%（南山区和罗湖区52.9%，龙岗区和龙华区47.8%）；初中、小学及以下占12.2%（南山区和罗湖区15.1%，龙岗区和龙华区9.5%）。

12~15岁组调查对象全部为在校学生，教育年限均集中在7年、8年、9年。

35~44岁、45~54岁、55~64岁和65~74岁4个成人年龄组中，受教育年限≤6年的占21.7%；6年＜受教育年限≤12年的占54.5%；受教育年限＞12年的占23.8%（表2–2）。

表2–2　成人调查对象受教育年限分布　%

年龄组	≤6年	7～12年	＞12年
35~44岁	5.7	49.9	44.4
45~54岁	17.2	62.5	20.3
55~64岁	22.2	64.4	13.5
65~74岁	47.2	42.6	10.2
合计	21.7	54.5	23.8

3．职业　3~5岁年龄组均为托幼机构学龄前儿童，12~15岁年龄组均为在校学生。35~44岁、45~54岁、55~64岁和65~74岁4个年龄组的职业分布如下（表2–3）。

表2–3　成人调查对象组的职业分布　%

年龄组	机关企业单位负责人	专业技术人员	办事人员	商业/服务业人员	农林牧渔生产人员	生产运输设备操作人员	无业/失业/半失业者	离退休人员	其他从业人员
35~44岁	0	13.8	19.1	31.1	0	10.7	23.2	0	2.1
45~54岁	0.4	8.0	10.1	34.0	0.7	8.3	25.4	11.1	2.1
55~64岁	0.7	3.8	4.5	11.8	1.7	2.8	26.3	47.4	1.0
65~74岁	1.1	1.4	1.8	3.2	3.2	1.4	30.6	55.6	1.8
合计	0.5	7.3	9.6	20.9	1.3	6.2	26.1	26.2	2.0

二 各年龄组口腔检查和问卷调查结果

（一）3~5岁年龄组

1. 口腔检查结果

深圳市3~5岁年龄组乳牙患龋率为56.4%，乳牙龋均（dmft均数）为2.97。深圳市3岁、4岁、5岁年龄组的乳牙患龋率分别为47.5%、58.8%、72.3%（图2–1），乳牙龋均（dmft均数）分别为2.06、3.27、4.52（图2–2），乳牙患龋状况随年龄增长而加重。深圳市3～5岁儿童组的龋补充填比为8.0%，3岁、4岁、5岁年龄组的龋补充填比分别为2.7%、6.1%、15.0%，也随着年龄增加而升高。仅根据龋坏牙数（dt）计算的龋患率在5岁年龄组为68.4%。

深圳市3岁、4岁、5岁年龄组乳牙患龋率、龋均，高经济水平区均低于低经济水平区；龋补充填比，高经济水平区高于低经济水平区；乳牙患龋率、龋均和龋补充填比，性别间差别不明显（表2–4）。

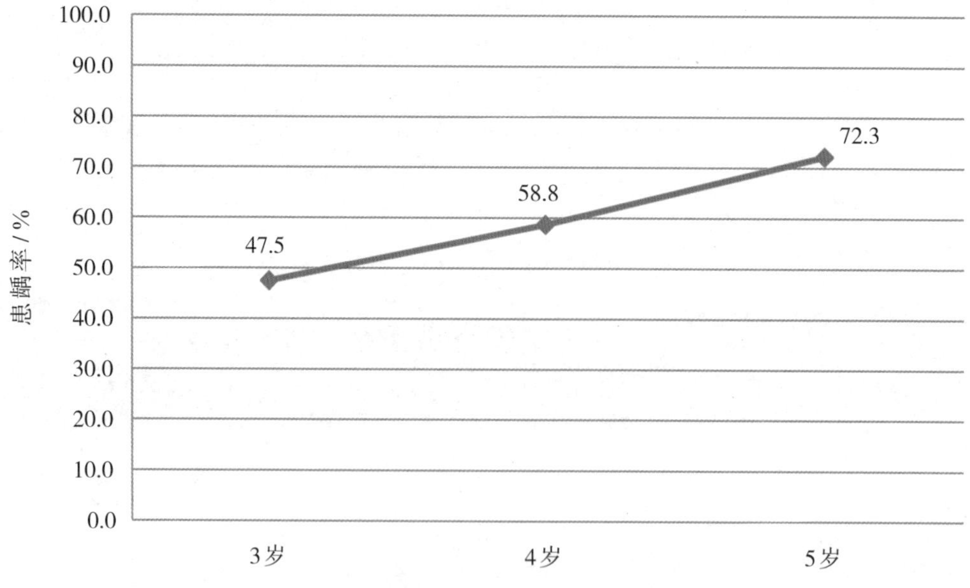

图 2–1　深圳市 3~5 岁年龄组乳牙患龋率

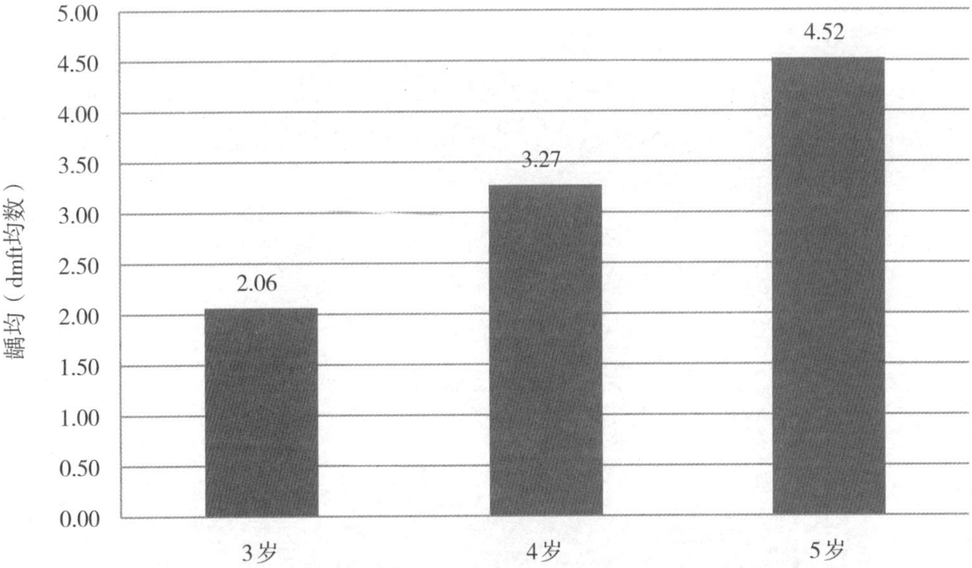

图 2-2 深圳市 3~5 岁年龄组乳牙龋均

表2-4 深圳市3~5岁年龄组乳牙患龋率、龋均及龋补充填比

			患龋率/%	龋坏牙数（dt）		龋失牙数（mt）		龋补牙数（ft）		龋失补牙（dmft）		龋补充填比/%
				$\bar{x}$	s	$\bar{x}$	s	$\bar{x}$	s	$\bar{x}$	s	
3	经济	+	44.7	1.80	2.97	0.00	0.00	0.08	0.52	1.88	3.05	4.1
		−	50.3	2.20	3.34	0.00	0.00	0.03	0.27	2.23	3.40	1.5
	性别	男	46.8	2.11	3.40	0.00	0.00	0.04	0.33	2.15	3.43	1.7
		女	48.3	1.89	2.91	0.00	0.00	0.07	0.48	1.96	3.02	3.8
	合计		47.5	2.00	3.17	0.00	0.00	0.05	0.41	2.06	3.23	2.7
4	经济	+	55.3	2.45	3.73	0.00	0.00	0.25	0.90	2.70	4.00	9.2
		−	61.6	3.56	4.41	0.00	0.00	0.16	0.75	3.72	4.56	4.3
	性别	男	60.8	3.10	4.12	0.00	0.00	0.27	0.93	3.37	4.42	8.0
		女	56.6	3.03	4.21	0.00	0.00	0.12	0.67	3.15	4.27	3.8
	合计		58.8	3.07	4.16	0.00	0.00	0.20	0.82	3.27	4.35	6.1
5	经济	+	68.6	2.97	3.71	0.01	0.07	0.73	1.60	3.70	4.10	19.7
		−	75.6	4.60	4.73	0.00	0.00	0.64	1.80	5.24	5.02	12.1

续表

			患龋率/%	龋坏牙数（dt）		龋失牙数（mt）		龋补牙数（ft）		龋失补牙（dmft）		龋补充填比/%
				$\bar{x}$	s	$\bar{x}$	s	$\bar{x}$	s	$\bar{x}$	s	
	性别	男	75.2	3.90	4.34	0.00	0.00	0.65	1.60	4.55	4.59	14.2
		女	69.0	3.76	4.39	0.01	0.07	0.72	1.82	4.48	4.77	16.0
	合计		72.3	3.84	4.36	0.00	0.05	0.68	1.71	4.52	4.67	15.0
3~5	经济	+	53.0	2.24	3.40	0.00	0.03	0.27	0.99	2.51	3.65	10.7
		−	59.6	3.17	4.15	0.00	0.00	0.21	1.00	3.38	4.35	6.2
	性别	男	57.6	2.82	3.92	0.00	0.00	0.35	0.98	3.07	4.14	8.1
		女	55.2	2.63	3.75	0.00	0.03	0.23	1.01	2.86	3.97	7.9
	合计		56.4	2.73	3.84	0.00	0.02	0.24	0.99	2.97	4.06	8.0

在5岁年龄组儿童中，有2颗龋坏牙的人数最多，占5岁年龄组的15.0%（图2–3）。74.9%的龋齿集中在1/3儿童中，这部分儿童的龋均（即显著龋病指数SiC）为10.15。

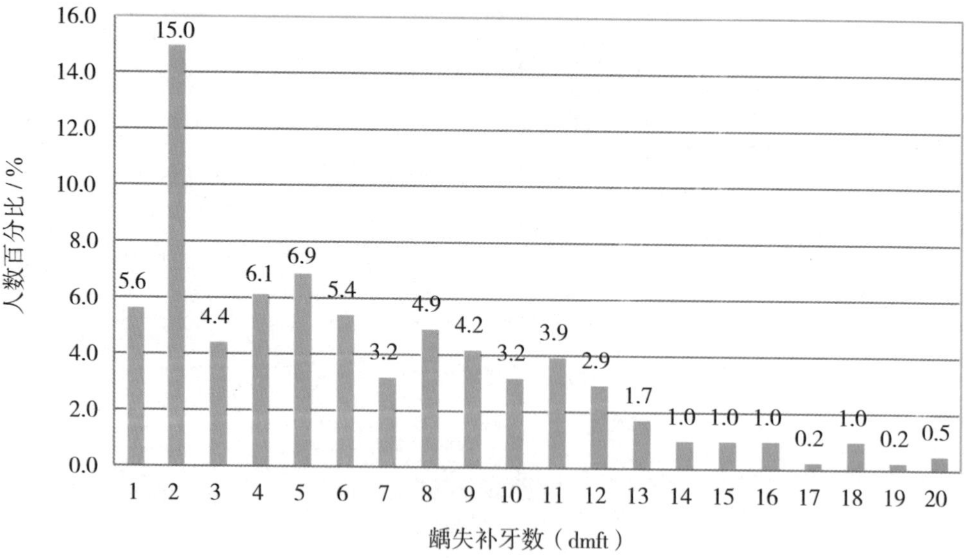

图 2–3　深圳市 5 岁年龄组乳牙龋失补牙数频数分布

5岁年龄组龋齿好发的牙位依次为上颌乳中切牙、下颌第一乳磨牙、下颌第二乳磨牙、上颌乳磨牙（图2–4）。

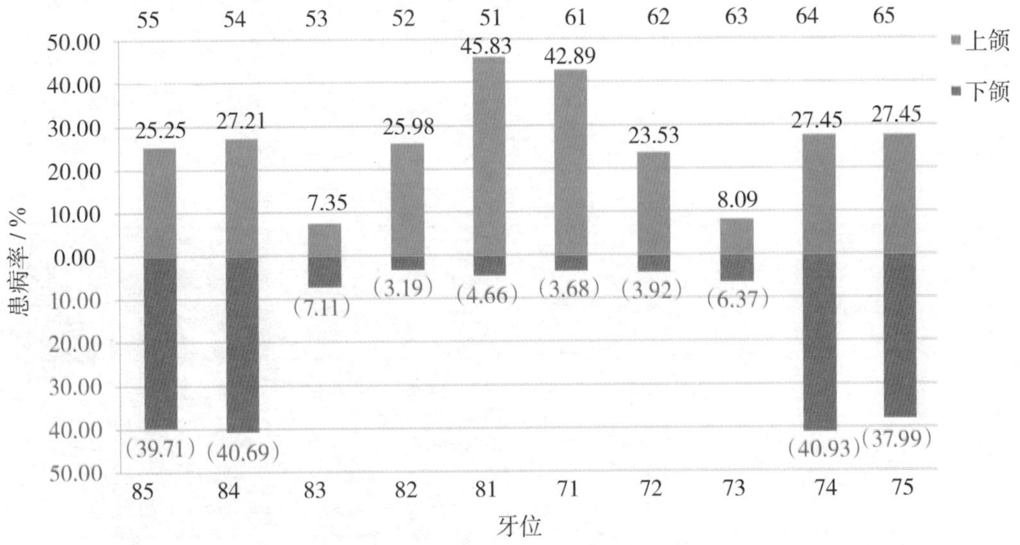

图 2–4　深圳市 5 岁年龄组乳牙龋齿牙位分布

5岁年龄组龋均（dmft均数）构成比分别为龋坏牙（dt）占84.9%，因龋缺失牙（mt）占0.1%，因龋充填牙（ft）占15.0%，其中龋坏牙占的比例最大（图2–5）。

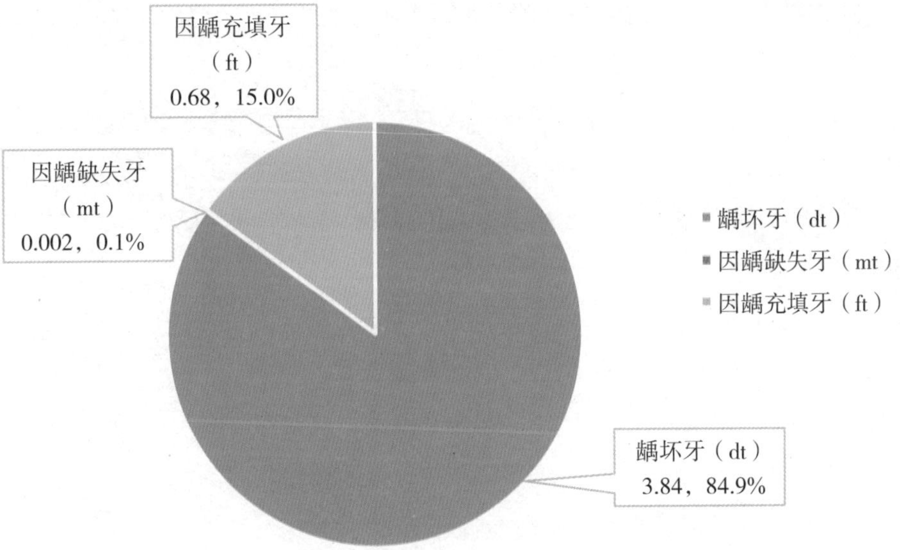

图 2–5　深圳市 5 岁年龄组乳牙龋均构成

2．问卷调查结果

（1）儿童家长口腔健康知识和态度　深圳市儿童家长口腔健康知识知晓率为73.6%，多数家长对口腔疾病有所了解，但是对窝沟封闭和氟化物等预防龋病措施认知水平较低。高经济水平区与低经济水平区家长的知晓率差别不明显（表2–5）。

表2–5　深圳市3~5岁儿童家长口腔健康知识知晓率　%

	刷牙出血不正常	细菌可引起牙龈发炎	刷牙对预防牙龈出血的作用	细菌可引起龋齿	吃糖可以导致龋齿	乳牙龋坏不需要治疗	窝沟封闭能预防儿童龋齿	氟化物对保护牙齿的作用
经济+	82.2	87.9	70.8	78.7	84.8	82.1	42.2	52.3
经济–	83.3	89.2	72.5	81.8	87.4	85.3	48.8	55.4
合计	82.8	88.6	71.7	80.3	86.2	83.8	45.7	53.9

绝大多数家长对口腔健康持积极态度。98.8%的人认可“口腔健康对自己的生活很重要”，93.4%的人同意“定期口腔检查十分必要”，88.7%的人认为“牙齿好坏不是天生的”，96.4%的人认同“预防牙病首先靠自己”，92.8%的人同意“保护六龄牙很重要”，31.1%的人同意“母亲牙齿不好影响孩子牙齿”，高经济水平区与低经济水平区家长对口腔健康态度差别不明显（图2–6）。

（2）儿童饮食习惯　摄入频率每天1次及以上的比例依次为甜点心及糖果21.1%、甜饮料5.7%、加糖的牛奶/酸奶/奶粉/茶/豆浆/咖啡23.0%，此外，经常在睡前吃甜点或喝甜饮料的儿童比例为5.6%，其中高经济水平区与低经济水平区差别不明显（图2–7）。

（3）儿童口腔卫生行为　有良好的口腔卫生习惯的人群所占比例较低。51.3%的3岁儿童、66.2%的4岁儿童、75.2%的5岁儿童从2岁以后才开始刷牙，69.9%的儿童每天刷牙，34.0%的儿童每天刷牙2次及以上，只有31.4%的家长每天帮孩子刷牙，9.0%的家长从来没帮孩子刷过牙，儿童含氟牙膏使用率为48.1%。口腔健康行为高经济水平区与低经济水平区差别不明显（图2–8）。

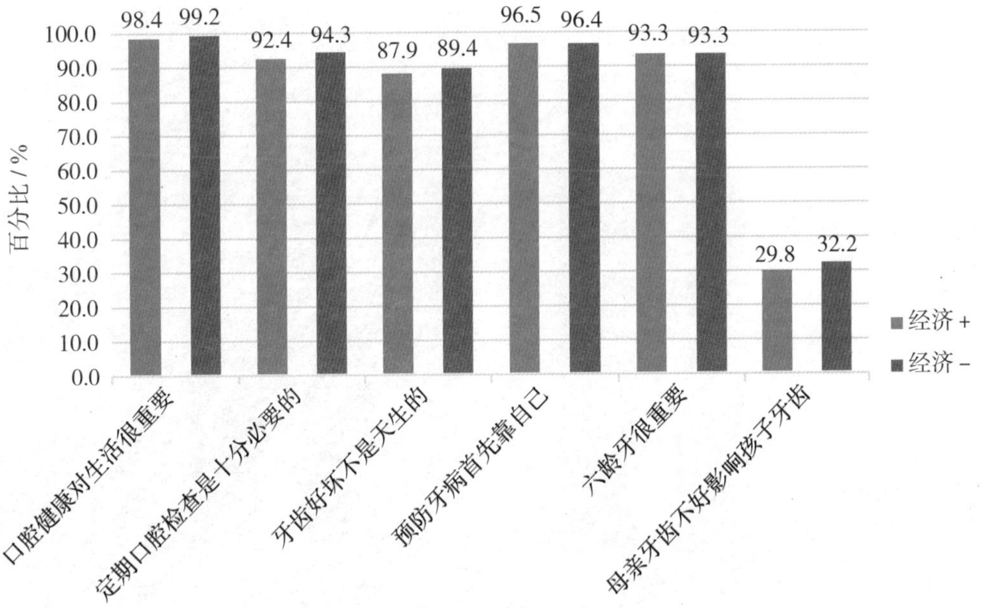

图 2-6 深圳市 3~5 岁儿童家长口腔健康态度情况

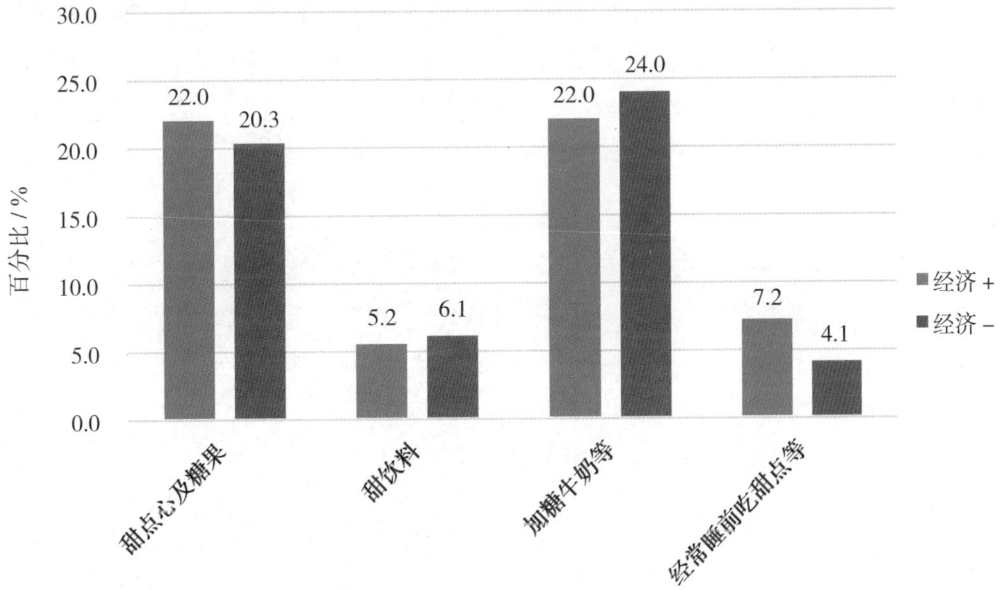

图 2-7 深圳市 3~5 岁年龄组饮食习惯情况

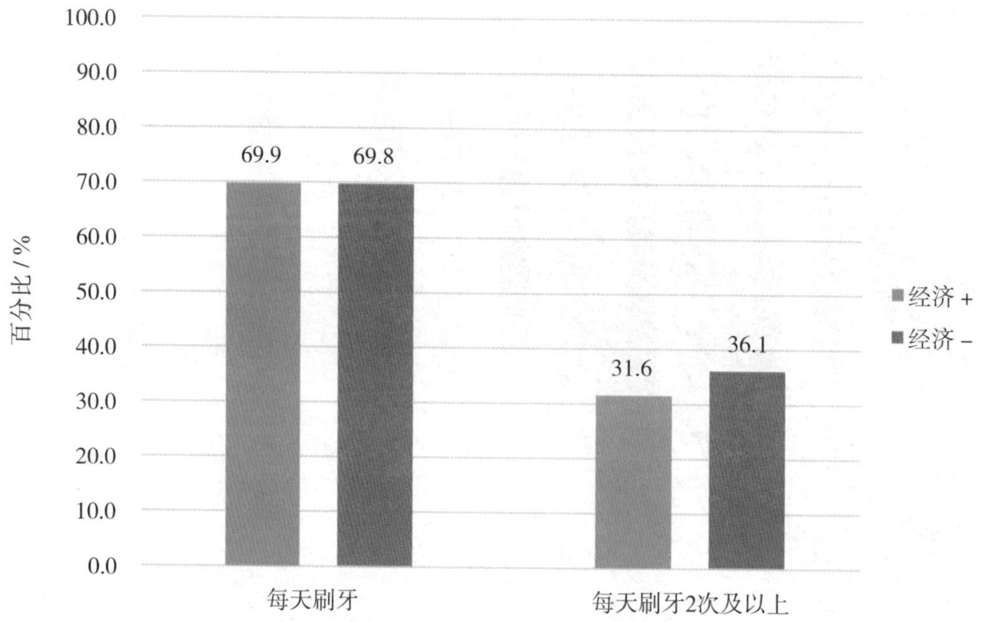

图 2–8　深圳市 3~5 岁年龄组的刷牙频率

（4）儿童口腔卫生服务利用　口腔卫生服务利用水平较低，以治疗为主。有就医经历的占31.2%，12个月内的就医率为26.4%，在有就医经历的人中，末次就医距离现在的时间在6个月以内、6～12个月、12个月以上的分别为58.1%、26.6%、15.3%。在过去12个月内有过牙痛或不适经历的儿童为19.2%，这些儿童中63.4%的人有就医经历。

过去12个月未就医的原因排在前3位的依次是家长认为孩子的牙没问题（60.1%）、在幼儿园看牙（12.9）、其他原因（10.7%），末次就医原因按比例从高到低分别为咨询检查、治疗、预防（图2–9）。其中，高经济水平区与低经济水平区儿童在就医经历方面差距不明显（图2–10）。

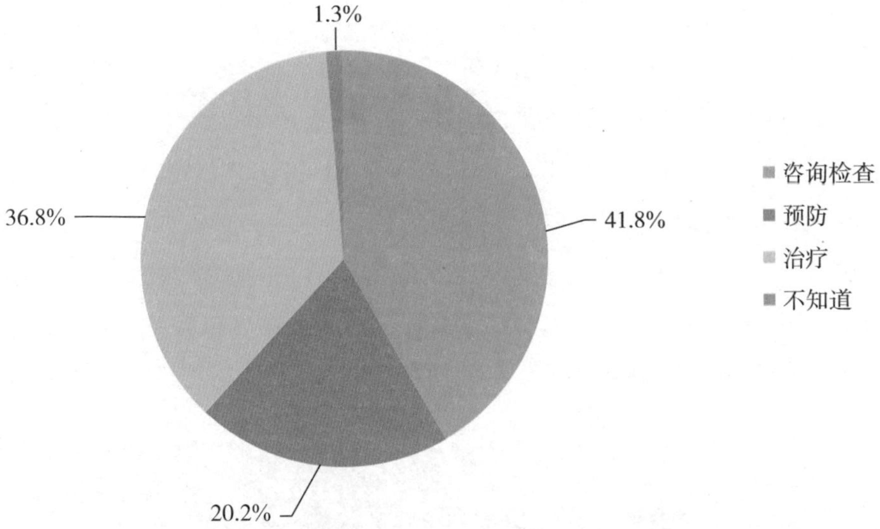

图 2-9 深圳市 3~5 岁年龄组末次就医原因构成比

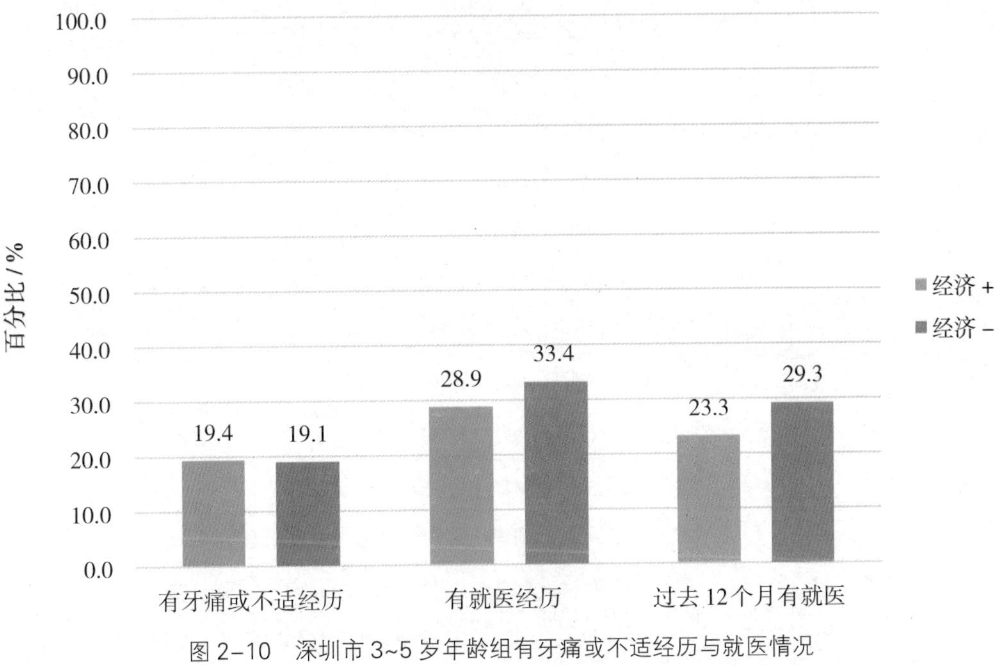

图 2-10 深圳市 3~5 岁年龄组有牙痛或不适经历与就医情况

（二）12~15岁年龄组

1．口腔检查结果

（1）牙列状况　深圳市12~15岁年龄组的恒牙患龋率为43.9%，恒牙龋均（DMFT均数）为1.29，龋补充填比为33.0%。深圳市12岁年龄组恒牙患龋率、恒牙龋均（DMFT均数）、龋补充填比分别为40.0%、1.03和31.0%。深圳市15岁年龄组恒牙患龋率、恒牙龋均（DMFT均数）、龋补充填比分别为49.9%、1.62和31.6%。

深圳市12～15岁年龄组恒牙患龋率、恒牙龋均（DMFT均数）为高经济水平区低于低经济水平区，龋补充填比则为高经济水平区高于低经济水平区。深圳市12～15岁年龄组恒牙患龋率、恒牙龋均（DMFT均数）和龋补充填比均呈现女性高于男性（表2–6）。

表2–6　深圳市12~15岁年龄组恒牙患龋率、龋均及龋补充填比

			患龋率/%	DT	MT	FT	DMF	龋补充填比/%
				$\bar{x}\pm s$	$\bar{x}\pm s$	$\bar{x}\pm s$	$\bar{x}\pm s$	
12	经济	+	39.6	0.61 ± 1.41	0.004 ± 0.08	0.39 ± 1.02	1.00 ± 1.76	39.0
		–	40.4	0.82 ± 1.52	0.000 ± 0.00	0.24 ± 0.83	1.06 ± 1.74	22.6
	性别	男	36.7	0.63 ± 1.35	0.003 ± 0.07	0.27 ± 0.90	0.90 ± 1.65	29.8
		女	43.9	0.81 ± 1.59	0.001 ± 0.04	0.38 ± 0.98	1.19 ± 1.86	32.2
	合计		40.0	0.71 ± 1.47	0.002 ± 0.06	0.32 ± 0.94	1.03 ± 1.75	31.0
13	经济	+	41.7	0.69 ± 1.50	0.001 ± 0.04	0.49 ± 1.42	1.18 ± 2.06	41.7
		–	45.4	1.01 ± 1.81	0.000 ± 0.00	0.35 ± 1.14	1.36 ± 2.14	25.5
	性别	男	38.1	0.69 ± 1.51	0.000 ± 0.00	0.35 ± 1.19	1.04 ± 1.90	33.4
		女	49.5	1.01 ± 1.80	0.001 ± 0.04	0.51 ± 1.40	1.52 ± 2.29	33.6
	合计		43.4	0.84 ± 1.66	0.001 ± 0.03	0.42 ± 1.29	1.26 ± 2.10	33.5
14	经济	+	42.6	0.73 ± 1.59	0.001 ± 0.04	0.50 ± 1.49	1.23 ± 2.22	40.6
		–	47.4	1.09 ± 1.93	0.009 ± 0.14	0.49 ± 1.35	1.59 ± 2.51	30.8
	性别	男	38.6	0.77 ± 1.63	0.005 ± 0.07	0.30 ± 1.03	1.08 ± 1.99	28.1
		女	51.8	1.03 ± 1.89	0.005 ± 0.12	0.71 ± 1.75	1.75 ± 2.68	40.8
	合计		44.8	0.89 ± 1.76	0.005 ± 0.10	0.49 ± 1.43	1.39 ± 2.36	35.6

续表

			患龋率/%	DT	MT	FT	DMF	龋补充填比/%
				$\bar{x} \pm s$	$\bar{x} \pm s$	$\bar{x} \pm s$	$\bar{x} \pm s$	
15	经济	+	46.6	0.93 ± 1.84	0.002 ± 0.04	0.55 ± 1.41	1.48 ± 2.42	37.1
		−	53.4	1.30 ± 2.22	0.006 ± 0.13	0.47 ± 1.28	1.78 ± 2.56	26.7
	性别	男	46.4	1.04 ± 1.96	0.000 ± 0.00	0.38 ± 1.20	1.42 ± 2.35	26.9
		女	53.8	1.18 ± 2.13	0.008 ± 0.14	0.65 ± 1.48	1.85 ± 2.62	35.5
	合计		49.9	1.11 ± 2.04	0.004 ± 0.10	0.51 ± 1.35	1.62 ± 2.49	31.6
总计			43.9	0.86 ± 1.72	0.003 ± 0.07	0.42 ± 1.24	1.29 ± 2.16	33.0

仅根据龋坏牙数（DT）计算的龋患率在12岁是30.9%。

在12岁患龋学生中，有1颗龋坏牙的人数最多，占12岁年龄组的14.4%，随着龋齿数的增加，人数分布逐渐减少（图2–11）。93.56%的龋齿集中在1/3学生中，这部分学生的龋均（即显著龋病指数SiC）为2.90。

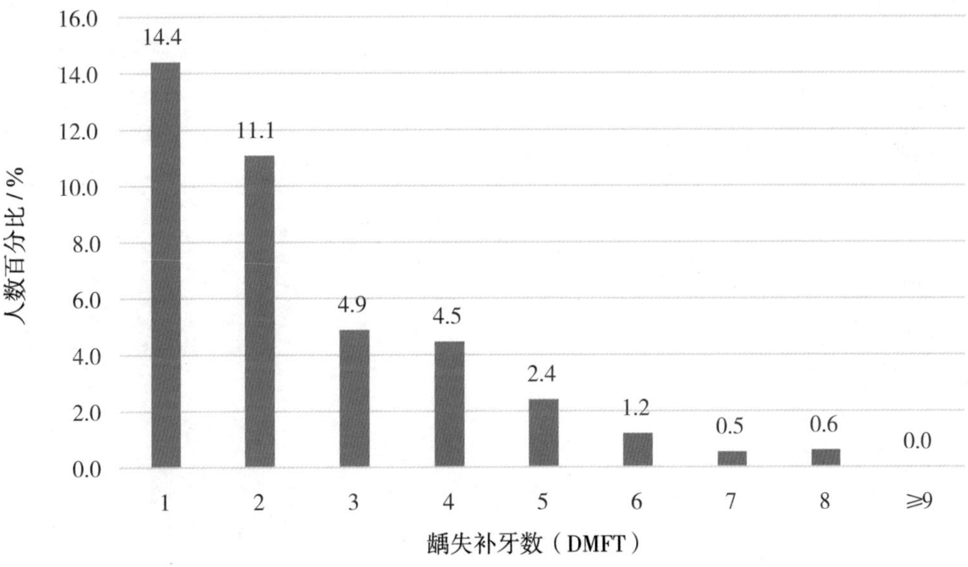

图 2–11　深圳市 12 岁年龄组恒牙龋失补牙数频数分布

在15岁患龋学生中，有1颗龋坏牙的人数最多，占15岁年龄组的14.7%，随着龋齿数的增加，人数分布逐渐减少（图2–12）。88.60%的龋齿集中在1/3学生中，这部分学生的龋均（即显著龋病指数SiC）为4.32。

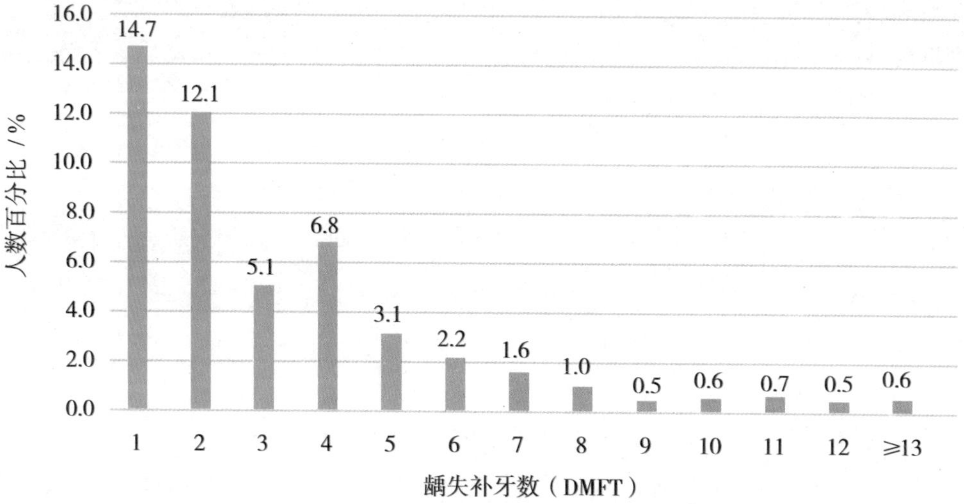

图 2-12　深圳市 15 岁年龄组恒牙龋失补牙数频数分布

12岁和15岁年龄组的龋齿好发牙位相似，前三位均为下颌第一恒磨牙、上颌第一恒磨牙、下颌第二恒磨牙（图2-13，图2-14）。

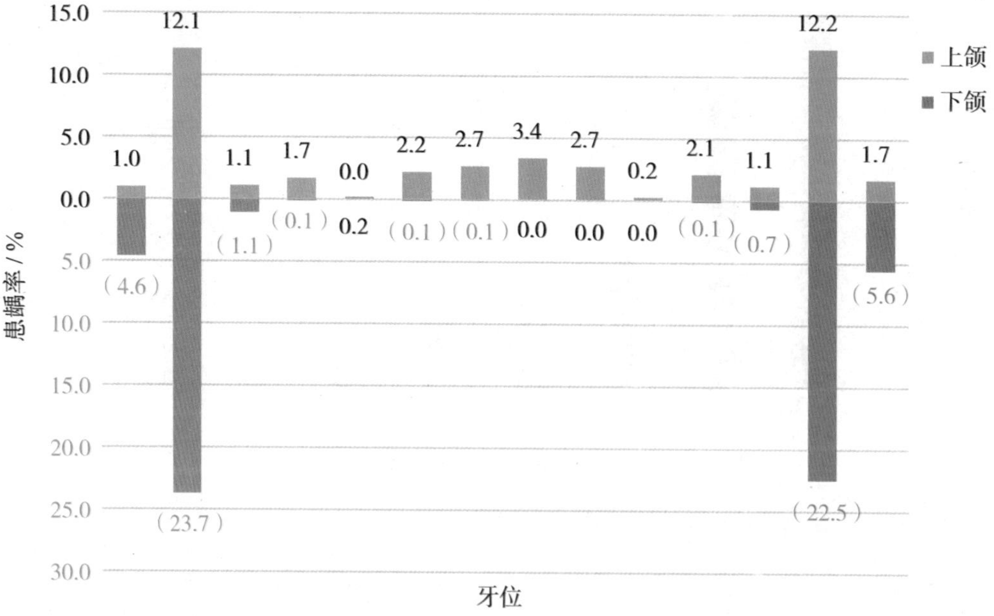

图 2-13　深圳市 12 岁年龄组恒牙龋齿牙位分布

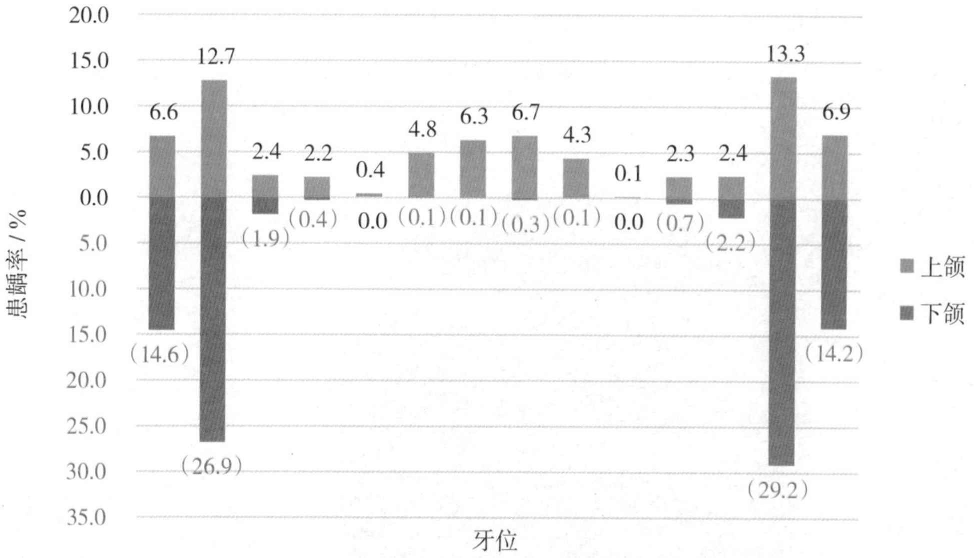

图 2–14　深圳市 15 岁年龄组恒牙龋齿牙位分布

深圳市12岁年龄组龋均（DMFT均数）构成比分别为龋坏牙（DT）占68.8%，因龋缺失牙（MT）占0.2%，因龋充填牙占31.0%，其中龋坏牙占的比例最大（图2–15）。

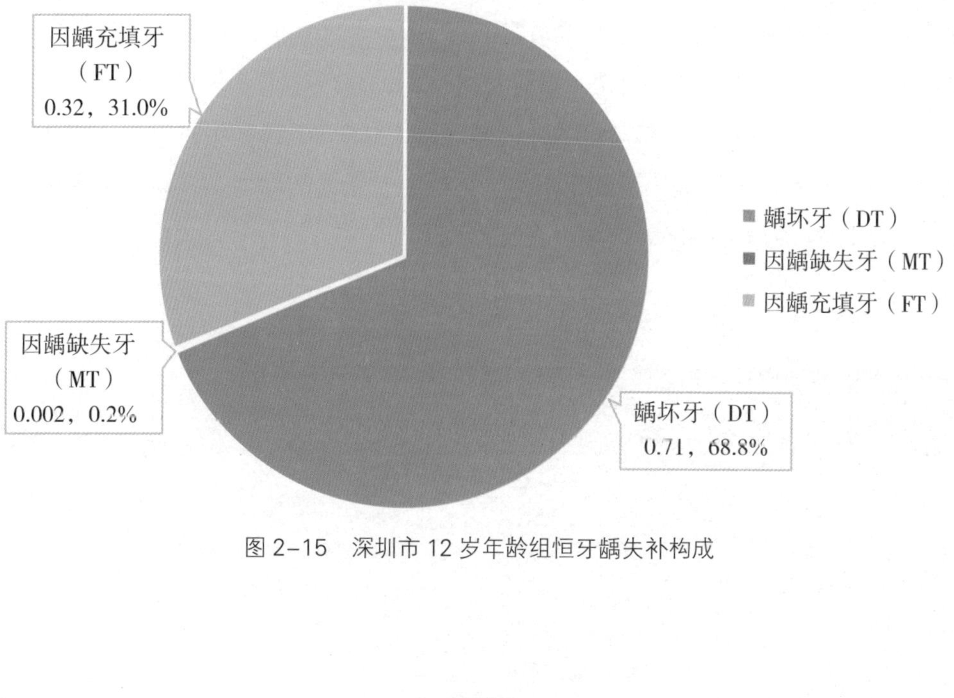

图 2–15　深圳市 12 岁年龄组恒牙龋失补构成

深圳市15岁年龄组龋均（DMFT均数）构成比分别为龋坏牙（DT）占68.3%，因龋缺失牙（MT）占0.2%，因龋充填牙占31.5%，其中龋坏牙占的比例最大（图2–16）。

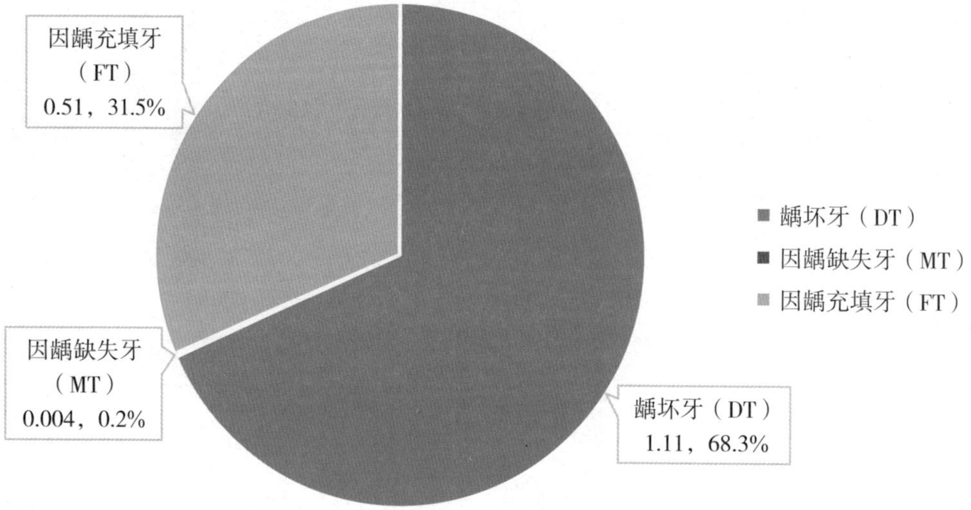

图 2–16　深圳市 15 岁年龄组恒牙龋失补构成

深圳市14.2%的12岁学生接受过窝沟封闭，高经济水平区和低经济水平区分别为18.1%和9.8%，高经济水平区较高，男女分别为13.8%、14.7%，女性高于男性。深圳市6.7%的15岁学生接受过窝沟封闭，高经济水平区和低经济水平区分别为8.7%和4.7%，高经济水平区较高，男女分别为7.1%、6.3%，男性略高于女性。

（2）牙周状况　12岁年龄组的牙周健康率为57.7%，15岁年龄组的牙周健康率为57.7%，12~15岁牙周健康率变化不大，之后随着年龄的增加，牙周健康率逐渐下降，55~64岁牙周健康率仅为7.6%（表2–7）。

表2–7　深圳市各年龄组人群的牙周健康状况　%

年龄组	牙周健康率	牙龈出血检出率	牙周袋≥4mm检出率	附着丧失≥4mm检出率
12岁	57.7	42.3	—	—
15岁	57.7	42.1	0.6	0.0
35~44岁	16.2	74.2	32.1	17.2

续表

年龄组	牙周健康率	牙龈出血检出率	牙周袋≥4mm检出率	附着丧失≥4mm检出率
45~54岁	12.0	76.3	38.1	36.8
55~64岁	7.6	80.3	47.1	53.3
65~74岁	8.8	77.1	48.2	63.4

（3）12岁年龄组　深圳市12岁年龄组的牙周健康率为57.7%，低经济水平区略高于高经济水平区，女性高于男性。

牙龈出血检出率为42.3%，人均牙龈出血的牙数为2.19颗，低经济水平区略高于高经济水平区，男性高于女性。

牙石检出率为40.1%，人均有牙石的牙数为1.29颗，低经济水平区高于高经济水平区，男性高于女性（表2–8）。

表2–8　12岁年龄组牙周健康率、牙龈出血及牙石的检出率

		受检人数	牙周健康率/%	牙龈出血			牙石		
				检出牙数		检出率/%	检出牙数		检出率/%
				$\bar{x}$	s		$\bar{x}$	s	
经济	+	889	57.5	2.10	3.53	42.5	1.17	2.21	38.4
	–	782	57.9	2.29	3.55	42.1	1.43	2.80	42.1
性别	男	910	56.6	2.17	3.50	43.4	1.41	2.77	41.8
	女	761	59.0	2.21	3.59	41.0	1.14	2.14	38.1
合计		1 671	57.7	2.19	3.54	42.3	1.29	2.51	40.1

（4）15岁年龄组

深圳市15岁年龄组的牙周健康率为57.7%，低经济水平区略好于高经济水平区，女性高于男性。

牙龈出血检出率为42.1%，人均牙龈出血的牙数为2.22颗，高经济水平区高于低经济水平区，男性高于女性。

牙石检出率为48.7%，低经济水平区略高于高经济水平区，男性高于女性。人均有牙石的牙数为2.32颗，不同经济水平地区差异不明显，女性高于男性。

深牙周袋的检出率为0，人均有6mm及以上牙周袋的牙数为0颗。

附着丧失≥4mm的检出率为0，人均有4mm及以上附着丧失的牙数为0颗（表2–9）。

表2–9　15岁年龄组牙周健康率、牙龈出血、牙石、牙周袋、牙附着丧失的检出情况

		牙周健康率/%	牙龈出血			牙石			牙周袋≥6mm			附着丧失≥4mm		
			检出牙数		检出率/%	检出牙数		检出率/%	检出牙数		检出率/%	检出牙数		检出率/%
			$\bar{x}$	s		$\bar{x}$	s		$\bar{x}$	s		$\bar{x}$	s	
经济	+	56.7	2.28	3.66	43.3	2.33	3.75	47.0	0.00	0.00	0.00	0.00	0.00	0.00
	–	58.7	2.14	3.43	40.9	2.31	3.71	50.5	0.00	0.00	0.00	0.00	0.00	0.00
性别	男	55.8	2.35	3.61	44.0	2.24	3.50	49.5	0.00	0.00	0.00	0.00	0.00	0.00
	女	59.7	2.07	3.48	40.1	2.41	3.97	47.8	0.00	0.00	0.00	0.00	0.00	0.00
合计		57.7	2.22	3.55	42.1	2.32	3.73	48.7	0.00	0.00	0.00	0.00	0.00	0.00

（5）氟牙症状况

深圳市12岁年龄组氟牙症患病率为0.7%（DI≥1），其中85.7%为极轻度氟牙症（DI=1）。

2. 问卷调查结果

（1）口腔健康知识和态度

全国12~15岁年龄组口腔健康知识知晓率为65.7%，多数对口腔疾病有所了解，但是对于窝沟封闭和氟化物等预防龋齿适宜技术的认知水平较低。所有问题的知晓率高经济水平区高于低经济水平区，其中 “口腔疾病可能会影响全身健康”的知晓率差异较明显（表2–10）。

表2–10 深圳市12~15岁年龄组口腔健康知识知晓率 %

	刷牙出血不正常	细菌可引起牙龈发炎	刷牙对预防牙龈出血的作用	细菌可引起龋齿	吃糖可以导致龋齿	氟化物对保护牙齿的作用	窝沟封闭可保护牙齿	口腔疾病可能会影响全身健康
经济+	73.5	79.0	83.7	60.1	75.4	56.8	40.4	75.1
经济–	70.4	75.4	81.1	58.4	74.6	54.9	36.5	69.2
合计	72.1	77.3	82.5	59.3	75.0	55.9	38.6	72.3

绝大部分人对口腔健康持积极态度。96.6%的人认可“口腔健康对自己的生活很重要”，79.7%的人同意“定期口腔检查十分必要”，89.0%的人认为“牙齿好坏不是天生的”，83.0%的人认同“预防牙病首先要靠自己”（图2–17）。对于以上说法，不同经济水平区间差别均不明显。

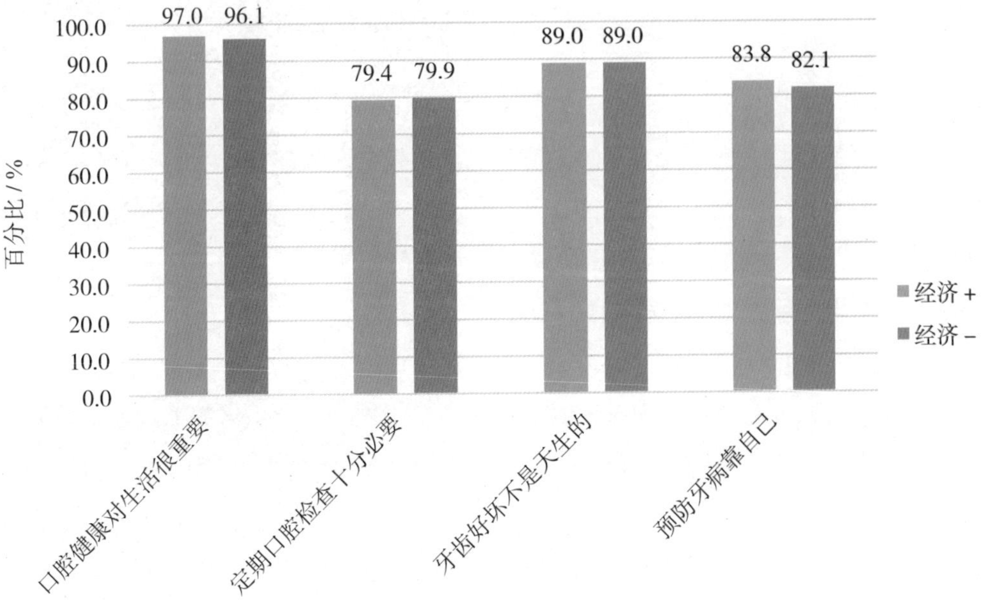

图 2–17 深圳市 12~15 岁年龄组口腔健康态度情况

（2）饮食习惯

摄入频率每天1次及以上的比例依次为甜点及糖果24.4%、甜饮料16.7%、加糖的牛奶/酸奶/奶粉/茶/咖啡28.0%（图2–18）。3种习惯在不同经济水平区间差别均不明显。

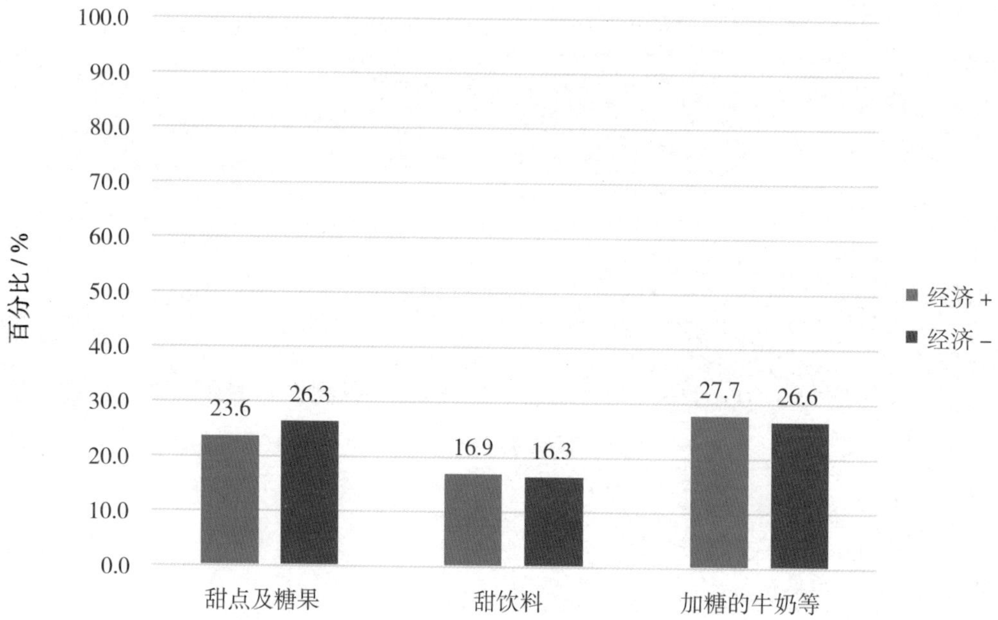

图 2–18　深圳市 12~15 岁年龄组饮食习惯情况

（3）口腔卫生行为

有良好的口腔卫生行为习惯的人群所占比例较低。94.9%的人每天刷牙，56.4%的人每天刷牙2次及以上，55.2%的人使用含氟牙膏，仅2.1%的人每天使用牙线。其中，除外每天刷牙2次及以上的比例高经济水平区高于低经济水平区，其他行为在不同经济水平区间差别不明显（图2–19）。

（4）口腔卫生服务利用

口腔卫生服务利用水平尚可，以治疗为主，不同经济水平区间差别明显。有就医经历的人为71.7%，在有就医经历的人中，末次就医距离现在时间在6个月以内、6~12个月、12个月以上的分别为28.7%、22.4%、48.9%，过去12个月内就医人群比例只有36.6%，末次就医原因按比例从高到低分别为治疗、咨询检查、预防（图2–20）。其中，高经济水平地区有就医经历的比例高于低经济水平地区，其他就医行为高经济水平区和低经济水平区差别不明显（图2–21）。

（5）口腔健康相关生活质量

口腔问题对生活质量的影响主要体现在进食方面，口腔问题对吃东西产生影响（包括严重影响和一般影响）的比例最高，为10.4%，其他影响依次为刷牙或漱口（6.7%）、露牙微笑（6.6%）、容易烦恼（5.1%）、人际交往（3.8%）、睡眠（3.8%）、发音（3.1%）、上学（2.3%）和做家务（1.0%）。以上影响在不同经济水平区间差别不明显。

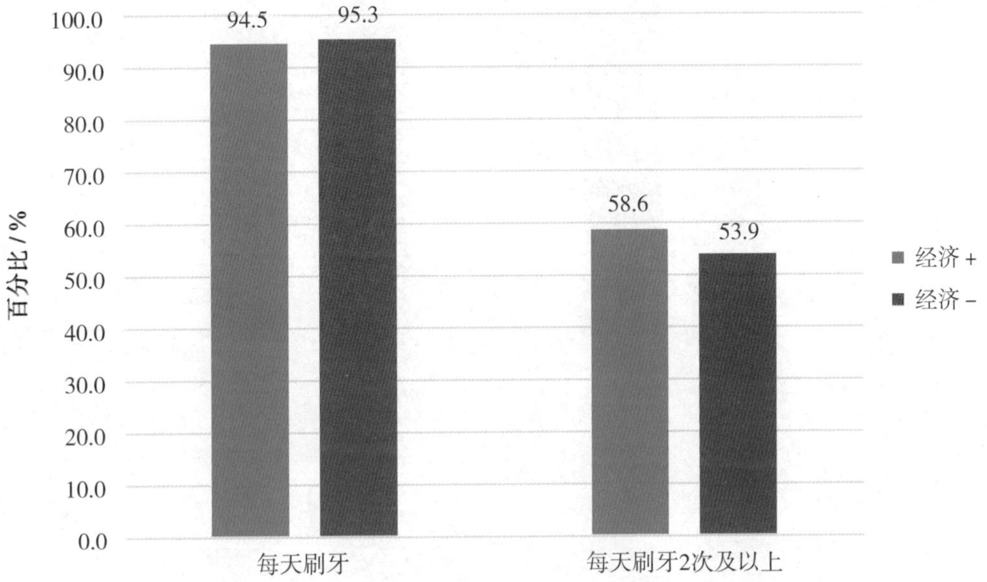

图 2-19　深圳 12~15 岁年龄组的刷牙频率

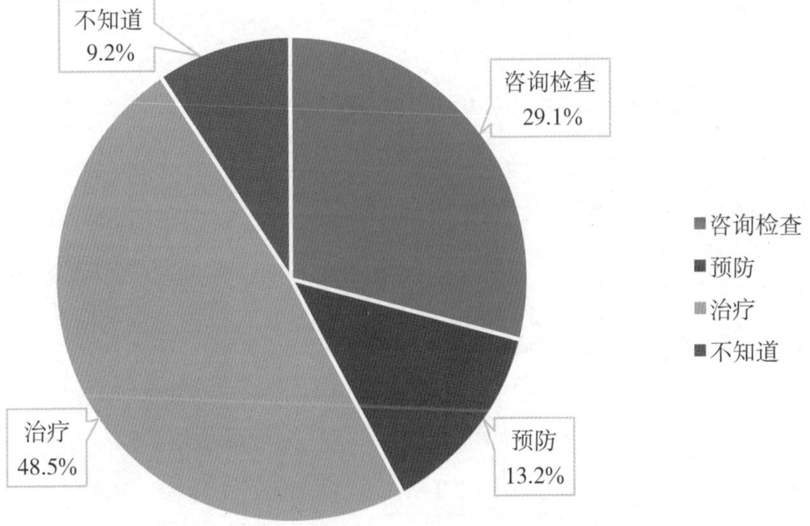

图 2-20　深圳市 12~15 岁年龄组末次就医原因构成比

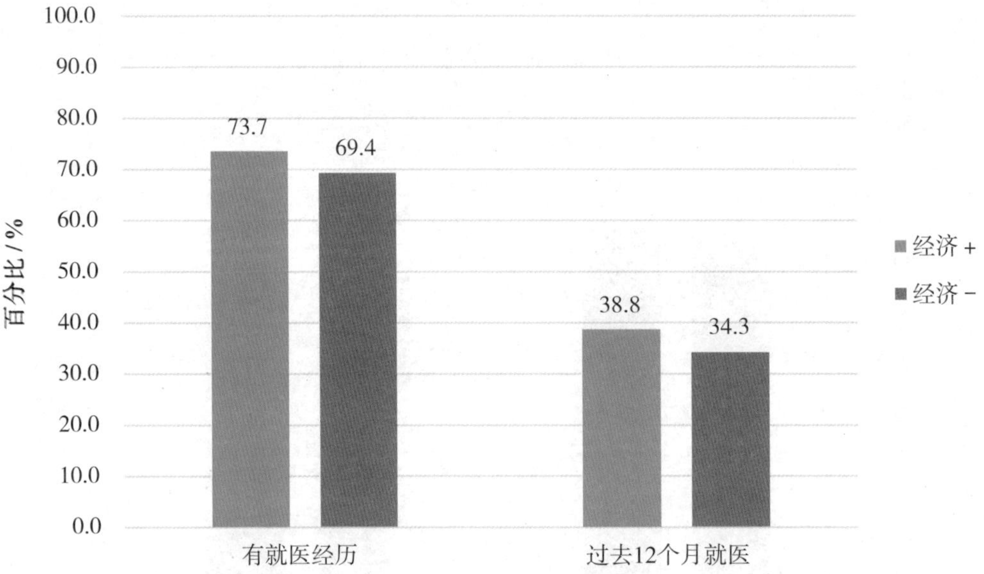

图 2-21 深圳市 12~15 岁年龄组就医经历情况

（三）35~44岁年龄组

1. 口腔检查结果

（1）牙列状况

深圳市35~44岁年龄组恒牙患龋率为63.5%，恒牙龋均（DMFT均数）为2.33，龋补充填比为56.7%。恒牙患龋率、龋均及龋补充填比在经济水平不同的区差别不明显，女性高于男性（表2-11）。35~44岁年龄组所患龋齿中龋坏牙、因龋缺失牙、因龋充填牙构成比分别为35.1%、18.8%、46.1%。

表2-11 深圳市35~44岁年龄组恒牙患龋率、龋均及龋补充填比

		受检人数	患龋率/%	DT		MT		FT		DMFT		龋补充填比/%
				$\bar{x}$	s	$\bar{x}$	s	$\bar{x}$	s	$\bar{x}$	s	
经济	+	180	63.9	0.81	1.54	0.38	0.82	1.05	1.95	2.23	2.81	56.6
	-	203	63.1	0.83	1.30	0.49	1.24	1.10	2.40	2.42	3.11	56.9
性别	男	172	54.7	0.77	1.51	0.44	1.11	0.58	1.19	1.79	2.30	42.7
	女	211	70.6	0.86	1.34	0.44	1.03	1.48	2.69	2.78	3.36	63.4

续表

		受检人数	患龋率/%	DT		MT		FT		DMFT		龋补充填比/%
				$\bar{x}$	s	$\bar{x}$	s	$\bar{x}$	s	$\bar{x}$	s	
合计		383	63.5	0.82	1.42	0.44	1.06	1.08	2.20	2.33	2.97	56.7

35~44岁年龄组恒牙根龋的患病率为15.1%，高经济水平区低于低经济水平区，未见明显性别差异。恒牙根龋龋均为0.25，经济水平较高的区低于经济水平较低的区，男性高于女性（表2-12）。35~44岁年龄组所患根龋中龋补构成比分别为82.3%、17.7%。

表2-12　深圳市35~44岁年龄组恒牙根龋患龋率及龋均

		受检人数	根龋患龋率/%	DRoot		FRoot		DFRoot	
				$\bar{x}$	s	$\bar{x}$	s	$\bar{x}$	s
经济	+	180	12.2	0.19	0.68	0.06	0.36	0.24	0.81
	−	203	17.7	0.22	0.57	0.03	0.27	0.26	0.62
性别	男	172	15.1	0.22	0.62	0.04	0.33	0.26	0.74
	女	211	15.2	0.20	0.63	0.05	0.30	0.25	0.69
合计		383	15.1	0.21	0.62	0.04	0.32	0.25	0.71

（2）牙周状况

深圳市35~44岁年龄组的牙周健康率为16.2%，高经济水平区低于低经济水平区，男性高于女性。

牙龈出血的检出率为74.2%，男性低于女性，人均有牙龈出血的牙数为5.13颗，高经济水平区低于低经济水平区，男性高于女性。

牙石检出率为97.9%，人均有牙石的牙数为22.63颗，高经济水平区低于低经济水平区，男性高于女性。

深牙周袋的检出率为2.1%，高经济水平区高于低经济水平区，人均有6mm及以上牙周袋的牙数为0.04颗，不同经济水平区间差异不明显，男性高于女性。

附着丧失≥4mm的检出率为17.2%，人均有4mm及以上附着丧失的牙数为0.56颗，高经济水平区高于低经济水平区，男性高于女性（表2-13）。

表2-13　深圳市35~44岁年龄组牙周健康率、牙龈出血、牙石、牙周袋、附着丧失情况

		牙周健康率/%	牙龈出血			牙石			牙周袋≥6mm			附着丧失≥4mm		
			检出牙数		检出率/%	检出牙数		检出率/%	检出牙数		检出率/%	检出牙数		检出率/%
			$\bar{x}$	s		$\bar{x}$	s		$\bar{x}$	s		$\bar{x}$	s	
经济	+	15.0	4.34	5.12	72.2	21.61	8.85	97.8	0.04	0.29	2.2	0.96	2.87	23.9
	−	17.2	5.84	5.42	75.9	23.54	7.30	98.0	0.04	0.39	2.0	0.21	0.90	11.3
性别	男	18.6	5.26	5.45	71.5	23.85	7.44	98.3	0.09	0.51	4.1	0.78	2.71	20.9
	女	14.2	5.03	5.24	76.3	21.63	8.51	97.6	0.00	0.07	0.5	0.39	1.43	14.2
合计		16.2	5.13	5.33	74.2	22.63	8.11	97.9	0.04	0.34	2.1	0.56	2.11	17.2

（3）存留牙数及无牙颌

深圳市35~44岁年龄组平均存留牙数为30.02颗，高、低经济水平区分别为30.13颗、29.93颗，高经济水平区高于低经济水平区；男、女分别为30.33颗、29.78颗，男性高于女性。深圳市35~44岁年龄组无牙颌率小于0.01%。

（4）义齿修复

深圳市35~44岁年龄组中，77.3%的人牙列完整（不包括第三磨牙），14.6%有未修复的缺失牙。其中，种植义齿、固定义齿、可摘局部义齿的比例均为高经济水平区高于低经济水平区，非正规义齿反之；种植义齿、可摘局部义齿的比例均为男性高于女性，固定义齿、非正规义齿反之（表2-14）。

表2-14　深圳市35~44岁年龄组义齿修复状况

		种植义齿/%	固定义齿/%	可摘局部义齿/%	全口义齿/%	非正规义齿/%	有缺牙未修复/%
经济	+	1.7	21.7	1.1	0.0	0.0	13.9
	−	0.5	20.7	0.5	0.0	1.0	15.3

续表

		种植义齿/%	固定义齿/%	可摘局部义齿/%	全口义齿/%	非正规义齿/%	有缺牙未修复/%
性别	男	1.7	15.7	1.7	0.0	0.0	16.3
	女	0.5	25.6	0.0	0.0	0.9	13.3
合计		1.0	21.1	0.8	0.0	0.5	14.6

2. 问卷调查结果

（1）口腔健康知识和态度

深圳市35~44岁年龄组口腔健康知识知晓率为71.7%，多数人对口腔疾病能够正确了解，对窝沟封闭和氟化物等预防龋齿技术的作用认知水平偏低。各个知识的知晓率均为高经济水平区高于低经济水平区（表2-15）。

表2-15　深圳市35~44岁年龄组口腔健康知识知晓率　%

	刷牙出血不正常	细菌可引起牙龈发炎	刷牙对预防牙龈出血的作用	细菌可引起龋齿	吃糖可以导致龋齿	氟化物对保护牙齿的作用	窝沟封闭可保护牙齿	口腔疾病可能会影响全身健康
经济+	84.7	90.5	67.2	86.4	90.4	44.1	43.5	89.3
经济-	82.3	86.1	60.4	75.2	86.6	40.6	34.7	87.1
合计	83.4	88.2	63.6	80.5	88.4	42.2	38.8	88.2

绝大部分人对口腔健康持积极态度。98.2%的人认可“口腔健康对生活很重要”，89.2%的人同意“定期口腔检查十分必要”，85.9%的人认为“牙齿好坏不是天生的”，97.4%的人认同“预防牙病靠自己”。其中“口腔健康对生活很重要”的认可度在不同经济水平区间的差异不明显，除“定期口腔检查十分必要”外，其余均是高经济水平区认可度高于低经济水平区（图2-22）。

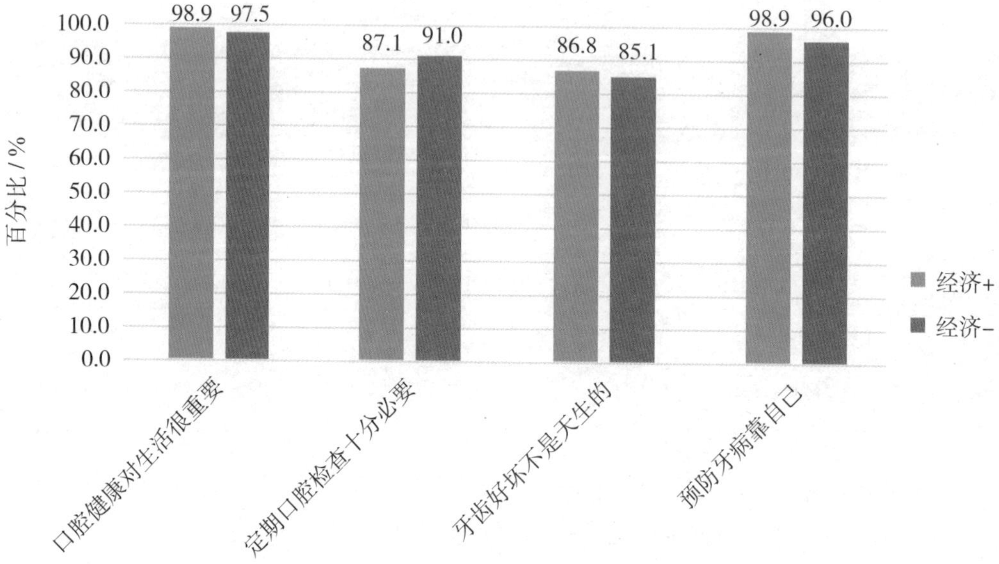

图 2-22　深圳市 35~44 岁年龄组口腔健康态度情况

（2）饮食习惯

摄入频率每天1次及以上的比例依次为甜点及糖果5.5%、甜饮料5.4%、加糖的牛奶等饮料17.9%。甜点及糖果的摄入频率在不同经济水平区间差异不明显，甜饮料的摄入频率为高经济水平区低于低经济水平区，加糖的牛奶等饮料的摄入频率反之（图2-23）。

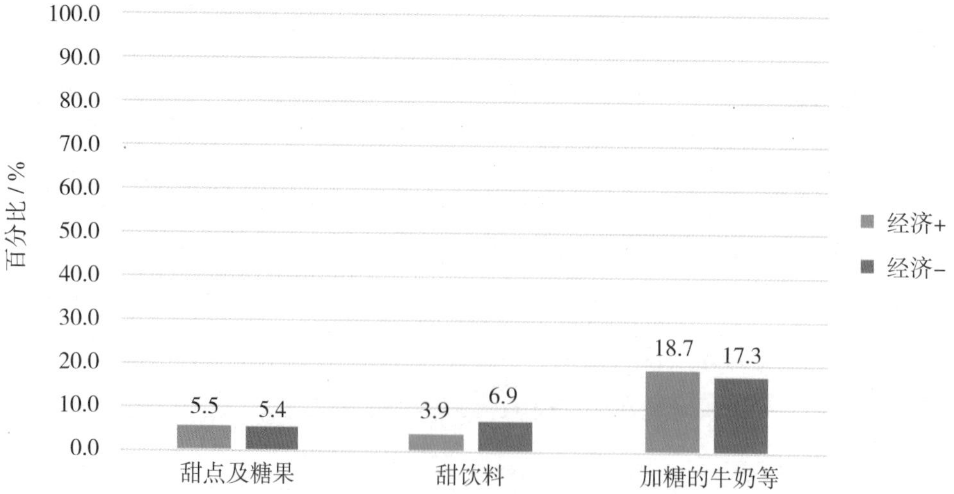

图 2-23　深圳市 35~44 岁年龄组饮食习惯情况

（3）口腔健康行为

有良好的口腔卫生习惯的人群所占比例较高。99.7%的人每天刷牙，73.2%的人每天刷牙2次及以上，78.1%的人使用含氟牙膏，37.3%的人每天使用牙签，10.2%的人每天使用牙线。每天刷牙率为高经济水平区高于低经济水平区，每天刷牙2次及以上的比例则反之（图2–24）。

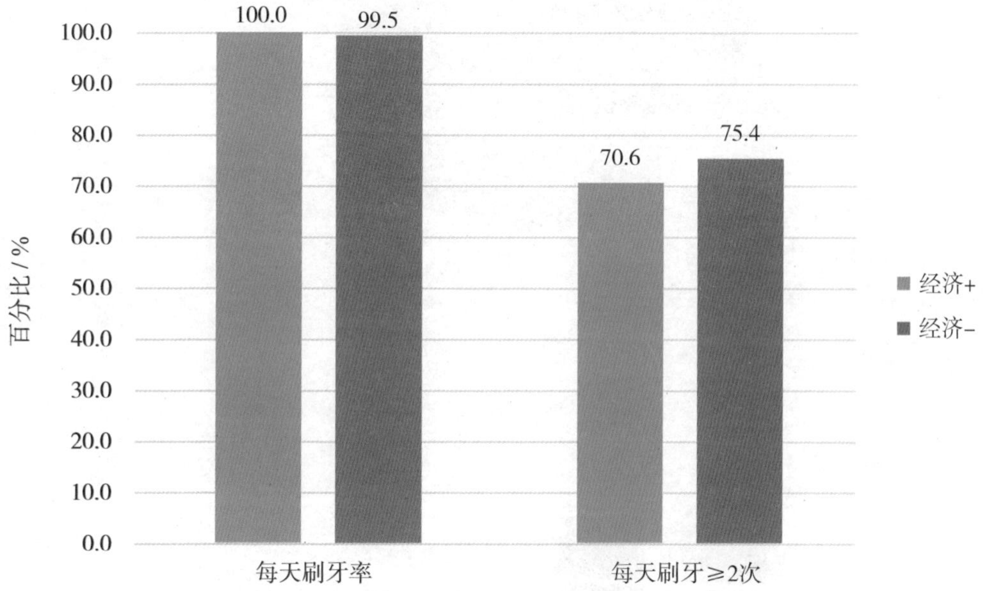

图 2–24　深圳市 35~44 岁年龄组的刷牙频率

（4）卫生服务利用

口腔卫生服务利用水平尚可，以治疗为主。有就医经历的人为70.2%，在有就医经历的人中，末次就医距离现在时间在6个月内、6~12个月、12个月以上的分别为27.1%、16.7%、56.1%。过去12个月内就医人群比例为30.8%，只有14.4%的人过去12个月接受过洁治。过去12个月未就医的原因排在前3位的为牙齿没有问题（66.4%）、牙病不重（22.9%）、没有时间（15.4%），末次就医原因按比例从高到低分别为治疗、预防、咨询检查（图2–25）。其中有就医经历和过去12个月内曾就医的比例均为高经济水平区高于低经济水平区（图2–26）。

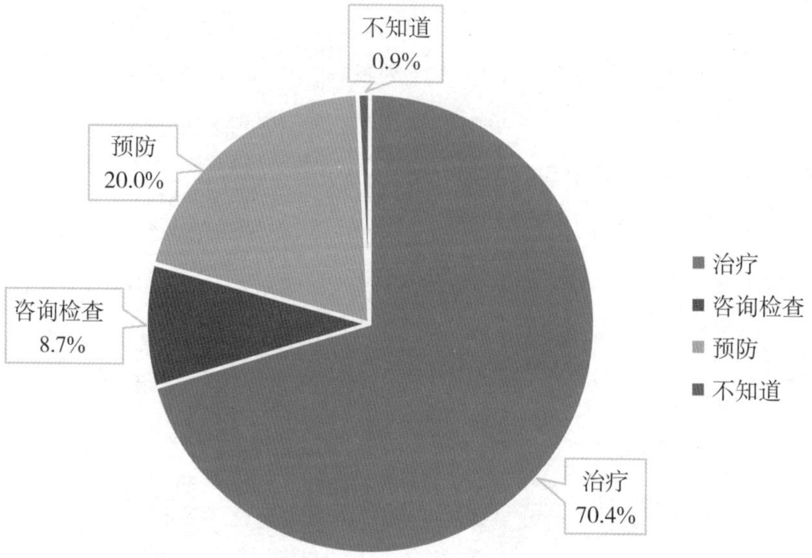

图 2-25　深圳市 35~44 岁年龄组末次就医原因构成比

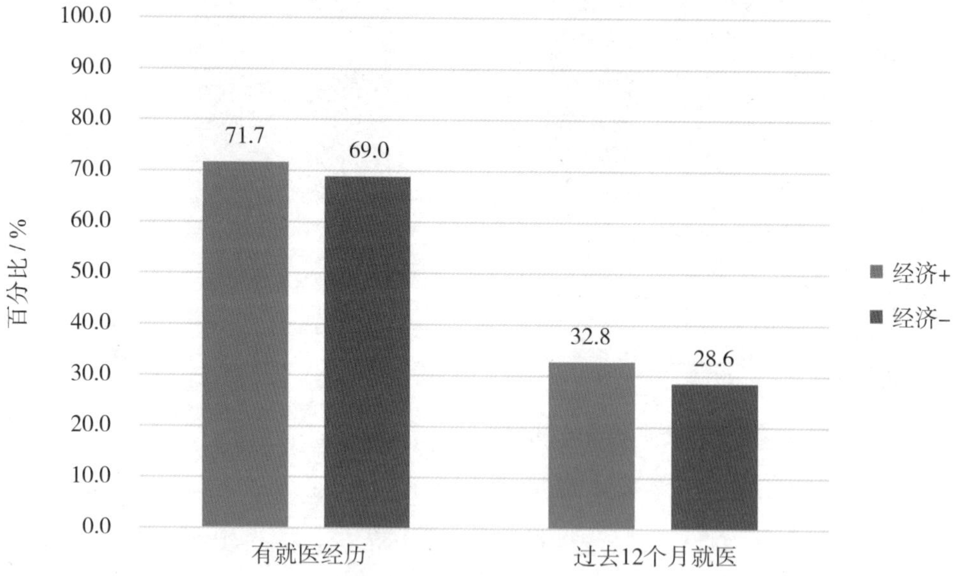

图 2-26　深圳市 35~44 岁年龄组就医经历情况

（5）口腔健康对相关生活质量的影响

口腔问题中“担心或关注口腔问题”的比例最高，为13.7%，其他影响依次为“对冷、热、甜敏感（11.8%）”“限制食物数量和种类（6.3%）”“外观不满意

（4.5%）”“咀嚼困难（3.7%）”“进食时口腔不适（1.3%）”“人前紧张或不自在（1.1%）”“人前进食不适（0.8%）”“限制与他人交往（0.5%）”“用药缓解不适（0.3%）”“吞咽困难（0.3%）”“妨碍说话（<0.1%）”。

（四）45~54岁年龄组

1. 口腔检查结果

（1）牙列状况

深圳市45~54岁年龄组恒牙患龋率为76.0%，恒牙龋均（DMFT均数）为3.38，龋补充填比为37.3%。高经济水平区恒牙患龋率、龋均低于低经济水平区，龋补充填比则反之。恒牙患龋率、龋均及龋补充填比均为女性高于男性（表2-16）。45~54岁年龄组所患龋齿中龋坏牙、因龋缺失牙、因龋充填牙构成比分别为38.8%、38.1%、23.1%。

表2-16　深圳市45~54岁年龄组恒牙患龋率、龋均及龋补充填比

		受检人数	患龋率/%	DT		MT		FT		DMFT		龋补充填比/%
				$\bar{x}$	s	$\bar{x}$	s	$\bar{x}$	s	$\bar{x}$	s	
经济	+	160	74.4	1.20	1.78	1.16	2.61	0.78	1.77	3.14	3.68	39.2
	-	131	77.9	1.45	2.10	1.44	2.35	0.79	1.49	3.68	4.07	35.2
性别	男	131	72.5	0.99	1.65	1.60	3.23	0.44	1.05	3.04	4.01	30.9
	女	160	78.8	1.58	2.10	1.03	1.65	1.06	1.97	3.66	3.73	40.1
合计		291	76.0	1.31	1.93	1.29	2.50	0.78	1.65	3.38	3.86	37.3

45~54岁年龄组恒牙根龋的患病率为29.9%，高经济水平区低于低经济水平区，男性低于女性。恒牙根龋龋均为0.65，高经济水平区低于低经济水平区，男性高于女性（表2-17）。45~54岁年龄组所患根龋中龋坏牙、因龋充填牙构成比分别为90.5%、9.5%。

表2-17　深圳市45~54岁年龄组恒牙根龋患龋率及龋均

		受检人数	根龋患龋率/%	DRoot		FRoot		DFRoot	
				$\bar{x}$	s	$\bar{x}$	s	$\bar{x}$	s
经济	+	160	28.8	0.54	1.25	0.05	0.27	0.59	1.28
	－	131	31.3	0.65	1.59	0.08	0.32	0.73	1.62
性别	男	131	29.0	0.62	1.51	0.05	0.29	0.67	1.52
	女	160	30.6	0.56	1.34	0.07	0.30	0.63	1.38
合计		291	29.9	0.59	1.41	0.06	0.29	0.65	1.44

（2）牙周状况

深圳市45~54岁年龄组的牙周健康率为12.0%，高经济水平区高于低经济水平区，男性高于女性。

牙龈出血的检出率为76.3%，男性低于女性，人均有牙龈出血的牙数为6.19颗，高经济水平区低于低经济水平区，男性高于女性。

牙石检出率为99.3%，高经济水平区低于低经济水平区，男性低于女性，人均有牙石的牙数为22.98颗，不同经济水平区间的差异不明显，男性高于女性。

深牙周袋的检出率为3.4%，人均有6mm及以上牙周袋的牙数为0.12颗，高经济水平区低于低经济水平区，男性高于女性。

附着丧失≥4mm的检出率为36.8%，人均有4mm及以上附着丧失的牙数为1.63颗，高经济水平区高于低经济水平区，男性高于女性（表2-18）。

表2-18　深圳市45~54岁年龄组牙周健康率、牙龈出血、牙石、牙周袋、附着丧失情况

		牙周健康率/%	牙龈出血			牙石			牙周袋≥6mm			附着丧失≥4mm		
			检出牙数		检出率/%	检出牙数		检出率/%	检出牙数		检出率/%	检出牙数		检出率/%
			$\bar{x}$	s		$\bar{x}$	s		$\bar{x}$	s		$\bar{x}$	s	
经济	+	14.4	6.04	6.70	73.1	22.99	7.16	98.8	0.10	0.98	1.9	1.89	3.88	36.9
	－	9.2	6.37	5.68	80.2	22.98	6.57	100.0	0.14	0.68	5.3	1.31	2.81	36.6
性别	男	13.0	6.64	6.52	75.6	23.58	6.19	99.2	0.24	1.26	6.1	2.52	4.30	46.6
	女	11.3	5.82	6.02	76.9	22.49	7.40	99.4	0.01	0.11	1.3	0.90	2.30	28.8
合计		12.0	6.19	6.25	76.3	22.98	6.89	99.3	0.12	0.86	3.4	1.63	3.45	36.8

（3）存留牙数及无牙颌

深圳市45~54岁年龄组平均存留牙数为29.01颗，高、低经济水平区分别为29.08颗、28.92颗，高经济水平区高于低经济水平区；男、女分别为28.83颗、29.16颗，男性低于女性。深圳市45~54岁年龄组无牙颌率为0.3%。

（4）义齿修复

深圳市45~54岁年龄组中，55.7%的人牙列完整（不包括第三磨牙），27.8%有未修复的缺失牙。其中，种植义齿、固定义齿、可摘局部义齿、非正规义齿的比例均为高经济水平区低于低经济水平区，全口义齿反之；种植义齿、全口义齿的比例均为男性高于女性，固定义齿、可摘局部义齿、非正规义齿反之（表2-19）。

表2-19 深圳市45~54岁年龄组义齿修复状况

		种植义齿/%	固定义齿/%	可摘局部义齿/%	全口义齿/%	非正规义齿/%	有缺牙未修复/%
经济	+	0.6	24.4	0.6	0.6	1.9	26.9
	-	1.5	29.0	3.1	0.0	2.3	29.0
性别	男	1.5	21.4	1.5	0.8	0.8	31.3
	女	0.6	30.6	1.9	0.0	3.1	25.0
合计		1.0	26.5	1.7	0.3	2.1	27.8

2. 问卷调查结果

（1）口腔健康知识和态度

深圳市45~54岁年龄组口腔健康知识知晓率为61.4%，多数人对口腔疾病能够正确了解，对氟化物的作用认知水平偏低，对窝沟封闭的作用认知水平较低。“窝沟封闭可保护牙齿”的知晓率在不同经济水平区差异不明显，除了“氟化物对保护牙齿的作用”外，其他知识的知晓率均是高经济水平区高于低经济水平区（表2-20）。

表2-20　深圳市45~54岁年龄组口腔健康知识知晓率　　%

	刷牙出血不正常	细菌可引起牙龈发炎	刷牙对预防牙龈出血的作用	细菌可引起龋齿	吃糖可以导致龋齿	氟化物对保护牙齿的作用	窝沟封闭可保护牙齿	口腔疾病可能会影响全身健康
经济+	75.8	80.9	54.8	73.2	86.6	29.9	15.9	80.8
经济-	70.2	74.8	51.9	71.8	84.0	35.9	15.3	79.4
合计	73.3	78.1	53.5	72.6	85.4	32.6	15.6	80.1

绝大部分人对口腔健康持积极态度。96.2%的人认可“口腔健康对生活很重要”，83.7%的人同意“定期口腔检查十分必要”，82.9%的人认为“牙齿好坏不是天生的”，94.4%的人认同“预防牙病靠自己”。“口腔健康对生活很重要”的认可度在不同经济水平区差异不明显。除“预防牙病靠自己”外，其余均是低经济水平区认可度高于高经济水平区（图2-27）。

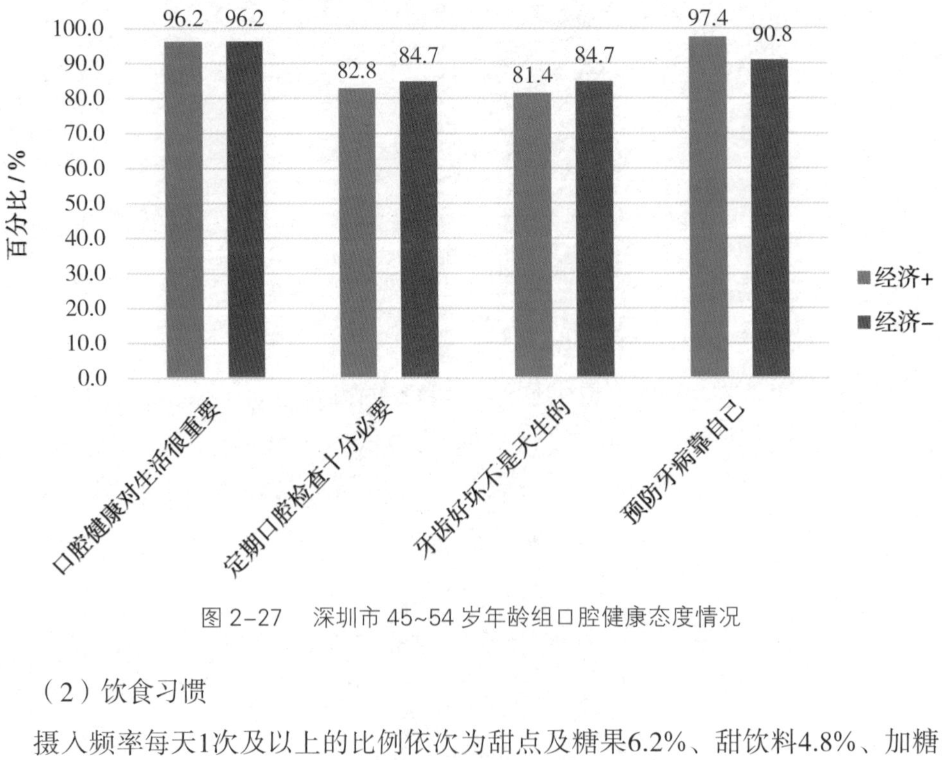

图 2-27　深圳市 45~54 岁年龄组口腔健康态度情况

（2）饮食习惯

摄入频率每天1次及以上的比例依次为甜点及糖果6.2%、甜饮料4.8%、加糖的牛奶等饮料15.5%。甜点及糖果、加糖的牛奶等饮料的摄入频率为高经济水平区低于低经济水平区，甜饮料的摄入频率为高经济水平区高于低经济水平区（图2–28）。

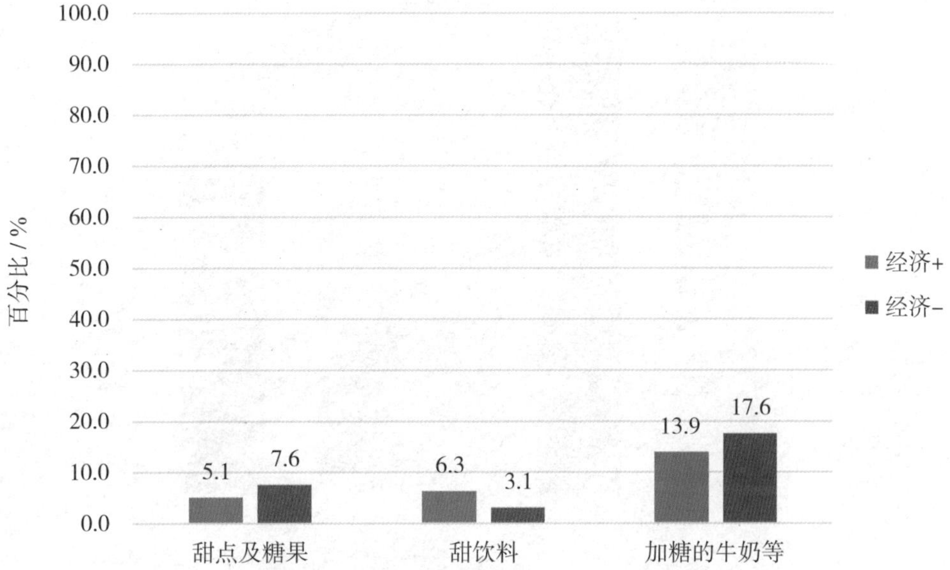

图 2–28　深圳市 45~54 岁年龄组饮食习惯情况

（3）口腔健康行为

有良好的口腔卫生习惯的人群所占比例较高。97.6%的人每天刷牙，65.1%的人每天刷牙2次及以上，75.0%的人使用含氟牙膏，55.2%的人每天使用牙签，5.3%的人每天使用牙线。每天刷牙率和每天刷牙2次及以上的比例均为高经济水平区低于低经济水平区（图2–29）。

（4）卫生服务利用

口腔卫生服务利用水平尚可，以治疗为主。有就医经历的人为72.5%，在有就医经历的人中，末次就医距离现在时间在6个月内、6~12个月、12个月以上的分别为21.8%、13.3%、64.9%，过去12个月内就医人群比例为25.4%，只有8.6%的人过去12个月接受过洁治。过去12个月未就医的原因排在前3位的为牙齿没有问题（68.1%）、牙病不重（27.1%）、没有时间（6.2%），末次就医原因按比例从高到低分别为治疗、咨询检查、预防（图2–30）。其中有就医经历的比例均为高经济水平区低于低经济水平区，而过去12个月内曾就医的比例为高经济水平区高于低经济水平区（图2–31）。

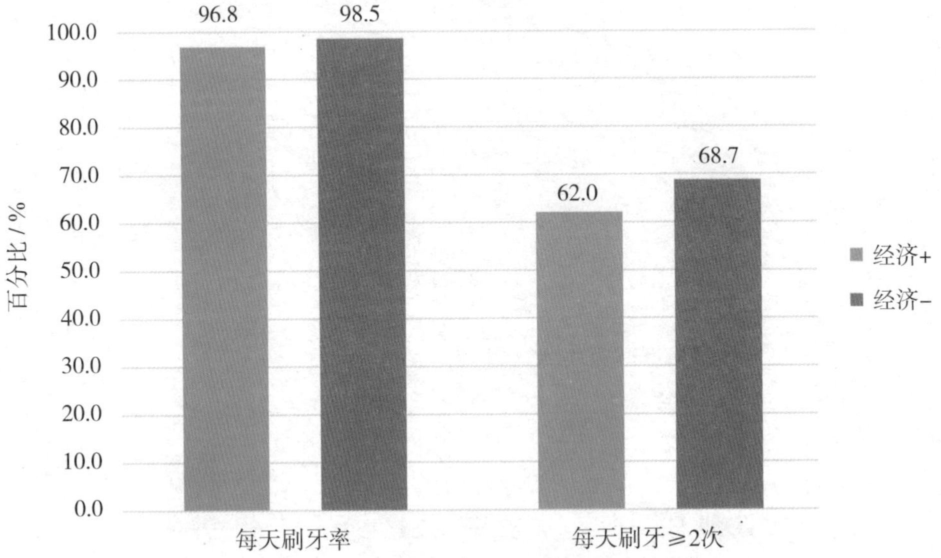

图 2–29　深圳市 45~54 岁年龄组的刷牙频率

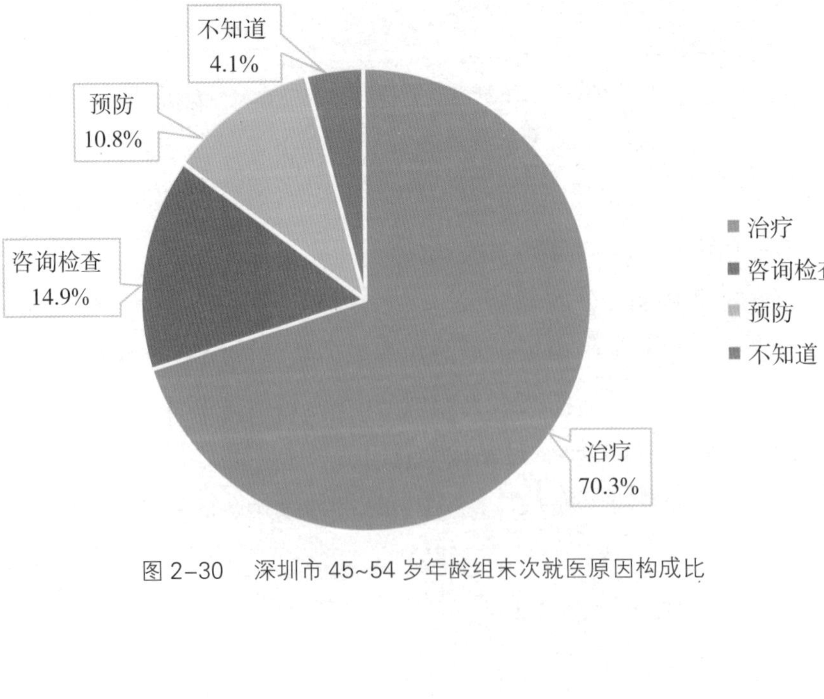

图 2–30　深圳市 45~54 岁年龄组末次就医原因构成比

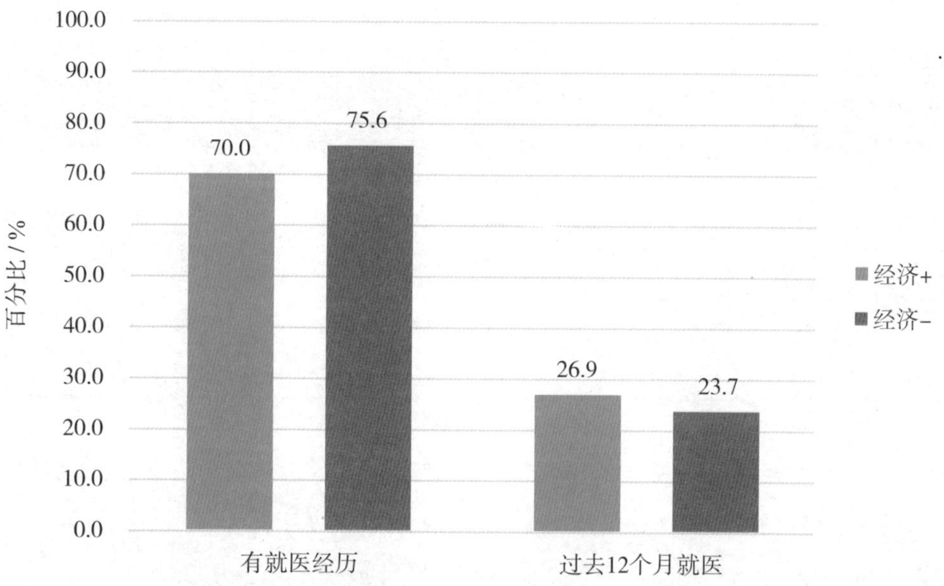

图 2–31　深圳市 45~54 岁年龄组就医经历情况

（5）口腔健康对相关生活质量的影响

口腔问题中“担心或关注口腔问题”的比例最高，为18.3%，其他影响依次为“对冷、热、甜敏感（15.4%）”“限制食物数量和种类（11.6%）”“咀嚼困难（9.5%）”“外观不满意（7.8%）”“进食时口腔不适（5.6%）”“吞咽困难（3.2%）”“人前紧张或不自在（2.9%）”“用药缓解不适（2.8%）”“人前进食不适（2.4%）”“限制与他人交往（1.4%）”“妨碍说话（1.0%）”。

（五）55~64岁年龄组

1. 口腔检查结果

（1）牙列状况

深圳市55~64岁年龄组恒牙患龋率为85.8%，恒牙龋均（DMFT均数）为5.53，龋补充填比为33.5%。恒牙患龋率为高经济水平区低于低经济水平区，未见明显性别差异趋势。龋均及龋补充填比均为女性高于男性（表2–21）。55~64岁年龄组所患龋齿中龋坏牙、因龋缺失牙、因龋充填牙构成比分别为32.9%、50.5%、16.6%。

表2-21 深圳市55~64岁年龄组恒牙患龋率、龋均及龋补充填比

		受检人数	患龋率/%	DT		MT		FT		DMFT		龋补充填比/%
				$\bar{x}$	s	$\bar{x}$	s	$\bar{x}$	s	$\bar{x}$	s	
经济	+	159	84.9	1.86	3.44	2.38	3.85	1.09	2.03	5.33	5.76	37.1
	-	130	86.9	1.78	2.73	3.28	4.73	0.70	1.26	5.76	5.94	28.3
性别	男	126	85.7	1.79	3.65	2.44	3.80	0.67	1.45	4.90	5.41	27.2
	女	163	85.9	1.85	2.69	3.06	4.62	1.11	1.91	6.01	6.12	37.6
合计		289	85.8	1.82	3.14	2.79	4.28	0.92	1.74	5.53	5.83	33.5

55~64岁年龄组恒牙根龋的患病率为43.6%，高经济水平区高于低经济水平区，男性低于女性。恒牙根龋龋均为1.41，高经济水平区高于低经济水平区，男性高于女性（表2-22）。55~64岁年龄组所患根龋中龋补构成比分别为82.6%、17.4%。

表2-22 深圳市55~64岁年龄组恒牙根龋患龋率及龋均

		受检人数	根龋患龋率/%	DRoot		FRoot		DFRoot	
				$\bar{x}$	s	$\bar{x}$	s	$\bar{x}$	s
经济	+	159	44.0	1.20	2.97	0.36	1.39	1.57	3.22
	-	130	43.1	1.12	2.07	0.10	0.50	1.22	2.12
性别	男	126	42.9	1.27	3.17	0.29	1.29	1.56	3.35
	女	163	44.2	1.08	2.06	0.21	0.91	1.29	2.25
合计		289	43.6	1.16	2.60	0.25	1.09	1.41	2.79

（2）牙周状况

深圳市55~64岁年龄组的牙周健康率为7.6%，高经济水平区低于低经济水平区，男性低于女性。

牙龈出血的检出率为80.3%，人均有牙龈出血的牙数为6.88颗，高经济水平区高于低经济水平区，男性高于女性。

牙石检出率为95.5%，高经济水平区低于低经济水平区，男性高于女性，人均有牙石的牙数为20.75颗，不同经济水平区间差异不明显，男性高于女性。

深牙周袋的检出率为5.5%，高经济水平区高于低经济水平区，男性高于女性，人均有6mm及以上牙周袋的牙数为0.08颗，在不同经济水平区差异不明显，男性高于女性。

附着丧失≥4mm的检出率为53.3%，人均有4mm及以上附着丧失的牙数为2.71颗，高经济水平区高于低经济水平区，男性高于女性（表2-23）。

表2-23　深圳市55~64岁年龄组牙周健康率、牙龈出血、牙石、牙周袋、附着丧失情况

		牙周健康率/%	牙龈出血			牙石			牙周袋≥6mm			附着丧失≥4mm		
			检出牙数		检出率/%	检出牙数		检出率/%	检出牙数		检出率/%	检出牙数		检出率/%
			$\bar{x}$	s		$\bar{x}$	s		$\bar{x}$	s		$\bar{x}$	s	
经济	+	6.3	7.35	6.48	82.4	20.75	7.93	95.0	0.08	0.37	5.7	3.16	4.70	56.0
	−	9.2	6.30	6.18	77.7	20.75	7.98	96.2	0.08	0.37	5.4	2.15	3.07	50.0
性别	男	3.2	8.26	6.79	84.1	21.74	7.60	97.6	0.13	0.46	8.7	3.38	4.09	61.9
	女	11.0	5.81	5.80	77.3	19.99	8.13	93.9	0.04	0.28	3.1	2.18	4.00	46.6
合计		7.6	6.88	6.36	80.3	20.75	7.94	95.5	0.08	0.37	5.5	2.71	4.07	53.3

（3）存留牙数及无牙颌

深圳市55~64岁年龄组平均存留牙数为27.49颗，高、低经济水平区分别为28.14颗、26.69颗，高经济水平区高于低经济水平区；男、女分别为28.08颗、27.03颗，男性高于女性。深圳市55~64岁年龄组无牙颌率为0.7%。

（4）义齿修复

深圳市55~64岁年龄组中，44.6%的人牙列完整（不包括第三磨牙），35.3%有未修复的缺失牙。其中，固定义齿、可摘局部义齿、全口义齿的比例均为高经济水平区低于低经济水平区，种植义齿、非正规义齿反之；固定义齿、可摘局部义齿、全口义齿、非正规义齿的比例均为男性低于女性，种植义齿反之（表2-24）。

表2-24　深圳市55~64岁年龄组义齿修复状况

		种植义齿/%	固定义齿/%	可摘局部义齿/%	全口义齿/%	非正规义齿/%	有缺牙未修复/%
经济	+	1.3	35.2	10.1	0.6	5.0	30.8
	–	0.0	35.4	11.5	1.5	3.1	40.8
性别	男	0.8	30.2	8.7	0.8	3.2	37.3
	女	0.6	39.3	12.3	1.2	4.9	33.7
合计		0.7	35.3	10.7	1.0	4.2	35.3

2．问卷调查结果

（1）口腔健康知识和态度

深圳市55~64岁年龄组口腔健康知识知晓率为58.3%，除“刷牙对预防牙龈出血的作用”的知晓率偏低外，多数人对口腔疾病的患病知识能够正确了解。对氟化物及窝沟封闭的作用认知水平较低。“刷牙对预防牙龈出血的作用”“细菌可以引起龋齿”和“口腔疾病可能会影响全身健康”的知晓率在不同经济水平区差异不明显，“氟化物对保护牙齿的作用”和“窝沟封闭可保护牙齿”的知晓率均是高经济水平区低于低经济水平区，其余反之（表2-25）。

表2-25　深圳市55~64岁年龄组口腔健康知识知晓率　%

	刷牙出血不正常	细菌可引起牙龈发炎	刷牙对预防牙龈出血的作用	细菌可引起龋齿	吃糖可以导致龋齿	氟化物对保护牙齿的作用	窝沟封闭可保护牙齿	口腔疾病可能会影响全身健康
经济+	74.2	76.7	53.5	75.5	86.2	14.5	6.9	82.4
经济–	58.5	75.2	53.8	76.0	83.7	24.0	8.5	82.9
合计	67.1	76.0	53.6	75.7	85.1	18.8	7.6	82.6

绝大部分人对口腔健康持积极态度。94.8%的人认可“口腔健康对生活很重要”，77.2%的人同意“定期口腔检查十分必要”，78.8%的人认为“牙齿好坏不是

天生的”，94.1%的人认同“预防牙病靠自己”。除“预防牙病靠自己”外，其余均是低经济水平区认可度高于高经济水平区（图2–32）。

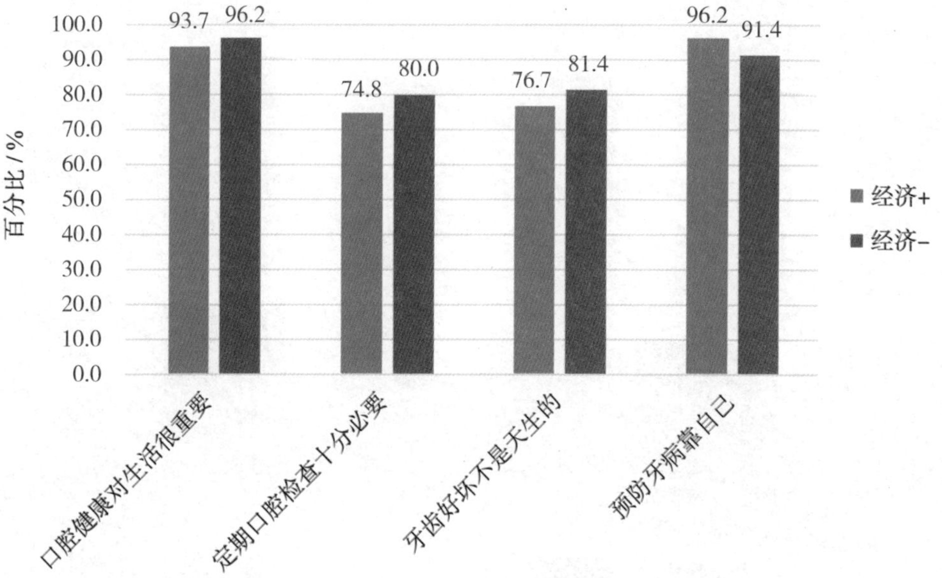

图 2–32　深圳市 55~64 岁年龄组口腔健康态度情况

（2）饮食习惯

摄入频率每天1次及以上的比例依次为甜点及糖果7.9%、甜饮料3.1%、加糖的牛奶等饮料16.6%。甜点及糖果的摄入频率为高经济水平区低于低经济水平区，其余则相反（图2–33）。

（3）口腔健康行为

有良好的口腔卫生习惯的人群所占比例尚可。97.9%的人每天刷牙，57.1%的人每天刷牙2次及以上，57.6%的人使用含氟牙膏，51.9%的人每天使用牙签，3.8%的人每天使用牙线。每天刷牙率为高经济水平区低于低经济水平区，每天刷牙2次及以上的比例为高经济水平区高于低经济水平区（图2–34）。

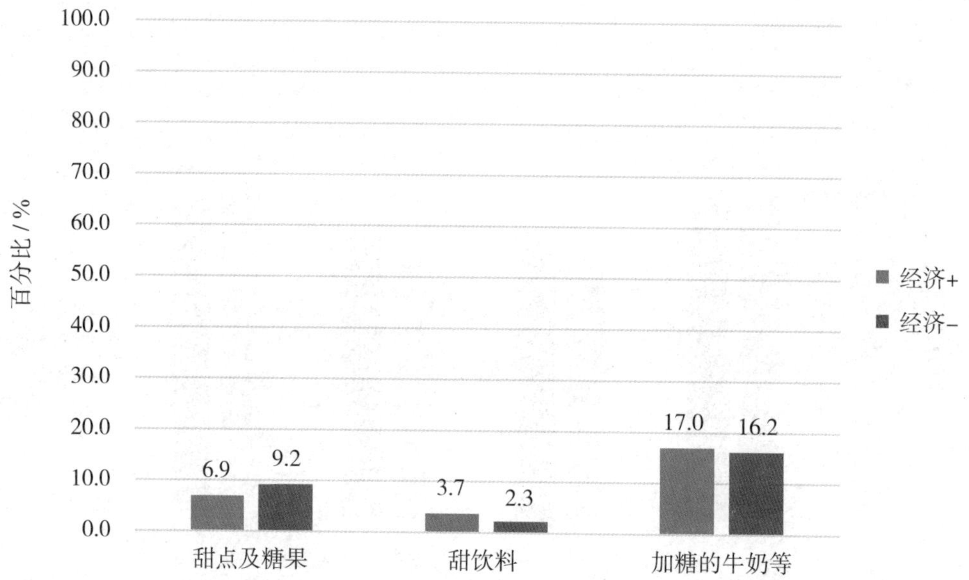

图 2-33　深圳市 55~64 岁年龄组饮食习惯情况

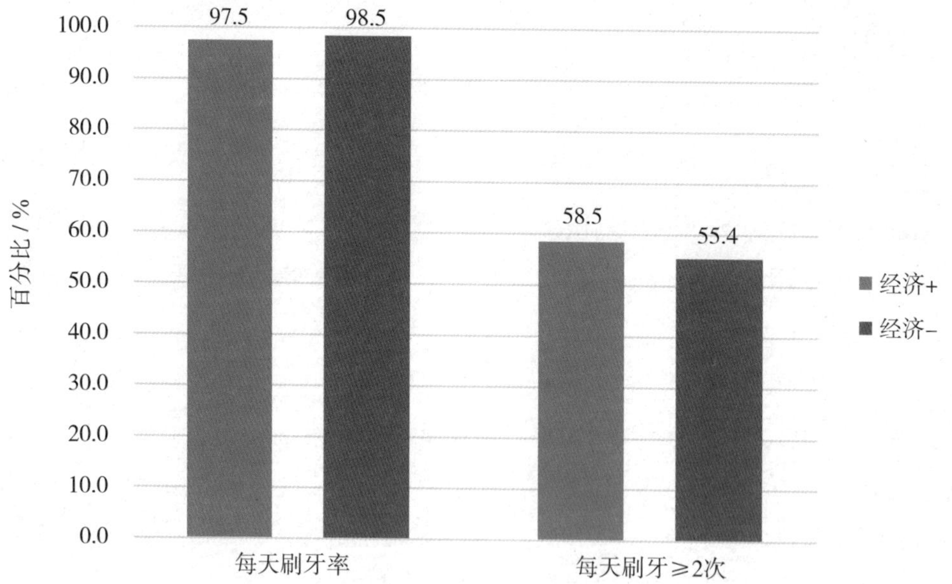

图 2-34　深圳市 55~64 岁年龄组的刷牙频率

（4）卫生服务利用

口腔卫生服务利用水平尚可，以治疗为主。有就医经历的人为74.7%，在有就医经历的人中，末次就医距离现在时间在6个月内、6~12个月、12个月以上的分别为21.3%、9.7%、69.0 %，过去12个月内就医人群比例为23.2%，只有8.0%的人过去12个月接受过洁治。过去12个月未就医的原因排在前3位的为“牙齿没有问题”（65.0%）、“牙病不重”（27.8%）、“没有时间”（9.9%），末次就医原因按比例从高到低分别为“治疗”“咨询检查”“预防”（图2–35）。其中有就医经历和过去12个月内曾就医的比例均为高经济水平区低于低经济水平区（图2–36）。

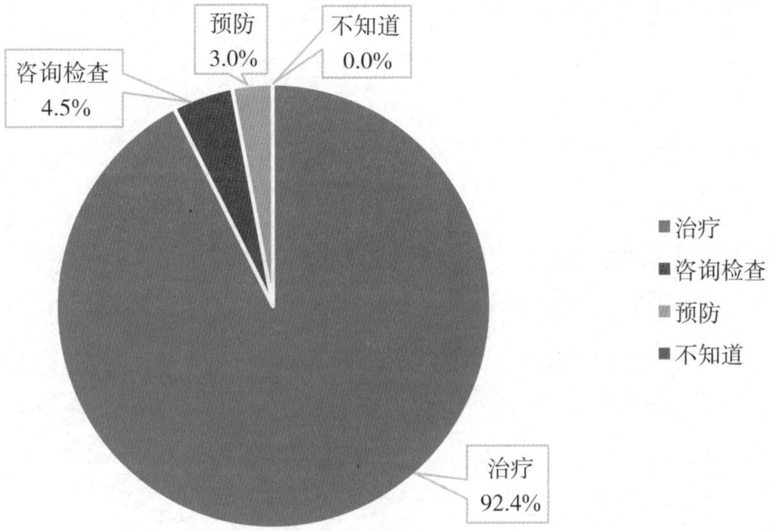

图 2–35 深圳市 55~64 岁年龄组末次就医原因构成比

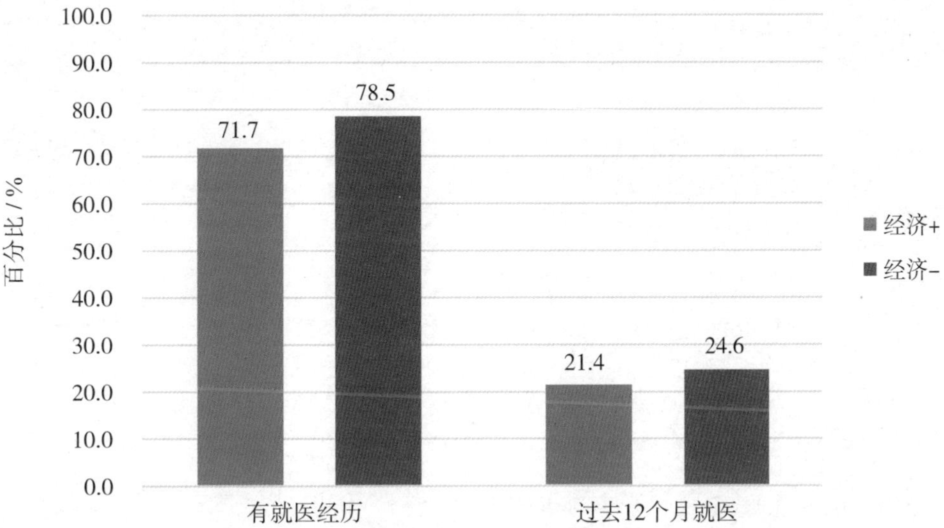

图 2–36 深圳市 55~64 岁年龄组就医经历情况

（5）口腔健康对相关生活质量的影响

口腔问题中“对限制食物数量和种类”的比例最高，为24.9%，其他影响依次为：担心或关注口腔问题（24.3%），冷、热、甜敏感（22.5%），咀嚼困难（19.0%），外观不满意（12.1%），进食时口腔不适（5.2%），吞咽困难（3.8%），妨碍说话（3.8%），用药缓解不适（3.5%），人前紧张或不自在（3.5%），限制与他人交往（3.4%），人前进食不适（2.4%）。

（六）65~74岁年龄组

1. 口腔检查结果

（1）牙列状况

深圳市65~74岁年龄组恒牙患龋率为91.6%，恒牙龋均（DMFT均数）为8.18，龋补充填比为30.9%。高经济水平区恒牙患龋率及恒牙龋均均低于低经济水平区，龋补充填比则反之。男性恒牙患龋率及龋均均低于女性，龋补充填比则反之（表2–26）。65~74岁年龄组所患龋齿中龋坏牙、因龋缺失牙、因龋充填牙构成比分别为23.6%、65.8%、10.6%。

表2–26　深圳市65~74岁年龄组恒牙患龋率、龋均及龋补充填比

		受检人数	患龋率/%	DT		MT		FT		DMFT		龋补充填比/%
				$\bar{x}$	s	$\bar{x}$	s	$\bar{x}$	s	$\bar{x}$	s	
经济	+	143	88.8	1.66	2.36	3.80	5.39	0.90	1.76	6.37	6.47	35.2
	–	141	94.3	2.20	2.82	6.99	8.09	0.82	1.88	10.01	8.23	27.2
性别	男	141	87.9	1.72	2.66	5.24	7.11	0.83	1.80	7.79	7.86	32.5
	女	143	95.1	2.13	2.54	5.52	6.98	0.90	1.84	8.55	7.34	29.6
合计		284	91.6	1.93	2.61	5.38	7.04	0.86	1.82	8.18	7.60	30.9

65~74岁年龄组恒牙根龋的患病率为55.3%，高经济水平区低于低经济水平区，男性低于女性。恒牙根龋龋均为1.66，高经济水平区低于低经济水平区，男性低于女性（表2–27）。65~74岁年龄组所患根龋中龋坏牙、因龋充填牙构成比分别为89.2%、10.8%。

表2-27　深圳市65~74岁年龄组恒牙根龋患龋率及龋均

		受检人数	根龋患龋率/%	DRoot		FRoot		DFRoot	
				$\bar{x}$	s	$\bar{x}$	s	$\bar{x}$	s
经济	+	143	49.7	1.22	2.00	0.20	0.91	1.42	2.27
	-	141	61.0	1.75	2.40	0.16	0.76	1.91	2.49
性别	男	141	52.5	1.40	2.30	0.21	0.86	1.61	2.49
	女	143	58.0	1.56	2.14	0.15	0.82	1.71	2.30
合计		284	55.3	1.47	2.22	0.18	0.84	1.66	2.39

（2）牙周状况

深圳市65~74岁年龄组的牙周健康率为8.8%，高经济水平区低于低经济水平区，男性低于女性。

牙龈出血的检出率为77.1%，高经济水平区低于低经济水平区，男性低于女性；人均有牙龈出血的牙数为4.98颗，高经济水平区高于低经济水平区，男性高于女性。

牙石检出率为94.7%，人均有牙石的牙数为17.63颗，高经济水平区高于低经济水平区，男性高于女性。

深牙周袋的检出率为9.5%，人均有6mm及以上牙周袋的牙数为0.12颗，高经济水平区高于低经济水平区，男性高于女性。

附着丧失≥4mm的检出率为63.4%，人均有4mm及以上附着丧失的牙数为3.10颗，高经济水平区高于低经济水平区，男性高于女性（表2-28）。

表2-28　深圳市65~74岁年龄组牙周健康率、牙龈出血、牙石、牙周袋、附着丧失情况

		牙周健康率/%	牙龈出血			牙石			牙周袋≥6mm			附着丧失≥4mm		
			检出牙数		检出率/%	检出牙数		检出率/%	检出牙数		检出率/%	检出牙数		检出率/%
			$\bar{x}$	s		$\bar{x}$	s		$\bar{x}$	s		$\bar{x}$	s	
经济	+	6.3	5.55	5.65	76.9	19.22	8.19	98.6	0.13	0.41	10.5	3.88	4.63	70.6
	-	11.3	4.40	4.64	77.3	16.02	9.59	90.8	0.11	0.37	8.5	2.30	3.27	56.0
性别	男	6.4	5.22	5.70	73.8	18.15	9.03	96.5	0.15	0.46	11.4	3.87	4.41	71.6
	女	11.2	4.74	4.66	80.4	17.12	9.05	93.0	0.08	0.30	7.7	2.34	3.59	55.2
合计		8.8	4.98	5.20	77.1	17.63	9.04	94.7	0.12	0.39	9.5	3.10	4.08	63.4

（3）存留牙数及无牙颌

深圳市65~74岁年龄组平均存留牙数为24.63颗，经济水平较高、较低的区分别为26.87颗、22.36颗，高经济水平区高于低经济水平区；男、女分别为24.88颗、24.38颗，男性高于女性。深圳市65~74岁年龄组无牙颌率为2.5%。

（4）义齿修复

深圳市65~74岁年龄组中，28.5%的人牙列完整（不包括第三磨牙），37.7%有未修复的缺失牙。其中，种植义齿、固定义齿、可摘局部义齿、非正规义齿的比例均为高经济水平区高于低经济水平区，全口义齿反之；种植义齿、固定义齿、全口义齿的比例均为男性低于女性，可摘局部义齿、非正规义齿反之（表2–29）。

表2–29　深圳市65~74岁年龄组义齿修复状况

		种植义齿/%	固定义齿/%	可摘局部义齿/%	全口义齿/%	非正规义齿/%	有缺牙未修复/%
经济	+	4.2	46.2	16.8	2.8	9.8	30.1
	–	0.0	32.6	16.3	4.3	4.3	45.4
性别	男	1.4	31.9	19.9	2.1	9.2	37.6
	女	2.8	46.9	13.3	4.9	4.9	37.8
合计		2.1	39.4	16.5	3.5	7.0	37.7

2. 问卷调查结果

（1）口腔健康知识和态度

深圳市65~74岁年龄组口腔健康知识知晓率为53.6%，除“刷牙对预防牙龈出血的作用”的知晓率偏低外，多数人对口腔疾病的患病知识能够正确了解，对氟化物及窝沟封闭的作用认知水平较低。除了“氟化物对保护牙齿的作用”外，其他知识的知晓率均是高经济水平区高于低经济水平区（表2–30）。

表2-30 深圳市65~74岁年龄组口腔健康知识知晓率 %

	刷牙出血不正常	细菌可引起牙龈发炎	刷牙对预防牙龈出血的作用	细菌可引起龋齿	吃糖可以导致龋齿	氟化物对保护牙齿的作用	窝沟封闭可保护牙齿	口腔疾病可能会影响全身健康
经济+	71.8	73.2	50.4	76.8	79.6	14.1	11.3	80.3
经济-	57.9	65.7	37.6	64.3	78.6	15.6	10.6	71.0
合计	64.9	69.5	44.0	70.6	79.1	14.8	11.0	75.7

绝大部分人对口腔健康持积极态度。90.5%的人认可“口腔健康对生活很重要”，73.4%的人同意“定期口腔检查十分必要”，73.3%的人认为“牙齿好坏不是天生的”，87.9%的人认同“预防牙病靠自己”。“牙齿好坏不是天生的”的认可度在不同经济水平区差异不明显，除“预防牙病靠自己”外，其余均是低经济水平区认可度高于高经济水平区（图2-37）。

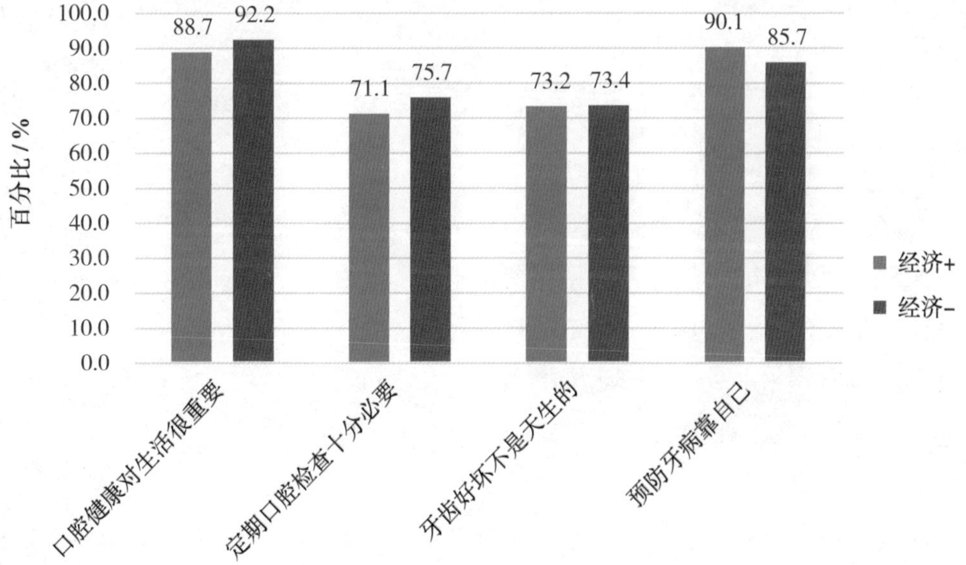

图 2-37 深圳市 65~74 岁年龄组口腔健康态度情况

（2）饮食习惯

摄入频率每天1次及以上的比例依次为甜点及糖果10.2%、甜饮料4.3%、加糖的牛奶等饮料18.3%。甜点及糖果、甜饮料的摄入频率为高经济水平区低于低经济水平区，而加糖的牛奶等饮料的摄入频率为高经济水平区高于低经济水平区（图2–38）。

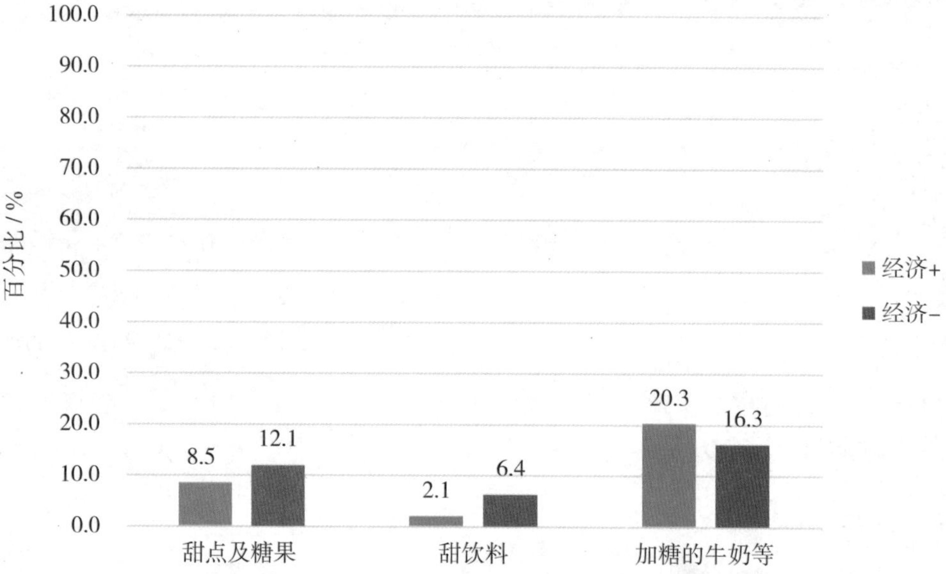

图 2–38　深圳市 65~74 岁年龄组饮食习惯情况

（3）口腔卫生行为

有良好的口腔卫生习惯的人群所占比例尚可。97.9%的人每天刷牙，56.9%的人每天刷牙2次及以上，56.1%的人使用含氟牙膏，47.5%的人每天使用牙签，1.8%的人每天使用牙线。每天刷牙率在不同经济水平区差异不明显，每天刷牙2次及以上的比例为高经济水平区高于低经济水平区（图2–39）。

（4）卫生服务利用

口腔卫生服务利用水平尚可，以治疗为主。有就医经历的人为79.2%，在有就医经历的人中，末次就医距离现在时间在6个月内、6~12个月、12个月以上的分别为17.8%、9.8%、72.4%，过去12个月内就医人群比例为21.8%，只有4.9%的人过去12个月接受过洁治。过去12个月未就医的原因排在前3位的为“牙齿没有问题”（68.0%）、“牙病不重”（26.9%）、“其他”（7.8%），末次就医原因按比例从高到低分别为“治疗”“咨询检查”“预防”（图2–40）。其中有就医经历和过去12个月内曾就医的比例在不同经济水平区差异不明显（图2–41）。

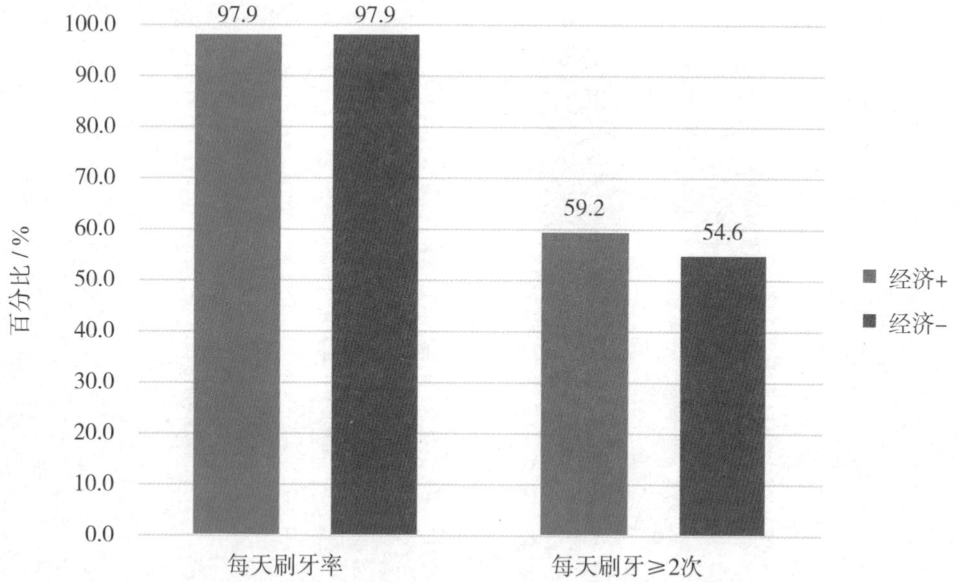

图 2-39　深圳市 65~74 岁年龄组的刷牙频率

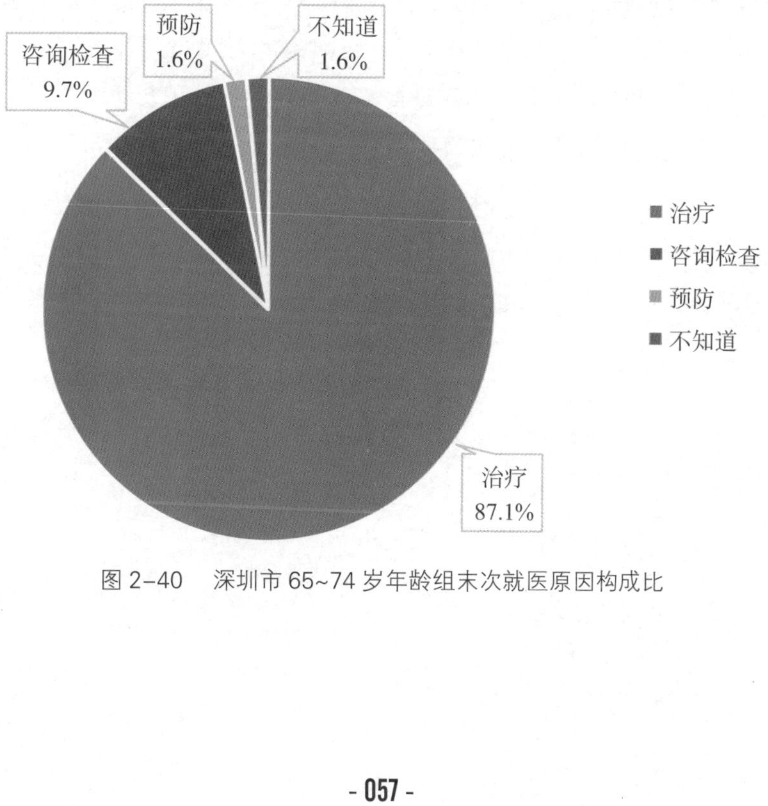

图 2-40　深圳市 65~74 岁年龄组末次就医原因构成比

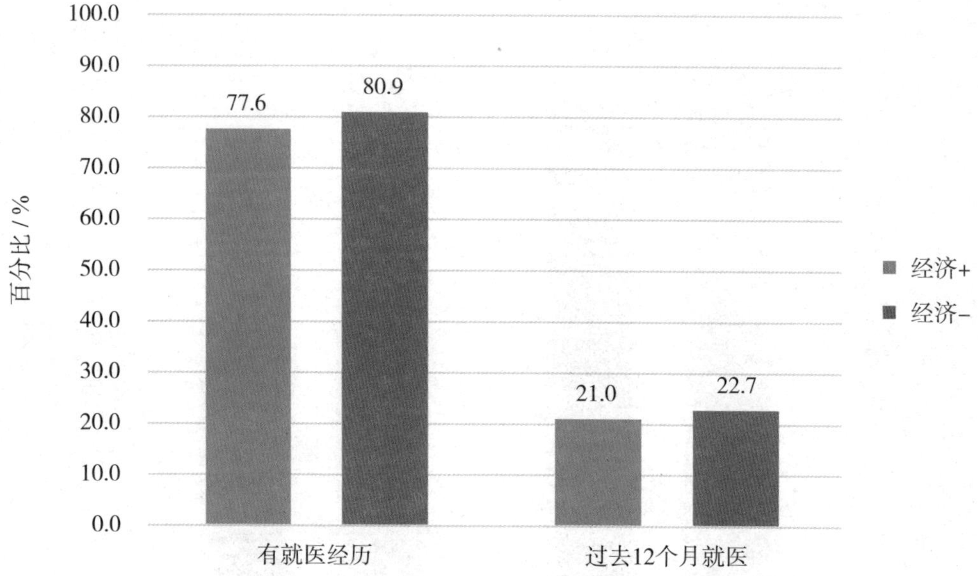

图 2-41　深圳市 65~74 岁年龄组就医经历情况

（5）口腔健康对相关生活质量的影响

口腔问题中“对冷、热、甜敏感”的比例最高，为25.7%，其他影响依次为：限制食物数量和种类（24.1%）、咀嚼困难（22.2%）、担心或关注口腔问题（21.2%）、外观不满意（12.0%）、进食时口腔不适（7.6%）、吞咽困难（7.1%）、妨碍说话（4.2%）、人前进食不适（3.9%）、用药缓解不适（2.9%）、人前紧张或不自在（2.5%）、限制与他人交往（1.8%）。

03

第三部分

主要发现和政策建议

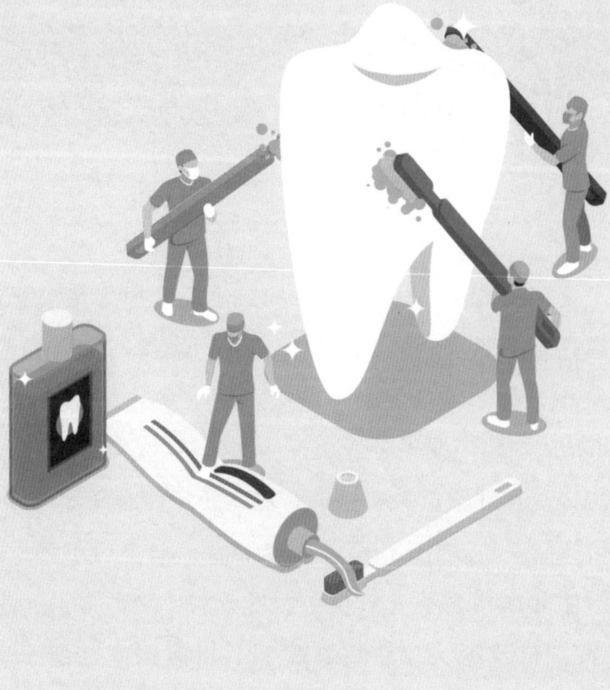

一 主要发现

（一）深圳市儿童患龋状况呈好转态势，但仍处于较高水平

在过去的20年间，我市5岁年龄组乳牙和12岁年龄组恒牙龋病患病水平都呈现出明显的下降趋势，充填率有所上升。其中5岁年龄组乳牙从79.5%下降到72.3%，下降了7.2个百分点，龋均从4.83下降到4.52，下降了0.31，充填率从2.6%上升到15.0%，上升了12.3个百分点。12岁年龄组恒牙患龋率从56.7%下降到40.0%，下降了16.7个百分点，龋均从1.53下降到1.03，下降0.50，充填率从7.6%上升到31.0%，上升了23.4个百分点（表3–1）。

本次流行病学调查在学龄前儿童增加了3岁、4岁年龄组，不仅了解3–5岁年龄组龋病患病的变化趋势，还发现3岁年龄组乳牙患龋率已经达到47.5%，因此我市的乳牙防龋工作要关口前移，加强学龄前及婴幼儿童防龋的综合防治工作。

表3–1　1997—2018年深圳市儿童龋病患病状况变化趋势

年龄组	患龋率/%		龋均		充填率/%	
	1997	2018	1997	2018	1997	2018
5岁	79.5	72.3	4.83	4.52	2.6	15.0
12岁	56.7	40.0	1.53	1.03	7.6	31.0

从全国范围来看，深圳市5岁儿童乳牙和12岁儿童恒牙患龋率及龋均都低于广东省调查结果，但高于第四次全国口腔健康流行病学调查结果（表3–2）。世界卫生组织将12岁年龄组恒牙龋均作为衡量龋病患病水平的重要标准，我市12岁儿童龋均为1.03，在世界范围内尚属于较低水平。国务院办公厅印发的《中国防治慢性病中长期规划（2017—2025年）》中提出“12岁儿童患龋率控制在30%以内”的目标，我市较此目标仍有一定差距，应引起高度重视。

粤港澳大湾区主要城市12岁儿童口腔状况比较，深圳市患龋率和龋均明显高于广州市和香港特别行政区，充填率略高于广州市，但远低于香港特别行政区（表3–3）。

表3-2　深圳市、广东省、全国儿童患龋情况比较

年龄/岁	患龋率/%			龋均			充填率/%		
	深圳市	广东省	全国	深圳市	广东省	全国	深圳市	广东省	全国
5	72.3	78.5	71.9	4.52	5.69	4.24	15.0	1.3	4.1
12	40.0	43.1	38.5	1.03	1.06	0.86	31.0	20.2	16.2

注：深圳市调查时间2018年，广东省调查时间2016年，全国调查时间2015年。

表3-3　粤港澳大湾区主要城市12岁儿童口腔状况比较

年龄/岁	患龋率/%			龋均			充填率/%		
	深圳	广州	香港	深圳	广州	香港	深圳市	广州	香港
12	40.0	29.9	22.6	1.03	0.63	0.4	31.0	27.0	75.0

注：深圳市调查时间2018年，广州市调查时间2015年，香港调查时间2011年。

（二）中老年人牙周健康状况较差

在1997—2018年间，我市35～44岁年龄组和65～74岁年龄组的牙周健康水平明显下降，牙龈出血、牙石、牙周袋检出率明显上升（表3-4），应引起足够重视。

表3-4　1997—2018年深圳市中老年人牙周状况变化趋势

年龄组	牙龈出血检出率/%		牙石检出率/%		浅牙周袋检出率/%		深牙周袋检出率/%	
	1997	2018	1997	2018	1997	2018	1997	2018
35~44	23.2	74.2	79.9	97.9	5.0	30.0	0.7	2.1
65~74	10.4	77.1	57.1	94.7	11.6	38.7	1.5	9.5

从全国范围来看，我市成年人牙龈出血检出率和牙周袋检出率均低于广东省和全国水平，整体牙周健康率情况也相对优于全国水平（表3-5）。

表3-5　深圳市、广东省、全国中老年人牙周状况比较

年龄组	牙龈出血检出率/%			牙周袋检出率/%			牙周健康率/%		
	深圳市	广东省	全国	深圳市	广东省	全国	深圳市	广东省	全国
35~44	74.2	81.9	87.4	32.1	42.0	52.7	16.2	—	9.1

续表

年龄组	牙龈出血检出率/%			牙周袋检出率/%			牙周健康率/%		
	深圳市	广东省	全国	深圳市	广东省	全国	深圳市	广东省	全国
55~64	80.3	91.0	88.4	47.1	65.6	69.3	7.6	—	5.0
65~74	77.1	84.0	82.6	48.2	56.3	64.6	8.8	—	9.3

注：深圳市调查时间2018年，广东省调查时间2016年，全国调查时间2015年。

（三）老年人存留牙情况较好

在全国范围内，深圳市老年人存留牙情况较好，65~74岁老人存留牙数为24.6颗，较广东省平均存留牙数高1.7颗，较全国水平高2.1颗（表3-6）。但全口无牙颌率高于广东省调查结果（表3-7）。

表3-6　深圳市、广东省、全国中老年人存留牙数比较

	55～64岁			65～74岁		
	深圳市	广东省	全国	深圳市	广东省	全国
男	28.1	25.8	26.1	24.9	24.0	22.5
女	27.0	26.3	26.4	24.4	21.9	22.5
合计	27.5	26.1	26.3	24.6	22.9	22.5

注：深圳市调查时间2018年，广东省调查时间2016年，全国调查时间2015年。

表3-7　深圳市、广东省、全国中老年人无牙颌率比较　%

	55～64岁			65～74岁		
	深圳市	广东省	全国	深圳市	广东省	全国
男	0.0	1.4	1.1	1.4	1.4	4.6
女	1.2	0.7	1.1	3.5	1.4	4.4
合计	0.7	1.0	1.1	2.5	1.4	4.5

注：深圳市调查时间2018年，广东省调查时间2016年，全国调查时间2015年。

（四）居民口腔卫生服务利用有所改善

深圳市各年龄组龋补充填比均明显高于广东省和全国调查结果（图3-1）。12岁年龄组的窝沟封闭率为14.2%，高于全国水平6.9%，随着我市窝沟封闭全面覆盖，窝沟封闭率有望进一步提升。

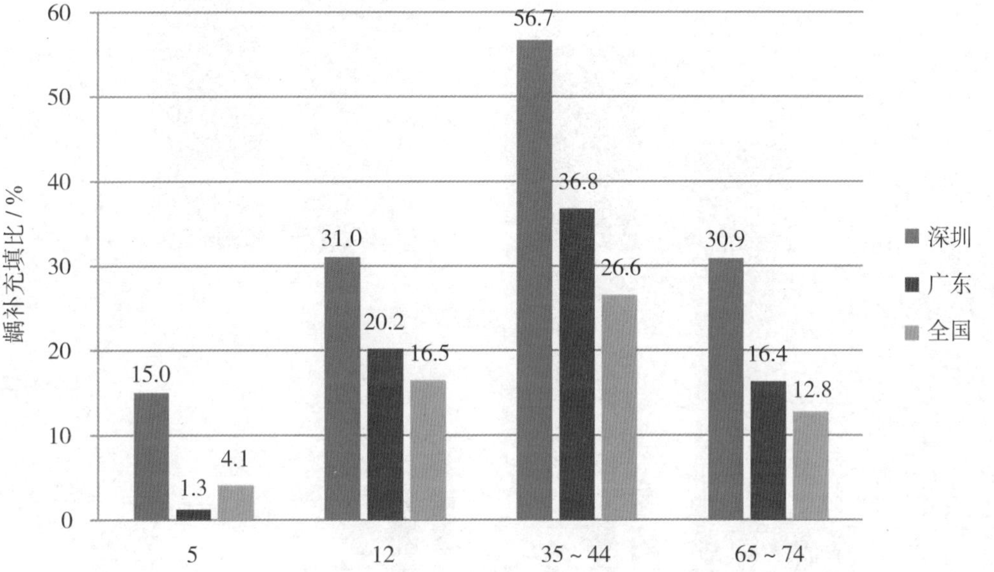

图 3-1　深圳市、广东省、全国各年龄组龋补充填比比较

（五）居民口腔健康知识水平和口腔健康行为有所提高

本次调查显示我市居民口腔健康知识水平好于全国调查结果，我市居民（指本次调查人群）总体口腔健康知识知晓率为67.0%，在调查人群中87.2%的人对口腔保健持积极态度。

我市5岁儿童家长对“窝沟封闭可以预防龋齿”和“乳牙坏了是否需要治疗”的知晓率均明显高于全国调查结果（图3-2）。12岁年龄组每道题目的知晓率也均高于全国调查结果（图3-3）。35 ~ 44岁年龄组对“刷牙出血是否正常”的知晓率为83.4%，远高于全国68.7%。

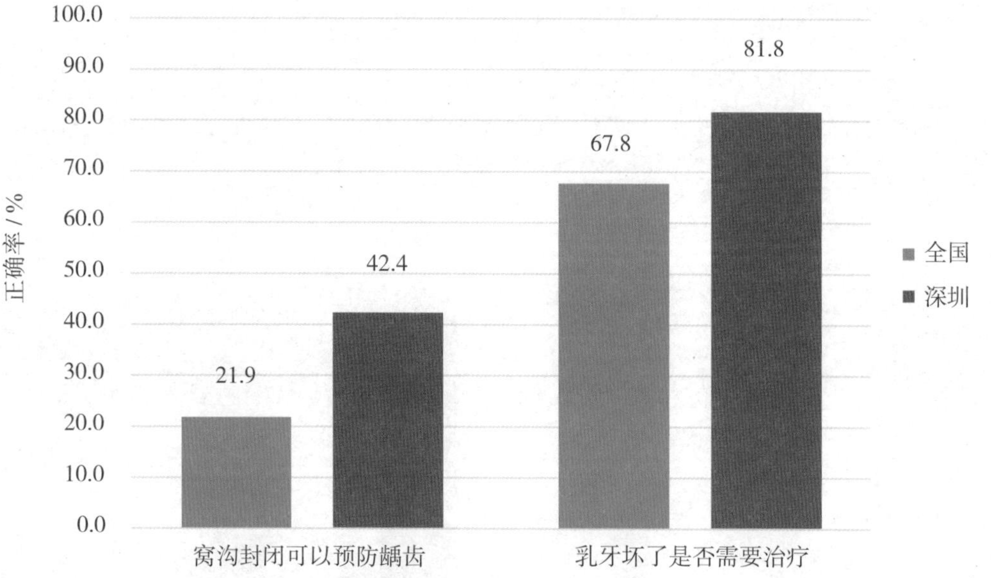

图 3-2　深圳市与全国 5 岁儿童家长口腔健康知识知晓率比较

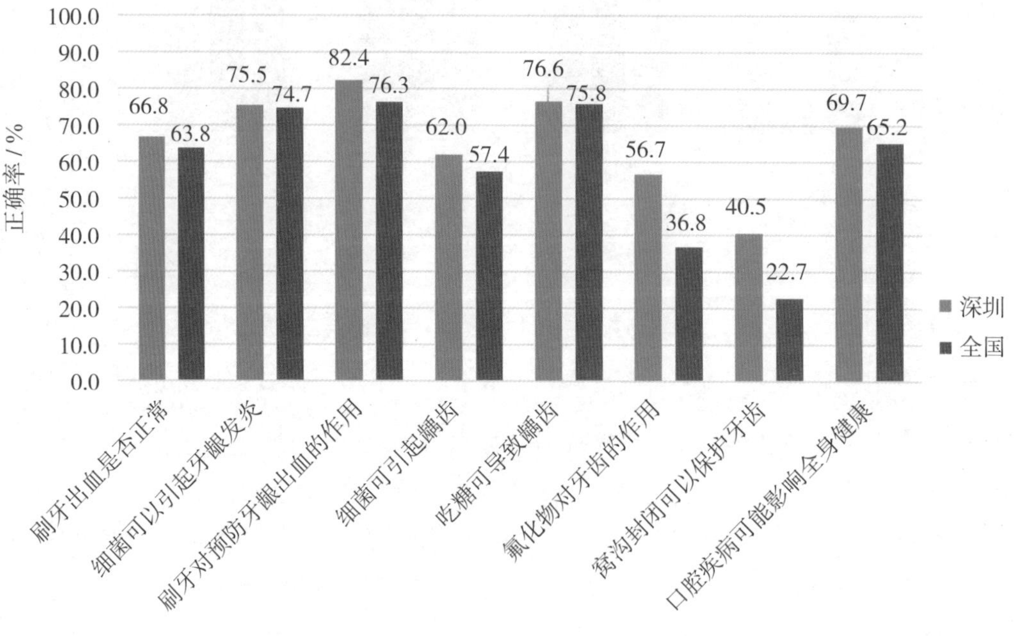

图 3-3　深圳市与全国 12 岁年龄组口腔健康知识知晓率比较

在1997—2018年间，我市居民口腔健康行为状况没有发生明显改善，除15岁组每天2次刷牙率有所提升，12岁和15岁年龄组其他刷牙频率指标均稍有下降，含氟牙膏使用率及牙线使用率总体上有所提升（表3–8）。从全国范围看，我市居民各年龄组口腔卫生习惯好于全国调查结果（表3–9）。

表3–8　1997—2018年深圳市中学组口腔卫生习惯的变化趋势　%

	刷牙率		每天2次刷牙率		含氟牙膏使用率		牙线使用率	
	1997	2018	1997	2018	1997	2018	1997	2018
12	96.0	94.3	60.6	57.8	40.4	56.8	2.9	4.4
15	97.3	95.2	49.3	56.3	61.4	49.7	0.2	3.6

注：牙线使用率1997年以经常用计算，2018年按每天用或每周用计算。

表3–9　深圳市与全国各年龄组口腔卫生习惯比较　%

	刷牙率		每天2次刷牙率		含氟牙膏使用率		牙线使用率	
	深圳市	全国	深圳市	全国	深圳市	全国	深圳市	全国
5	75.7	66.7	30.4	24.1	47.7	42.1	—	—
12	94.3	82.8	57.8	31.9	56.8	55.0	4.4	0.6
35~44	99.7	93.2	73.2	47.8	78.1	72.8	15.1	2.0
65~74	97.9	80.9	56.9	30.1	56.1	45.7	3.6	0.8

注：深圳市调查时间2018年，全国调查时间2015年。

二　政策建议

口腔健康是全身健康的重要组成部分，是反映一个地区居民身心健康、文化水平的重要标准。深入推进健康深圳战略，切实维护我市居民口腔健康与全身健康，满足市民日益增长的口腔健康需求，结合本次深圳市口腔健康流行病学调查结果主要发现，对我市的口腔卫生工作提出如下建议。

（一）完善口腔疾病防控体系建设

1. 在政府主导下，加强卫生行政部门、财政、教育、社保、民政等相关部门协作，促进口腔健康融入多部门政策，形成口腔疾病防治工作合力。口腔疾病防治指导中心、公共卫生机构、口腔专业机构及妇幼保健机构等建立分工合作机制，各司其职，优势互补，协同开展口腔疾病防治工作。

2．加强市、区两级口腔疾病防治指导中心建设，明确公立口腔医疗机构参与口腔疾病防治项目工作责任，引导、鼓励社会办口腔医疗机构参与口腔疾病防治工作。加强基层口腔疾病防治网络的建设，强化我市社区健康服务中心提供口腔卫生服务的能力，逐步实现社区健康服务中心作为居民获取口腔健康保健服务的基层阵地，建立居民口腔健康档案，开展口腔健康教育和口腔疾病预防干预。

（二）加强口腔人力资源建设

1．加强口腔健康教育、口腔疾病防治和口腔护理等实用型、复合型人才培养培训。以需求为导向，充分利用信息技术优化继续教育实施方式，加大对基层的扶植力度，全面提高基层在职在岗人员能力素质和工作水平，更好地为广大居民服务，提高居民的口腔健康水平。

2．加大力度为我市引进口腔相关优秀人才，着力优化口腔卫生人力结构，加强牙科辅助人员和助手的训练和准入，积极在我市推进口腔卫生士试点工作，解决我市在口腔预防处理、口腔诊疗辅助和口腔保健指导工作中人力不足的问题，以适应我市口腔疾病控制和防治的实际需求。

（三）统筹资源，努力营造口腔健康环境

1．开展“减糖”专项行动。结合健康校园建设，中小学校及托幼机构限制销售高糖饮料和零食，食堂减少含糖饮料和高糖食品供应。向居民传授健康食品选择和健康烹饪技巧，鼓励企业进行“低糖”或者“无糖”的声称，提高消费者正确认读食品营养标签添加糖的能力。

2．实施口腔疾病高危行为干预。加强无烟环境建设，全面推进公共场所禁烟工作，严格公共场所控烟监督执法。在有咀嚼槟榔习惯的地区，以长期咀嚼槟榔对口腔健康的危害为重点，有针对性地开展宣传教育和口腔健康检查，促进牙周、口腔黏膜病变等疾病早诊早治。

3．加大对口腔健康工作的投入，逐步建立政府、社会和个人多元化资金筹措机制，完善现有的居民医疗保险和社会保障制度，满足人们基本的口腔保健需求，

将龋病、牙周病等重点口腔疾病防治，尤其是口腔疾病的基本预防措施纳入基本医疗保险中，提高口腔疾病就医率。

（四）加强口腔健康教育

1. 广泛、深入、持久地开展口腔健康教育活动，做好全市口腔健康教育的统筹规划工作，整合口腔健康教育资源，编制与推广规范化口腔健康教育教材，在我市口腔医务工作者、口腔专业学生、公卫医生、护士、中小学教师等群体中开展口腔健康教育师资培养，积极开展覆盖全人群、贯彻全生命周期的口腔健康教育，提高我市居民口腔健康意识，普及口腔保健知识，引导市民树立正确的口腔健康观念，养成科学的口腔健康行为。

2. 以“9·20全国爱牙日”为契机，将口腔健康教育集中宣传与日常宣传相结合，创新宣传形式和载体，积极运用新媒体平台，扩大受众人群范围，提高口腔健康教育的可及性，引导群众形成自主自律的健康生活方式。

（五）加强动态监测，科学评估口腔健康状况

1. 推进我市口腔疾病网络建设，加强口腔疾病防治信息的收集、分析及利用，将口腔健康流行病学的核心指标纳入我市居民健康指标的常规监测体系，逐步建立覆盖全市互联互通的口腔健康监测网络及报告机制，及时掌握居民口腔健康基本状况、口腔卫生服务资源配置与利用及口腔疾病防治工作进展，并有效评价防治措施效果和成本效益，逐步实现居民口腔健康基本状况和防治信息的定期更新与发布。

2. 将口腔健康流行病学调查制度化，每10年开展一次，动态监测我市居民口腔疾病与发病特征及变化趋势，为制定我市口腔疾病防控规划、具体措施、调整防治策略以及评价规划的实施效果提供科学依据。

（六）推进口腔健康与疾病的科学研究

重视全身慢性疾病与口腔疾病联系的研究及应用，聚焦口腔科技发展，加强口腔疾病防治应用研究和转化医学研究，推动我市前沿口腔防治技术发展，加快适宜技术和创新产品遴选、转化和应用，积极与国内外口腔健康组织及科研院所开展技术交流与合作，将最新最优的口腔健康适宜技术应用于深圳市民。

（七）针对重点人群开展口腔疾病综合防控策略

1. 孕妇和婴幼儿

充分发挥妇幼、社区健康服务中心等机构的作用，让准妈妈了解正确的口腔健康知识，将口腔健康知识作为孕产妇健康管理和孕妇学校课程重点内容，强化家长是孩子口腔健康第一责任人的理念，强化医疗保健人员和儿童养护人婴幼儿科学喂养知识和技能，做好儿童的定期口腔检查，从源头预防龋病的发生。

2. 学龄前儿童

以托幼机构为学龄前儿童口腔保健阵地，充分发挥妇幼机构的作用，继续推进学龄前儿童涂氟防龋项目，并通过对儿童家长开展口腔健康教育，促使儿童养成良好的口腔清洁习惯和饮食习惯，定期检查和治疗乳牙龋。

3. 学龄儿童

联合教育部门组织开展学校儿童口腔健康促进工作，把口腔健康教育的内容纳入健康教育课程内容中，使儿童养成良好的口腔卫生习惯。借鉴“深圳市二年级小学生六龄牙免费窝沟封闭项目”实施经验，探索学龄儿童开展口腔健康检查、局部用氟、非创伤性修复治疗技术、洁治等口腔疾病干预模式作为公共卫生项目推广的可能性，提高我市学龄儿童综合防龋效果。拓展我市学生体检中口腔健康检查内容，提高口腔检查完成质量及数据利用率。

4. 中老年人

中老年人以牙周疾病防治为重点，倡导全方位口腔清洁，正确使用牙线、牙间隙刷，将口腔洁治纳入医保，倡导定期口腔洁治，维护牙周健康。提倡中老年人定期口腔检查，及时修复失牙，恢复口腔功能，有效提升老年生活质量。

倡导老年人关注口腔健康与全身健康的关系，对高血压、糖尿病等老年慢性病患者，加强口腔健康管理，积极开展龋病、牙周疾病和口腔黏膜疾病防治、义齿修复等服务。

04

第四部分

深圳市口腔健康调查结果统计表

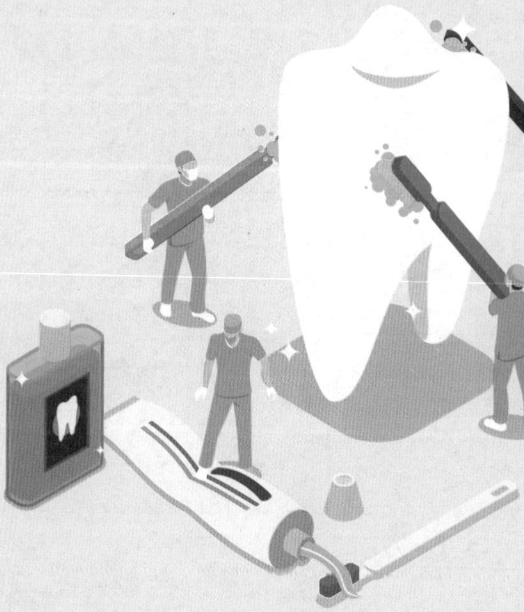

表4-1　深圳市各年龄组调查对象民族分布

			调查人数	汉族		壮族		回族		土家族		其他	
				人数	构成比/%	人数	构成比/%	人数	构成比/%	人数	构成比/%	人数	构成比/%
3~5岁	经济+	男	463	447	96.5	3	0.7	0	0.0	6	1.3	7	1.5
		女	406	388	95.6	3	0.7	0	0.0	3	0.7	12	3.0
		合计	869	835	96.1	6	0.7	0	0.0	9	1.0	19	2.2
	经济一	男	485	470	96.9	5	1.0	1	0.2	3	0.6	6	1.2
		女	480	457	95.2	8	1.7	1	0.2	3	0.6	11	2.3
		合计	965	927	96.1	13	1.4	2	0.2	6	0.6	17	1.8
	合计	男	948	917	96.7	8	0.8	1	0.1	9	1.0	13	1.4
		女	886	845	95.4	11	1.2	1	0.1	6	0.7	23	2.6
		合计	1 834	1 762	96.1	19	1.0	2	0.1	15	0.8	36	2.0
12~15岁	经济+	男	1 565	1 511	96.6	10	0.6	2	0.1	4	0.3	38	2.4
		女	1 363	1 315	96.5	3	0.2	12	0.9	5	0.4	28	2.1
		合计	2 928	2 826	96.5	13	0.4	14	0.5	9	0.3	66	2.3
	经济一	男	1 372	1 316	95.9	8	0.6	4	0.3	9	0.7	35	2.6
		女	1 209	1 177	97.4	8	0.7	0	0.0	6	0.5	18	1.5
		合计	2 581	2 493	96.6	16	0.6	4	0.2	15	0.6	53	2.1
	合计	男	2 937	2 827	96.3	18	0.6	6	0.2	13	0.4	73	2.5
		女	2 572	2 492	96.9	11	0.4	12	0.5	11	0.4	46	1.8
		合计	5 509	5 319	96.6	29	0.5	18	0.3	24	0.4	119	2.2

续表

			调查人数	汉族		壮族		回族		土家族		其他	
				人数	构成比/%	人数	构成比/%	人数	构成比/%	人数	构成比/%	人数	构成比/%
35~44岁	经济+	男	76	73	96.1	0	0.0	2	2.6	1	1.3	0	0.0
		女	104	101	97.1	1	1.0	0	0.0	0	0.0	2	1.9
		合计	180	174	96.7	1	0.6	2	1.1	1	0.6	2	1.1
	经济—	男	96	92	95.8	0	0.0	0	0.0	1	1.0	3	3.1
		女	107	102	95.3	3	2.8	1	0.9	0	0.0	1	0.9
		合计	203	194	95.6	3	1.5	1	0.5	1	0.5	4	2.0
	合计	男	172	165	95.9	0	0.0	2	1.2	2	1.2	3	1.7
		女	211	203	96.2	4	1.9	1	0.5	0	0.0	3	1.4
		合计	383	368	96.1	4	1.0	3	0.8	2	0.5	6	1.6
45~54岁	经济+	男	68	68	100.0	0	0.0	0	0.0	0	0.0	0	0.0
		女	92	89	96.7	0	0.0	1	1.1	0	0.0	2	2.1
		合计	160	157	98.1	0	0.0	1	0.6	0	0.0	2	1.3
	经济—	男	63	63	100.0	0	0.0	0	0.0	0	0.0	0	0.0
		女	68	65	95.6	1	1.5	0	0.0	0	0.0	2	2.9
		合计	131	128	97.7	1	0.8	0	0.0	0	0.0	2	1.5
	合计	男	131	131	100.0	0	0.0	0	0.0	0	0.0	0	0.0
		女	160	154	96.3	1	0.6	1	0.6	0	0.0	4	2.5
		合计	291	285	97.9	1	0.3	1	0.3	0	0.0	4	1.4

续表

			调查人数	汉族		壮族		回族		土家族		其他	
				人数	构成比/%	人数	构成比/%	人数	构成比/%	人数	构成比/%	人数	构成比/%
55～64岁	经济＋	男	72	71	98.6	0	0.0	0	0.0	0	0.0	1	1.4
		女	87	83	95.4	1	1.1	0	0.0	1	1.1	2	2.3
		合计	159	154	96.9	1	0.6	0	0.0	1	0.6	3	1.9
	经济－	男	54	52	96.3	2	3.7	0	0.0	0	0.0	0	0.0
		女	76	73	96.1	0	0.0	0	0.0	0	0.0	3	3.9
		合计	130	125	96.2	2	1.5	0	0.0	0	0.0	3	2.3
	合计	男	126	123	97.6	2	1.6	0	0.0	0	0.0	1	0.8
		女	163	156	95.7	1	0.6	0	0.0	1	0.6	5	3.1
		合计	289	279	96.5	3	1.0	0	0.0	1	0.3	6	2.1
65～74岁	经济＋	男	71	71	100.0	0	0.0	0	0.0	0	0.0	0	0.0
		女	72	72	100.0	0	0.0	0	0.0	0	0.0	0	0.0
		合计	143	143	100.0	0	0.0	0	0.0	0	0.0	0	0.0
	经济－	男	70	70	100.0	0	0.0	0	0.0	0	0.0	0	0.0
		女	71	71	100.0	0	0.0	0	0.0	0	0.0	0	0.0
		合计	141	141	100.0	0	0.0	0	0.0	0	0.0	0	0.0
	合计	男	141	141	100.0	0	0.0	0	0.0	0	0.0	0	0.0
		女	143	143	100.0	0	0.0	0	0.0	0	0.0	0	0.0
		合计	284	284	100.0	0	0.0	0	0.0	0	0.0	0	0.0

表4-2 深圳市35~44岁、45~54岁、55~64岁、65~74岁年龄组调查对象职业分布

		调查人数	机关、企事业单位负责人		专业技术人员		办事员		商业/服务人员		农林牧渔业生产人员		生产运输设备操作人员		其他从业人员		无业、失业、半失业		离退休	
			人数	构成比/%	人数	构成比/%	人数	构成比/%	人数	构成比/%	人数	构成比/%	人数	构成比/%	人数	构成比/%	人数	构成比/%	人数	构成比/%
35~44岁 经济+	男	76	0	0.0	16	21.1	9	11.8	34	44.7	0	0.0	10	13.2	3	3.9	4	5.3	0	0.0
	女	104	0	0.0	25	24.0	10	9.6	27	26.0	0	0.0	1	1.0	2	1.9	39	37.5	0	0.0
	合计	180	0	0.0	41	22.8	19	10.6	61	33.9	0	0.0	11	6.1	5	2.8	43	23.9	0	0.0
35~44岁 经济−	男	96	0	0.0	5	5.2	26	27.1	37	38.5	0	0.0	23	24.0	3	3.1	2	2.1	0	0.0
	女	107	0	0.0	7	6.5	28	26.2	21	19.6	0	0.0	7	6.5	0	0.0	44	41.1	0	0.0
	合计	203	0	0.0	12	5.9	54	26.6	58	28.6	0	0.0	30	14.8	3	1.5	46	22.7	0	0.0
35~44岁 合计	男	172	0	0.0	21	12.2	35	20.3	71	41.3	0	0.0	33	19.2	6	3.5	6	3.5	0	0.0
	女	211	0	0.0	32	15.2	38	18.0	48	22.7	0	0.0	8	3.8	2	0.9	83	39.3	0	0.0
	合计	383	0	0.0	53	13.8	73	19.1	119	31.1	0	0.0	41	10.7	8	2.1	89	23.2	0	0.0
45~54岁 经济+	男	68	0	0.0	4	5.9	7	10.3	36	52.9	1	1.5	14	20.6	3	4.4	2	2.9	1	1.5
	女	92	1	1.1	14	15.2	6	6.5	28	30.4	0	0.0	0	0.0	3	3.3	33	35.9	7	7.6
	合计	160	1	0.6	18	11.3	13	8.1	64	40.0	1	0.6	14	8.8	6	3.8	35	21.9	8	5.0
45~54岁 经济−	男	63	0	0.0	4	6.4	8	12.7	21	33.3	1	1.6	8	12.7	3	4.8	13	20.6	5	7.9
	女	68	0	0.0	1	1.5	8	11.8	13	19.1	0	0.0	2	2.9	0	0.0	25	36.8	19	27.9
	合计	131	0	0.0	5	3.8	16	12.2	34	26.0	1	0.8	10	7.6	3	2.3	38	29.0	24	18.3
45~54岁 合计	男	131	0	0.0	8	6.2	15	11.5	57	43.9	2	1.5	22	16.9	6	3.9	15	11.5	6	4.6
	女	160	1	0.6	15	9.5	14	8.9	41	26.0	0	0.0	2	1.3	3	0.6	58	36.7	26	16.5
	合计	291	1	0.4	23	8.0	29	10.1	98	34.0	2	0.7	24	8.3	9	2.1	73	25.4	32	11.1

续表

			调查人数	机关、企事业单位负责人		专业技术人员		办事员		商业/服务人员		农林牧渔业生产人员		生产运输设备操作人员		其他从业人员		无业、失业、半失业		离退休	
				人数	构成比/%	人数	构成比/%	人数	构成比/%	人数	构成比/%	人数	构成比/%	人数	构成比/%	人数	构成比/%	人数	构成比/%	人数	构成比/%
55～64岁	经济+	男	72	1	1.4	6	8.3	6	8.3	13	18.1	2	2.8	5	6.9	2	2.8	9	12.5	28	38.9
		女	87	0	0.0	3	3.5	0	0.0	8	9.2	2	2.3	1	1.2	1	1.2	29	33.3	43	49.4
		合计	159	1	0.6	9	5.7	6	3.8	21	13.2	4	2.5	6	3.8	3	1.9	38	23.9	71	44.7
	经济−	男	54	1	1.9	2	3.7	6	11.1	11	20.4	1	1.9	2	3.7	0	0.0	10	18.5	21	38.9
		女	76	0	0.0	0	0.0	1	1.3	2	2.6	0	0.0	0	0.0	0	0.0	28	36.8	45	59.2
		合计	130	1	0.8	2	1.5	7	5.4	13	10.0	1	0.8	2	1.5	0	0.0	38	29.2	66	50.8
	合计	男	126	2	1.6	8	6.3	12	9.5	24	19.0	3	2.4	7	5.6	2	1.6	19	15.1	49	38.9
		女	163	0	0.0	3	1.8	1	0.6	10	6.1	2	1.2	1	0.6	1	0.6	57	35.0	88	54.0
		合计	289	2	0.7	11	3.8	13	4.5	34	11.8	5	1.7	8	2.8	3	1.0	76	26.3	137	47.4
65～74岁	经济+	男	71	3	4.2	3	4.2	1	1.4	3	4.2	4	5.6	3	4.2	2	2.8	12	16.9	40	56.3
		女	72	0	0.0	1	1.4	3	4.2	4	5.6	3	4.2	1	1.4	2	2.8	32	44.4	26	36.1
		合计	143	3	2.1	4	2.8	4	2.8	7	4.9	7	4.9	4	2.8	4	2.8	44	30.8	66	46.2
	经济−	男	70	0	0.0	0	0.0	1	1.4	2	2.9	1	1.4	0	0.0	0	0.0	12	17.1	54	77.1
		女	71	0	0.0	0	0.0	0	0.0	0	0.0	1	1.4	0	0.0	1	1.4	31	43.7	38	53.5
		合计	141	0	0.0	0	0.0	1	0.7	2	1.4	2	1.4	0	0.0	1	0.7	43	30.5	92	65.2
	合计	男	141	3	2.1	3	2.1	2	1.4	5	3.5	5	3.5	3	2.1	2	1.4	24	17.0	94	66.7
		女	143	0	0.0	1	0.7	3	2.1	4	2.8	4	2.8	1	0.7	3	2.1	63	44.1	64	44.8
		合计	284	3	1.1	4	1.4	5	1.8	9	3.2	9	3.2	4	1.4	5	1.8	87	30.6	158	55.6

表4-3 深圳市35~44岁、45~54岁、55~64岁、65~74岁年龄组调查对象受教育年限分布

			调查人数	0年		1~6年		7~9年		10~12年		13~18年		19年以上	
				人数	构成比/%	人数	构成比/%	人数	构成比/%	人数	构成比/%	人数	构成比/%	人数	构成比/%
35~44岁	经济十	男	76	0	0.0	2	2.6	15	19.7	28	36.8	31	40.8	0	0.0
		女	104	1	1.0	4	3.8	26	25.0	17	16.3	55	52.9	1	1.0
		合计	180	1	0.6	6	3.3	41	22.8	45	25.0	86	47.8	1	0.6
	经济一	男	96	0	0.0	4	4.2	20	20.8	38	39.6	33	34.4	1	1.0
		女	107	3	2.8	8	7.5	18	16.8	30	28.0	48	44.9	0	0.0
		合计	203	3	1.5	12	5.9	38	18.7	67	33.0	82	40.4	1	0.5
	合计	男	172	0	0.0	6	3.5	35	20.3	66	38.4	64	37.2	1	0.6
		女	211	4	1.9	12	5.7	44	20.9	47	22.3	103	48.8	1	0.5
		合计	383	4	1.0	18	4.7	79	20.6	112	29.2	168	43.9	2	0.5
45~54岁	经济十	男	68	0	0.0	6	8.8	21	30.9	30	44.1	11	16.2	0	0.0
		女	92	3	3.3	21	22.8	21	22.8	27	29.3	20	21.7	0	0.0
		合计	160	3	1.9	27	16.9	42	26.3	57	35.6	31	19.4	0	0.0
	经济一	男	63	0	0.0	5	7.9	21	33.3	20	31.7	17	27.0	0	0.0
		女	68	4	5.9	11	16.2	24	35.3	18	26.4	11	16.2	0	0.0
		合计	131	4	3.1	16	12.2	45	34.4	38	29.0	28	21.4	0	0.0
	合计	男	131	0	0.0	11	8.4	42	32.1	50	38.2	28	21.4	0	0.0
		女	160	7	4.4	32	20.0	45	28.1	45	28.1	31	19.4	0	0.0
		合计	291	7	2.4	43	14.8	87	29.9	95	32.6	59	20.3	0	0.0

续表

			调查人数	0年		1~6年		7~9年		10~12年		13~18年		19年以上	
				人数	构成比/%	人数	构成比/%	人数	构成比/%	人数	构成比/%	人数	构成比/%	人数	构成比/%
55~64岁	经济+	男	72	0	0.0	13	18.1	16	22.2	27	37.5	16	22.2	0	0.0
		女	87	9	10.3	17	19.5	25	28.7	28	32.2	8	9.2	0	0.0
		合计	159	9	5.7	30	18.9	41	25.8	55	34.6	24	15.1	0	0.0
	经济−	男	54	2	3.7	6	11.1	14	25.9	24	44.4	7	13.0	1	1.9
		女	76	3	3.9	14	18.4	34	44.7	18	23.7	7	9.2	0	0.0
		合计	130	5	3.8	20	15.4	48	36.9	42	32.3	14	10.8	1	0.8
	合计	男	126	2	1.6	19	15.1	30	23.8	51	40.5	23	18.3	1	0.8
		女	163	12	7.4	31	19.0	59	36.2	46	28.2	15	9.2	0	0.0
		合计	289	14	4.8	50	17.3	89	30.8	97	33.6	38	13.1	1	0.3
65~74岁	经济+	男	71	5	7.0	20	28.2	14	19.7	20	28.2	12	16.9	0	0.0
		女	72	16	22.2	29	40.3	11	15.3	10	13.9	6	8.3	0	0.0
		合计	143	21	14.7	49	34.3	25	17.5	30	21.0	18	12.6	0	0.0
	经济−	男	70	3	4.3	20	28.6	21	30.0	19	27.1	7	10.0	0	0.0
		女	71	9	12.7	32	45.1	19	26.8	7	9.9	4	5.6	0	0.0
		合计	141	12	8.5	52	36.8	40	28.4	26	18.4	11	7.8	0	0.0
	合计	男	141	8	5.7	40	28.4	35	24.8	39	27.7	19	13.5	0	0.0
		女	143	25	17.5	61	42.7	30	21.0	17	11.9	10	7.0	0	0.0
		合计	284	33	11.6	101	35.6	65	22.9	56	19.7	29	10.2	0	0.0

表4-4　深圳市3岁年龄组乳牙患龋率、龋均及龋补充填比

		受检人数	患龋率/%	DT			MT			FT			DMFT		龋补充填比/%
				$\bar{x}$	s	构成比/%	$\bar{x}$	s	构成比/%	$\bar{x}$	s	构成比/%	$\bar{x}$	s	
经济＋	男	224	42.4	1.92	3.33	97.7	0.00	0.00	0.0	0.04	0.36	2.3	1.97	3.35	2.3
	女	208	47.1	1.67	2.53	93.8	0.00	0.00	0.0	0.11	0.64	6.2	1.78	2.71	6.2
	合计	432	44.7	1.80	2.97	95.9	0.00	0.00	0.0	0.08	0.52	4.1	1.88	3.05	4.1
经济－	男	218	51.4	2.30	3.47	98.8	0.00	0.00	0.0	0.03	0.29	1.2	2.33	3.51	1.2
	女	223	49.3	2.09	3.21	98.1	0.00	0.00	0.0	0.04	0.26	1.9	2.13	3.29	1.9
	合计	441	50.3	2.20	3.34	98.5	0.00	0.00	0.0	0.03	0.27	1.5	2.23	3.40	1.5
合计	男	442	46.8	2.11	3.40	98.3	0.00	0.00	0.0	0.04	0.33	1.7	2.15	3.43	1.7
	女	431	48.3	1.89	2.91	96.2	0.00	0.00	0.0	0.07	0.48	3.8	1.96	3.02	3.8
	合计	873	47.5	2.00	3.17	97.3	0.00	0.00	0.0	0.05	0.41	2.7	2.06	3.23	2.7

表4-5　深圳市4岁年龄组乳牙患龋率、龋均及龋补充填比

		受检人数	患龋率/%	DT			MT			FT			DMFT		龋补充填比/%
				$\bar{x}$	s	构成比/%	$\bar{x}$	s	构成比/%	$\bar{x}$	s	构成比/%	$\bar{x}$	s	
经济＋	男	135	56.3	2.58	3.77	88.1	0.00	0.00	0.0	0.35	1.07	11.9	2.93	4.19	11.9
	女	111	54.1	2.30	3.70	94.8	0.00	0.00	0.0	0.13	0.63	5.2	2.42	3.77	5.2
	合计	246	55.3	2.45	3.73	90.8	0.00	0.00	0.0	0.25	0.90	9.2	2.70	4.00	9.2
经济－	男	153	64.7	3.56	4.36	94.6	0.00	0.00	0.0	0.20	0.80	5.4	3.76	4.59	5.4
	女	154	58.4	3.56	4.47	96.8	0.00	0.00	0.0	0.12	0.69	3.2	3.68	4.54	3.2

续表

		受检人数	患龋率/%	DT			MT			FT			DMFT		龋补充填比/%
				$\bar{x}$	s	构成比/%	$\bar{x}$	s	构成比/%	$\bar{x}$	s	构成比/%	$\bar{x}$	s	
	合计	307	61.6	3.56	4.41	95.7	0.00	0.00	0.0	0.16	0.75	4.3	3.72	4.56	4.3
合计	男	288	60.8	3.10	4.12	92.0	0.00	0.00	0.0	0.27	0.93	8.0	3.37	4.42	8.0
	女	265	56.6	3.03	4.21	96.2	0.00	0.00	0.0	0.12	0.67	3.8	3.15	4.27	3.8
	合计	553	58.8	3.07	4.16	93.9	0.00	0.00	0.0	0.20	0.82	6.1	3.27	4.35	6.1

表4-6　深圳市5岁年龄组乳牙患龋率、龋均及龋补充填比

		受检人数	患龋率/%	DT			MT			FT			DMFT		龋补充填比/%
				$\bar{x}$	s	构成比/%	$\bar{x}$	s	构成比/%	$\bar{x}$	s	构成比/%	$\bar{x}$	s	
经济＋	男	104	71.2	3.13	3.83	84.5	0.00	0.00	0.0	0.58	1.30	15.5	3.71	4.09	15.5
	女	87	65.5	2.77	3.58	75.1	0.01	0.11	0.3	0.91	1.88	24.6	3.69	4.15	24.7
	合计	191	68.6	2.97	3.71	80.2	0.01	0.07	0.1	0.73	1.60	19.7	3.70	4.10	19.7
经济－	男	114	79.0	4.61	4.66	86.6	0.00	0.00	0.0	0.71	1.83	13.4	5.32	4.90	13.4
	女	103	71.8	4.60	4.83	89.3	0.00	0.00	0.0	0.55	1.77	10.7	5.16	5.17	10.7
	合计	217	75.6	4.60	4.73	87.9	0.00	0.00	0.0	0.64	1.80	12.1	5.24	5.02	12.1
合计	男	218	75.2	3.90	4.34	85.8	0.00	0.00	0.0	0.65	1.60	14.2	4.55	4.59	14.2
	女	190	69.0	3.76	4.39	83.9	0.01	0.07	0.1	0.72	1.82	16.0	4.48	4.77	16.0
	合计	408	72.3	3.84	4.36	84.9	0.00	0.05	0.1	0.68	1.71	15.0	4.52	4.67	15.0

表4-7　深圳市3~5岁年龄组乳牙患龋率、龋均及龋补充填比

		受检人数	患龋率/%	DT			MT			FT			DMFT		龋补充填比/%
				$\bar{x}$	s	构成比/%	$\bar{x}$	s	构成比/%	$\bar{x}$	s	构成比/%	$\bar{x}$	s	
经济+	男	463	52.9	2.39	3.60	90.4	0.00	0.00	0.0	0.25	0.91	9.6	2.64	3.84	9.6
	女	406	53.0	2.08	3.15	87.8	0.00	0.05	0.1	0.29	1.08	12.1	2.37	3.44	12.1
	合计	869	53.0	2.24	3.40	89.3	0.00	0.03	0.0	0.27	0.99	10.7	2.51	3.65	10.7
经济-	男	485	62.1	3.24	4.16	93.0	0.00	0.00	0.0	0.24	1.05	7.0	3.48	4.38	7.0
	女	480	57.1	3.10	4.14	94.7	0.00	0.00	0.0	0.18	0.94	5.3	3.28	4.32	5.3
	合计	965	59.6	3.17	4.15	93.8	0.00	0.00	0.0	0.21	1.00	6.2	3.38	4.35	6.2
合计	男	948	57.6	2.82	3.92	91.9	0.00	0.00	0.0	0.35	0.98	8.1	3.07	4.14	8.1
	女	886	55.2	2.63	3.75	92.1	0.00	0.03	0.0	0.23	1.10	7.9	2.86	3.97	7.9
	合计	1 834	56.4	2.73	3.84	92.0	0.00	0.02	0.0	0.24	0.99	8.0	2.97	4.06	8.0

表4-8　深圳市3~5岁年龄组儿童家长问卷调查应答者分布

		调查人数	父亲/%	母亲/%	祖父/外祖父/%	祖母/外祖母/%
经济+	男	463	26.8	64.4	2.8	6.1
	女	406	26.4	64.8	3.0	5.9
	合计	869	26.6	64.6	2.9	6.0
经济-	男	485	24.7	65.6	3.9	5.8

续表

		调查人数	父亲/%	母亲/%	祖父/外祖父/%	祖母/外祖母/%
	女	480	25.0	67.3	3.5	4.2
	合计	965	24.9	66.4	3.7	5.0
合计	男	948	25.7	65.0	3.4	5.9
	女	886	25.6	66.1	3.3	5.0
	合计	1 834	25.7	65.5	3.3	5.5

表4-9 深圳市3岁年龄组平均出生体重与6个月内喂养方式分布

		调查人数	出生体重/kg		6个月内喂养方式/%				
			$\bar{x}$	s	完全母乳	母乳为主	完全人工	人工为主	母乳与人工各半
经济＋	男	224	3.29	0.72	36.6	23.7	9.8	6.3	23.7
	女	208	3.15	0.72	43.3	16.8	9.1	6.7	24.0
	合计	432	3.22	0.72	39.8	20.4	9.5	6.5	23.8
经济—	男	218	3.13	0.57	33.5	21.1	10.1	10.1	25.2
	女	223	3.08	0.58	37.7	22.0	11.2	3.6	25.6
	合计	441	3.10	0.58	35.6	21.5	10.7	6.8	25.4
合计	男	442	3.21	0.66	35.0	22.4	10.0	8.1	24.4
	女	431	3.11	0.65	40.4	19.5	10.2	5.1	24.8
	合计	873	3.16	0.66	37.7	21.0	10.1	6.6	24.6

表4-10 深圳市4岁年龄组平均出生体重与6个月内喂养方式分布

		调查人数	出生体重/kg		6个月内喂养方式/%				
			$\bar{x}$	s	完全母乳	母乳为主	完全人工	人工为主	母乳与人工各半
经济+	男	135	3.12	0.59	34.1	18.5	10.4	13.3	23.7
	女	111	3.07	0.52	46.8	25.2	6.3	4.5	17.1
	合计	246	3.10	0.56	39.8	21.5	8.5	9.3	20.7
经济−	男	153	3.14	0.53	32.7	24.2	6.5	11.1	25.5
	女	154	3.22	0.46	34.4	24.0	5.2	7.1	29.2
	合计	307	3.18	0.50	33.6	24.1	5.9	9.1	27.4
合计	男	288	3.13	0.56	33.3	21.5	8.3	12.2	24.7
	女	265	3.16	0.49	39.6	24.5	5.7	6.0	24.2
	合计	553	3.15	0.53	36.3	23.0	7.1	9.2	24.4

表4-11 深圳市5岁年龄组平均出生体重与6个月内喂养方式分布

		调查人数	出生体重/kg		6个月内喂养方式/%				
			$\bar{x}$	s	完全母乳	母乳为主	完全人工	人工为主	母乳与人工各半
经济+	男	104	3.16	0.55	30.8	22.1	13.5	11.5	22.1
	女	87	3.25	0.78	28.7	21.8	10.3	17.2	21.8
	合计	191	3.20	0.67	29.8	22.0	12.0	14.1	22.0
经济−	男	114	3.27	0.44	35.1	25.4	13.2	6.1	20.2
	女	103	3.10	0.52	35.0	24.3	10.7	6.8	23.3

续表

		调查人数	出生体重/kg		6个月内喂养方式/%				
			$\bar{x}$	s	完全母乳	母乳为主	完全人工	人工为主	母乳与人工各半
	合计	217	3.19	0.49	35.0	24.9	12.0	6.5	20.2
合计	男	218	3.21	0.50	33.0	23.9	13.3	8.7	21.1
	女	190	3.17	0.65	32.1	23.2	10.5	11.6	22.6
	合计	408	3.19	0.58	32.6	23.5	12.0	10.0	21.8

表4-12　深圳市3~5岁年龄组平均出生体重与6个月内喂养方式分布

		调查人数	出生体重/kg		6个月内喂养方式/%				
			$\bar{x}$	s	完全母乳	母乳为主	完全人工	人工为主	母乳与人工各半
经济＋	男	463	3.21	0.65	34.5	21.8	10.8	9.5	23.3
	女	406	3.15	0.69	41.1	20.2	8.6	8.4	21.7
	合计	869	3.18	0.67	37.6	21.1	9.8	9.0	22.6
经济－	男	485	3.16	0.53	33.6	23.1	9.7	9.5	24.1
	女	480	3.13	0.54	36.0	23.1	9.2	5.4	26.3
	合计	965	3.15	0.53	34.8	23.1	9.4	7.5	25.2
合计	男	948	3.19	0.59	34.1	22.5	10.2	9.5	23.7
	女	886	3.14	0.61	38.4	21.8	8.9	6.8	24.2
	合计	1 834	3.16	0.60	36.1	22.1	9.6	8.2	23.9

表4-13 深圳市3岁年龄组饮食习惯

		调查人数	甜点心及糖果/%						甜饮料/%						加糖的牛奶/酸奶/奶粉/茶/咖啡/%						睡前甜食/%		
			每天≥2次	每天1次	每周2~6次	每周1次	每月1~3次	很少/从不	每天≥2次	每天1次	每周2~6次	每周1次	每月1~3次	很少/从不	每天≥2次	每天1次	每周2~6次	每周1次	每月1~3次	很少/从不	经常	偶尔	从不
经济+	男	224	6.3	16.1	31.8	14.8	19.3	11.7	1.4	1.8	6.3	14.5	27.1	48.9	9.0	13.5	21.6	10.8	18.5	26.6	9.4	47.1	43.5
	女	208	4.3	17.4	35.3	11.6	20.8	10.6	1.0	2.9	9.2	10.6	29.0	47.3	7.2	14.4	19.7	10.6	11.5	36.5	7.2	47.1	45.7
	合计	432	5.3	16.7	33.5	13.3	20.0	11.2	1.2	2.3	7.7	12.6	28.0	48.1	8.1	14.0	20.7	10.7	15.1	31.4	8.4	47.1	44.5
经济-	男	218	6.9	15.7	26.7	12.4	22.6	15.7	2.3	3.7	7.8	10.6	28.1	47.5	7.4	19.4	20.7	10.1	17.5	24.9	4.6	51.8	43.6
	女	223	5.4	10.4	30.2	18.0	21.6	14.4	2.7	5.9	7.3	10.5	29.7	43.8	9.2	16.1	15.6	10.6	20.2	28.4	5.8	48.9	45.3
	合计	441	6.2	13.0	28.5	15.3	22.1	15.0	2.5	4.8	7.6	10.6	28.9	45.6	8.3	17.7	18.2	10.3	18.9	26.7	5.2	50.3	44.4
合计	男	442	6.6	15.9	29.3	13.6	20.9	13.6	1.8	2.7	7.1	12.6	27.6	48.2	8.2	16.4	21.2	10.5	18.0	25.7	7.0	49.4	43.5
	女	431	4.9	13.8	32.6	14.9	21.2	12.6	1.9	4.5	8.2	10.6	29.3	45.5	8.2	15.3	17.6	10.6	16.0	32.4	6.5	48.0	45.5
	合计	873	5.8	14.8	31.0	14.3	21.1	13.1	1.9	3.6	7.6	11.6	28.5	46.9	8.2	15.8	19.4	10.5	17.0	29.0	6.8	48.7	44.5

表4-14　深圳市4岁年龄组饮食习惯

		调查人数	甜点心及糖果/%						甜饮料/%						加糖的牛奶/酸奶/奶粉/茶/咖啡/%						睡前甜食/%		
			每天≥2次	每天1次	每周2~6次	每周1次	每月1~3次	很少/从不	每天≥2次	每天1次	每周2~6次	每周1次	每月1~3次	很少/从不	每天≥2次	每天1次	每周2~6次	每周1次	每月1~3次	很少/从不	经常	偶尔	从不
经济+	男	135	3.7	23.0	27.4	23.7	16.3	5.9	0.0	10.6	10.6	15.2	22.7	40.9	6.0	19.4	20.9	11.2	14.9	27.6	7.5	51.5	41.0
	女	111	6.4	17.3	32.7	17.3	17.3	9.1	0.9	3.6	10.9	14.5	33.6	36.4	5.5	18.2	22.7	10.9	14.5	28.2	4.6	55.0	40.4
	合计	246	4.9	20.4	29.8	20.8	16.7	7.3	0.4	7.4	10.7	14.9	27.7	38.8	5.7	18.9	21.7	11.1	14.8	27.9	6.2	53.1	40.7
经济−	男	153	9.2	13.1	26.8	20.3	19.6	11.1	0.7	3.3	9.3	14.0	28.0	44.7	2.0	20.7	22.0	8.7	20.0	26.7	3.3	51.0	45.8
	女	154	5.9	14.5	34.2	20.4	19.1	5.9	1.3	4.0	15.2	11.3	28.5	39.7	7.8	15.7	22.2	12.4	17.0	24.8	2.6	55.2	42.2
	合计	307	7.5	13.8	30.5	20.3	19.3	8.5	1.0	3.7	12.3	12.6	28.2	42.2	5.0	18.2	22.1	10.6	18.5	25.7	2.9	53.1	44.0
合计	男	288	6.6	17.7	27.1	21.9	18.1	8.7	0.4	6.7	9.9	14.5	25.5	42.9	3.9	20.1	21.5	9.9	17.6	27.1	5.2	51.2	43.6
	女	265	6.1	15.6	33.6	19.1	18.3	7.3	1.1	3.8	13.4	12.6	30.7	38.3	6.8	16.7	22.4	11.8	16.0	26.2	3.4	55.1	41.4
	合计	553	6.4	16.7	30.2	20.5	18.2	8.0	0.7	5.3	11.6	13.6	28.0	40.7	5.3	18.5	21.9	10.8	16.8	26.7	4.4	53.1	42.5

表4-15 深圳市5岁年龄组饮食习惯

		调查人数	甜点心及糖果/%						甜饮料/%						加糖的牛奶/酸奶/奶粉/茶/咖啡/%						睡前甜食/%		
			每天≥2次	每天1次	每周2~6次	每周1次	每月1~3次	很少/从不	每天≥2次	每天1次	每周2~6次	每周1次	每月1~3次	很少/从不	每天≥2次	每天1次	每周2~6次	每周1次	每月1~3次	很少/从不	经常	偶尔	从不
经济+	男	104	2.9	12.5	37.5	19.2	19.2	8.7	1.0	2.0	6.9	19.6	29.4	41.2	5.8	14.6	16.5	11.7	20.4	31.1	4.8	44.2	51.0
	女	87	7.0	12.8	34.9	18.6	19.8	7.0	2.4	6.0	4.8	19.0	29.8	38.1	4.8	10.7	19.0	17.9	16.7	31.0	6.9	48.3	44.8
	合计	191	4.7	12.6	36.3	18.9	19.5	7.9	1.6	3.8	5.9	19.4	29.6	39.8	5.3	12.8	17.6	14.4	18.7	31.0	5.8	46.1	48.2
经济-	男	114	4.4	14.9	25.4	21.1	21.9	12.3	0.9	1.8	13.6	23.6	17.3	42.7	9.9	15.3	21.6	13.5	15.3	24.3	2.6	55.3	42.1
	女	103	4.9	18.4	24.3	14.6	27.2	10.7	4.0	5.0	14.9	12.9	26.7	36.6	1.0	15.7	21.6	11.8	26.5	23.5	4.9	50.5	44.7
	合计	217	4.6	16.6	24.9	18.0	24.4	11.5	2.4	3.3	14.2	18.5	21.8	39.8	5.6	15.5	21.6	12.7	20.7	23.9	3.7	53.0	43.3
合计	男	218	3.7	13.8	31.2	20.2	20.6	10.6	0.9	1.9	10.4	21.7	23.1	42.0	7.9	15.0	19.2	12.6	17.8	27.6	3.7	50.0	46.3
	女	190	5.8	15.9	29.1	16.4	23.8	9.0	3.2	5.4	10.3	15.7	28.1	37.3	2.7	13.4	20.4	14.5	22.0	26.9	5.8	49.5	44.7
	合计	408	4.7	14.7	30.2	18.4	22.1	9.8	2.0	3.5	10.3	18.9	25.4	39.8	5.5	14.3	19.8	13.5	19.8	27.3	4.7	49.8	45.6

表4-16　深圳市3~5岁年龄组饮食习惯

		调查人数	甜点心及糖果/%						甜饮料/%						加糖的牛奶/酸奶/奶粉/茶/咖啡/%						睡前甜食/%		
			每天≥2次	每天1次	每周2~6次	每周1次	每月1~3次	很少/从不	每天≥2次	每天1次	每周2~6次	每周1次	每月1~3次	很少/从不	每天≥2次	每天1次	每周2~6次	每周1次	每月1~3次	很少/从不	经常	偶尔	从不
经济+	男	463	4.8	17.3	31.8	18.4	18.4	9.3	0.9	4.4	7.7	15.8	26.4	44.8	7.4	15.5	20.3	11.1	17.9	27.9	7.8	47.7	44.5
	女	406	5.5	16.4	34.5	14.6	19.6	9.4	1.2	3.7	8.7	13.5	30.4	42.4	6.2	14.7	20.4	12.2	13.4	33.1	6.4	49.5	44.1
	合计	869	5.1	16.9	33.1	16.6	19.0	9.4	1.1	4.1	8.2	14.7	28.3	43.7	6.9	15.1	20.3	11.6	15.8	30.3	7.2	48.6	44.3
经济−	男	485	7.0	14.7	26.4	16.9	21.5	13.4	1.5	3.1	9.6	14.7	25.6	45.5	6.3	18.8	21.3	10.5	17.8	25.3	3.7	52.4	43.9
	女	480	5.5	13.4	30.2	18.0	22.0	10.9	2.5	5.1	11.5	11.3	28.7	41.0	7.0	15.9	19.0	11.4	20.5	26.2	4.6	51.3	44.2
	合计	965	6.2	14.0	28.3	17.5	21.7	12.2	2.0	4.1	10.5	13.0	27.1	43.2	6.6	17.4	20.2	10.9	19.1	25.8	4.1	51.8	44.0
合计	男	948	5.9	16.0	29.1	17.7	20.0	11.4	1.2	3.8	8.7	15.2	26.0	45.2	6.8	17.2	20.8	10.8	17.8	26.6	5.7	50.1	44.2
	女	886	5.5	14.8	32.2	16.5	20.9	10.2	1.9	4.5	10.2	12.3	29.5	41.6	6.6	15.3	19.7	11.8	17.3	29.4	5.4	50.5	44.1
	合计	1 834	5.7	15.4	30.6	17.1	20.4	10.8	1.6	4.1	9.4	13.8	27.7	43.5	6.7	16.3	20.3	11.3	17.5	27.9	5.6	50.3	44.2

表4-17　深圳市3岁年龄组刷牙率及刷牙次数

		调查人数	每天刷牙		每天刷牙次数			
			人数	刷牙率/%	2次及以上	1次	<1次	偶尔刷或不刷
经济+	男	224	136	60.7	25.4	35.3	8.9	30.4
	女	208	132	63.5	30.8	32.7	8.7	27.9
	合计	432	268	62.0	28.0	34.0	8.8	29.2
经济—	男	218	144	66.1	39.9	26.1	5.5	28.4
	女	223	151	67.7	36.8	30.9	10.8	21.5
	合计	441	295	66.9	38.3	28.6	8.2	24.9
合计	男	442	280	63.3	32.6	30.8	7.2	29.4
	女	431	283	65.7	33.9	31.8	9.7	24.6
	合计	873	563	64.5	33.2	31.3	8.5	27.0

表4-18　深圳市4岁年龄组刷牙率及刷牙次数

		调查人数	每天刷牙		每天刷牙次数			
			人数	刷牙率/%	2次及以上	1次	<1次	偶尔刷或不刷
经济+	男	135	99	73.3	39.3	34.1	5.9	20.7
	女	111	92	82.9	39.6	43.2	3.6	13.5
	合计	246	191	77.6	39.4	38.2	4.9	17.5
经济—	男	153	111	72.5	35.3	37.3	6.5	20.9
	女	154	107	69.5	37.7	31.8	7.8	22.7

续表

		调查人数	每天刷牙		每天刷牙次数			
			人数	刷牙率/%	2次及以上	1次	<1次	偶尔刷或不刷
	合计	307	218	71.0	36.5	34.5	7.2	21.8
合计	男	288	210	72.9	37.2	35.8	6.3	20.7
	女	265	199	75.1	38.5	36.6	6.0	19.0
	合计	553	409	74.0	37.8	36.2	6.1	19.9

表4-19　深圳市5岁年龄组刷牙率及刷牙次数

		调查人数	每天刷牙		每天刷牙次数			
			人数	刷牙率/%	2次及以上	1次	<1次	偶尔刷或不刷
经济+	男	104	82	78.8	27.9	51.0	13.5	7.7
	女	87	66	75.9	32.2	43.7	10.3	13.8
	合计	191	148	77.5	29.8	47.6	12.0	10.5
经济-	男	114	87	76.3	35.1	41.2	9.6	14.0
	女	103	74	71.8	26.2	45.6	15.5	12.6
	合计	217	161	74.2	30.9	43.3	12.4	13.4
合计	男	218	169	77.5	31.7	45.9	11.5	10.9
	女	190	140	73.7	28.9	44.7	13.2	13.2
	合计	408	309	75.7	30.4	45.3	12.3	12.0

表4-20　深圳市3~5岁年龄组刷牙率及刷牙次数

		调查人数	每天刷牙		每天刷牙次数			
			人数	刷牙率/%	2次及以上	1次	<1次	偶尔刷或不刷
经济＋	男	463	317	68.5	30.0	38.4	9.1	22.5
	女	406	290	71.4	33.5	37.9	7.6	20.9
	合计	869	607	69.9	31.6	38.2	8.4	21.7
经济－	男	485	342	70.5	37.3	33.2	6.8	22.7
	女	480	332	69.2	34.8	34.4	10.8	20.0
	合计	965	674	69.8	36.1	33.8	8.8	21.3
合计	男	948	660	69.6	33.8	35.8	7.9	22.5
	女	886	622	70.2	34.2	36.0	9.4	20.4
	合计	1 834	1280	69.8	34.0	35.9	8.6	21.5

表4-21　深圳市3岁年龄组开始刷牙年龄分布

		调查人数	开始刷牙年龄分布/%					偶尔刷或不刷/%
			半岁	1岁	2岁	3岁	不记得	
经济＋	男	224	2.7	8.9	25.4	28.6	4.0	30.4
	女	208	4.3	9.1	29.8	23.1	5.8	27.9
	合计	432	3.5	9.0	27.5	25.9	4.9	29.2
经济－	男	218	7.3	15.6	23.9	22.9	1.9	28.4
	女	223	6.7	12.6	28.7	22.9	7.6	21.5

续表

		调查人数	开始刷牙年龄分布/%					偶尔刷或不刷/%
			半岁	1岁	2岁	3岁	不记得	
	合计	441	7.0	14.1	26.3	22.9	4.8	24.9
合计	男	442	5.0	12.2	24.7	25.8	2.9	29.4
	女	431	5.6	10.9	29.2	23.0	6.7	24.6
	合计	873	5.3	11.6	26.9	24.4	4.8	27.0

表4-22　深圳市4岁年龄组开始刷牙年龄分布

		调查人数	开始刷牙年龄分布/%						偶尔刷或不刷/%
			半岁	1岁	2岁	3岁	4岁	不记得	
经济＋	男	135	3.0	8.9	23.7	37.0	3.7	3.0	20.7
	女	111	0.9	9.9	22.5	43.2	8.1	1.9	13.5
	合计	246	2.0	9.3	23.2	39.8	5.7	2.5	17.5
经济－	男	153	2.6	6.5	30.7	31.4	6.5	1.4	20.9
	女	154	4.5	13.0	24.0	31.8	3.9	0.1	22.7
	合计	307	3.6	9.8	27.4	31.6	5.2	0.6	21.8
合计	男	288	2.8	7.6	27.4	34.0	5.2	2.3	20.7
	女	265	3.0	11.6	23.4	36.5	6.6	0.0	19.0
	合计	553	2.9	9.6	25.5	35.3	5.4	1.4	19.9

表4-23　深圳市5岁年龄组开始刷牙年龄分布

		调查人数	开始刷牙年龄分布/%							偶尔刷或不刷/%
			半岁	1岁	2岁	3岁	4岁	5岁	不记得	
经济+	男	104	1.9	1.9	28.8	46.2	8.7	3.8	1.0	7.7
	女	87	4.6	9.2	25.3	33.3	12.6	0.0	1.2	13.8
	合计	191	3.1	5.2	27.2	40.3	10.5	2.1	1.1	10.5
经济−	男	114	2.6	12.3	36.8	28.1	5.3	0.0	0.9	14.0
	女	103	1.9	12.6	28.2	39.8	2.9	1.0	1.0	12.6
	合计	217	2.3	12.4	32.7	33.6	4.1	0.5	1.0	13.4
合计	男	218	2.3	7.3	33.0	36.7	6.9	1.8	1.1	10.9
	女	190	3.2	11.1	26.8	36.8	7.4	0.5	1.0	13.2
	合计	408	2.7	9.1	30.1	36.8	7.1	1.2	1.0	12.0

表4-24　深圳市3岁年龄组有刷牙习惯儿童家长帮助孩子刷牙的频率

		调查人数	每天刷牙人数	家长帮助孩子刷牙频率/%				
				每天	每周	有时	偶尔	从没做过
经济+	男	224	136	30.8	3.8	25.0	29.5	10.9
	女	208	132	32.7	2.0	32.7	22.7	10.0
	合计	432	268	31.7	2.9	28.8	26.1	10.5
经济−	男	218	144	36.5	4.5	28.8	24.4	5.8

续表

		调查人数	每天刷牙人数	家长帮助孩子刷牙频率/%				
				每天	每周	有时	偶尔	从没做过
	女	223	151	34.3	1.1	32.0	24.0	8.6
	合计	441	295	35.3	2.7	30.5	24.2	7.3
合计	男	442	280	33.7	4.2	26.9	26.9	8.3
	女	431	283	33.5	1.5	32.3	23.4	9.2
	合计	873	563	33.6	2.8	29.7	25.1	8.8

表4-25 深圳市4岁年龄组有刷牙习惯儿童家长帮助孩子刷牙的频率

		调查人数	每天刷牙人数	家长帮助孩子刷牙频率/%				
				每天	每周	有时	偶尔	从没做过
经济＋	男	135	99	25.2	2.8	27.1	33.6	11.2
	女	111	92	24.0	3.1	29.2	32.3	11.5
	合计	246	191	24.6	3.0	28.1	33.0	11.3
经济－	男	153	111	40.5	1.7	24.8	25.6	7.4
	女	154	107	39.5	0.8	31.9	20.2	7.6
	合计	307	218	40.0	1.3	28.3	22.9	7.5
合计	男	288	210	33.3	2.2	25.9	29.4	9.2
	女	265	199	32.6	1.9	30.7	25.6	9.3
	合计	553	409	33.0	2.0	28.2	27.5	9.3

表4-26　深圳市5岁年龄组有刷牙习惯儿童家长帮助孩子刷牙的频率

		调查人数	每天刷牙人数	家长帮助孩子刷牙频率/%				
				每天	每周	有时	偶尔	从没做过
经济＋	男	104	82	24.0	4.2	34.4	27.1	10.4
	女	87	66	25.0	2.6	31.6	34.2	6.6
	合计	191	148	24.4	3.5	33.1	30.2	8.7
经济－	男	114	87	22.4	0.0	41.8	26.5	9.2
	女	103	74	31.1	2.2	27.8	30.0	8.9
	合计	217	161	26.6	1.1	35.1	28.2	9.0
合计	男	218	169	23.2	2.1	38.1	26.8	9.8
	女	190	140	28.3	2.4	29.5	31.9	7.8
	合计	408	309	25.6	2.2	34.2	29.2	8.9

表4-27　深圳市3~5岁年龄组有刷牙习惯儿童家长帮助孩子刷牙的频率

		调查人数	每天刷牙人数	家长帮助孩子刷牙频率/%				
				每天	每周	有时	偶尔	从没做过
经济＋	男	463	317	27.3	3.6	28.1	30.1	10.9
	女	406	290	28.3	2.5	31.4	28.3	9.6
	合计	869	607	27.8	3.1	29.7	29.2	10.3
经济－	男	485	342	34.1	2.4	30.9	25.3	7.2

续表

		调查人数	每天刷牙人数	家长帮助孩子刷牙频率/%				
				每天	每周	有时	偶尔	从没做过
	女	480	332	35.2	1.3	31.0	24.2	8.3
	合计	965	674	34.7	1.8	31.0	24.8	7.8
合计	男	948	660	30.8	3.0	29.6	27.7	9.0
	女	886	622	32.0	1.8	31.2	26.1	8.9
	合计	1 834	1280	31.4	2.4	30.3	26.9	9.0

表4-28　深圳市3岁年龄组牙膏使用情况

		调查人数	每天刷牙人数	使用牙膏/%			使用含氟牙膏/%			含氟牙膏使用率/%
				是	否	不知道	是	否	不知道	
经济＋	男	224	136	92.3	7.7	0.0	19.3	32.1	48.6	37.5
	女	208	132	94.0	5.3	0.7	25.5	35.0	39.4	42.1
	合计	432	268	93.1	6.6	0.3	22.4	33.6	44.0	40.0
经济－	男	218	144	95.6	2.5	1.9	34.9	32.9	32.2	51.5
	女	223	151	98.3	1.7	0.0	28.2	32.9	38.8	46.2
	合计	441	295	97.0	2.1	0.9	31.3	32.9	35.8	48.8
合计	男	442	280	93.9	5.1	1.0	27.3	32.5	40.2	45.7
	女	431	283	96.3	3.4	0.3	27.0	33.9	39.1	44.3
	合计	873	563	95.1	4.2	0.6	27.2	33.2	39.6	45.0

表4-29　深圳市4岁年龄组牙膏使用情况

		调查人数	每天刷牙人数	使用牙膏/%			使用含氟牙膏/%			含氟牙膏使用率/%
				是	否	不知道	是	否	不知道	
经济+	男	135	99	95.3	4.7	0.0	28.3	31.3	40.4	47.5
	女	111	92	96.9	3.1	0.0	37.0	35.9	27.2	50.8
	合计	246	191	96.0	4.0	0.0	32.5	33.5	34.0	49.2
经济−	男	153	111	85.1	14.0	0.8	30.7	28.7	40.6	51.7
	女	154	107	93.5	5.9	0.8	35.5	23.4	41.1	60.3
	合计	307	218	89.2	10.0	0.8	33.2	26.0	40.9	56.1
合计	男	288	210	89.9	9.7	0.4	29.5	30.0	4.05	49.6
	女	265	199	94.9	4.7	0.5	36.2	29.1	34.7	55.4
	合计	553	409	92.3	7.2	0.5	32.8	29.6	37.6	52.6

表4-30　深圳市5岁年龄组牙膏使用情况

		调查人数	每天刷牙人数	使用牙膏/%			使用含氟牙膏/%			含氟牙膏使用率/%
				是	否	不知道	是	否	不知道	
经济+	男	104	82	89.5	5.3	5.3	31.0	31.0	38.1	50.0
	女	87	66	93.4	2.6	3.9	22.7	40.9	36.4	35.7
	合计	191	148	91.2	4.1	4.7	27.2	35.4	37.4	43.4
经济−	男	114	87	93.9	6.1	0.0	30.3	28.1	41.6	51.9
	女	103	74	94.4	5.6	0.0	31.8	30.6	37.6	51.0

续表

		调查人数	每天刷牙人数	使用牙膏/%			使用含氟牙膏/%			含氟牙膏使用率/%
				是	否	不知道	是	否	不知道	
	合计	217	161	94.1	5.9	0.0	31.0	29.3	39.7	51.4
合计	男	218	169	91.7	5.7	2.6	30.6	29.5	39.9	50.9
	女	190	140	94.0	4.2	1.8	27.8	35.1	37.1	44.2
	合计	408	309	92.8	5.0	2.2	29.3	32.1	38.6	47.7

表4-31 深圳市3~5岁年龄组牙膏使用情况

		调查人数	每天刷牙人数	使用牙膏/%			使用含氟牙膏/%			含氟牙膏使用率/%
				是	否	不知道	是	否	不知道	
经济＋	男	463	317	92.4	6.2	1.4	25.1	31.6	43.3	44.3
	女	406	290	94.7	4.0	1.2	28.5	36.6	34.9	43.8
	合计	869	607	93.5	5.2	1.3	26.7	34.0	39.3	44.0
经济－	男	485	342	91.8	7.2	1.1	32.4	30.4	37.2	51.6
	女	480	332	95.8	3.9	0.3	31.2	29.6	39.2	51.3
	合计	965	674	93.8	5.5	0.7	31.8	29.9	38.3	51.5
合计	男	948	660	92.1	6.7	1.2	28.8	31.0	40.2	48.2
	女	886	622	95.3	4.0	0.7	30.0	32.7	37.3	47.8
	合计	1 834	1280	93.7	5.4	1.0	29.4	31.8	38.8	48.1

表4-32　深圳市3岁年龄组过去12个月内牙痛或不适的经历

		调查人数	从来没有/%	有时有/%	经常有/%	不清楚/%
经济＋	男	224	80.3	12.6	2.2	4.9
	女	208	77.5	16.7	1.5	4.4
	合计	432	78.9	14.5	1.9	4.7
经济－	男	218	75.6	18.0	2.3	4.1
	女	223	76.5	19.9	0.5	3.2
	合计	441	76.0	18.9	1.4	3.7
合计	男	442	78.0	15.2	2.3	4.5
	女	431	76.9	18.4	0.9	3.8
	合计	873	77.5	16.8	1.6	4.2

表4-33　深圳市4岁年龄组过去12个月内牙痛或不适的经历

		调查人数	从来没有/%	有时有/%	经常有/%	不清楚/%
经济＋	男	135	76.9	20.1	0.0	3.0
	女	111	76.4	20.0	1.8	1.8
	合计	246	76.6	20.1	0.8	2.5
经济－	男	153	76.5	17.0	0.7	5.9
	女	154	76.5	19.0	1.3	3.3
	合计	307	76.5	18.0	1.0	4.6

续表

		调查人数	从来没有/%	有时有/%	经常有/%	不清楚/%
合计	男	288	76.7	18.5	0.3	4.5
	女	265	76.4	19.4	1.5	2.7
	合计	553	76.5	18.9	0.9	3.6

表4-34　深圳市5岁年龄组过去12个月内牙痛或不适的经历

		调查人数	从来没有/%	有时有/%	经常有/%	不清楚/%
经济＋	男	104	67.3	23.1	1.0	8.7
	女	87	70.1	23.0	1.1	5.7
	合计	191	68.6	23.0	1.0	7.3
经济－	男	114	83.2	12.4	0.9	3.5
	女	103	76.7	18.4	1.9	2.9
	合计	217	80.1	15.3	1.4	3.2
合计	男	218	75.6	17.5	0.9	6.0
	女	190	73.7	20.5	1.6	4.2
	合计	408	74.7	18.9	1.2	5.2

表4-35　深圳市3~5岁年龄组过去12个月内牙痛或不适的经历

		调查人数	从来没有/%	有时有/%	经常有/%	不清楚/%
经济+	男	463	76.4	17.1	1.3	5.2
	女	406	75.6	19.0	1.5	4.0
	合计	869	76.0	18.0	1.4	4.6
经济−	男	485	77.6	16.4	1.4	4.6
	女	480	76.5	19.3	1.0	3.1
	合计	965	77.1	17.8	1.3	3.9
合计	男	948	77.0	16.7	1.4	4.9
	女	886	76.1	19.1	1.3	3.5
	合计	1 834	76.6	17.9	1.3	4.2

表4-36　深圳市3岁年龄组就医率及末次看牙时间分布

		调查人数	有就医经历		末次看牙时间		
			人数	就医率/%	<6个月	6~12个月	>12个月
经济+	男	224	56	25.0	61.8	21.8	16.4
	女	208	55	26.4	64.8	18.5	16.7
	合计	432	111	25.7	63.3	20.2	16.5
经济−	男	218	85	39.0	57.6	27.1	15.3
	女	223	75	33.6	51.4	32.4	16.2

续表

		调查人数	有就医经历		末次看牙时间		
			人数	就医率/%	<6个月	6~12个月	>12个月
	合计	441	160	36.3	54.7	29.6	15.7
合计	男	442	141	31.9	59.3	25.0	15.7
	女	431	130	30.2	57.0	26.6	16.4
	合计	873	271	31.0	58.2	25.7	16.0

表4-37　深圳市4岁年龄组就医率及末次看牙时间分布

		调查人数	有就医经历		末次看牙时间		
			人数	就医率/%	<6个月	6~12个月	>12个月
经济＋	男	135	45	33.3	60.0	26.7	13.3
	女	111	43	38.7	55.8	25.6	18.6
	合计	246	88	35.8	58.0	26.1	15.9
经济－	男	153	52	34.0	57.7	32.7	9.6
	女	154	52	33.8	60.8	27.5	11.8
	合计	307	104	33.9	59.2	30.1	10.7
合计	男	288	97	33.7	58.8	29.9	11.3
	女	265	95	35.8	58.5	26.6	14.9
	合计	553	192	34.7	58.6	28.3	13.1

表4-38　深圳市5岁年龄组就医率及末次看牙时间分布

		调查人数	有就医经历		末次看牙时间		
			人数	就医率/%	<6个月	6~12个月	>12个月
经济＋	男	104	29	27.9	46.4	14.3	39.3
	女	87	23	26.4	47.8	30.4	21.7
	合计	191	52	27.2	47.1	21.6	31.4
经济－	男	114	30	26.3	66.7	26.7	6.7
	女	103	28	27.2	64.3	32.1	3.6
	合计	217	58	26.7	65.5	29.3	5.2
合计	男	218	59	27.1	56.9	20.7	22.4
	女	190	51	26.8	56.9	31.4	11.8
	合计	408	110	27.0	56.9	25.7	17.4

表4-39　深圳市3~5岁年龄组就医率及末次看牙时间分布

		调查人数	有就医经历		末次看牙时间/%		
			人数	就医率/%	<6个月	6~12个月	>12个月
经济＋	男	463	130	28.1	57.8	21.9	20.3
	女	406	121	29.8	58.3	23.3	18.3
	合计	869	251	28.9	58.1	22.6	19.4
经济－	男	485	167	34.4	59.3	28.7	12.0
	女	480	155	32.3	56.9	30.7	12.4

续表

		调查人数	有就医经历		末次看牙时间/%		
			人数	就医率/%	<6个月	6~12个月	>12个月
	合计	965	322	33.4	58.1	29.7	12.2
合计	男	948	297	31.3	58.6	25.8	15.6
	女	886	276	31.2	57.5	27.5	15.0
	合计	1 834	573	31.2	58.1	26.6	15.3

表4-40　深圳市3岁年龄组过去12个月内就医情况

		调查人数	12个月内就医		末次看牙原因/%				有就医人群平均看牙总费用/元		个人支付比例/%	
			人数	就医率/%	咨询检查	预防	治疗	不知道	$\bar{x}$	s	$\bar{x}$	s
经济＋	男	224	47	21.0	54.3	19.6	26.1	0.0	1 270.42	2 089.24	71.18	42.26
	女	208	46	22.1	29.5	25.0	43.2	2.3	1 106.67	1 631.30	68.67	43.69
	合计	432	93	21.5	42.2	22.2	34.4	1.1	1 194.00	1 870.32	70.00	42.25
经济－	男	218	72	33.0	40.8	21.1	38.0	0.0	950.17	1 278.26	69.20	42.91
	女	223	63	28.3	49.2	21.3	29.5	0.0	1 345.00	2 144.75	76.29	40.01
	合计	441	135	30.6	44.7	21.2	34.1	0.0	1 150.93	1 768.75	72.67	41.23
合计	男	442	119	26.9	46.2	20.5	33.3	0.0	1 095.19	1 684.15	70.00	42.14
	女	431	109	25.3	41.0	22.9	35.2	1.0	1 246.86	1 935.59	73.36	41.06
	合计	873	227	26.0	43.7	21.6	34.2	0.5	1 169.57	1 804.56	71.62	41.40

表4-41　深圳市4岁年龄组过去12个月内就医情况

		调查人数	12个月内就医		末次看牙原因/%				有就医人群平均看牙总费用/元		个人支付比例/%	
			人数	就医率/%	咨询检查	预防	治疗	不知道	$\bar{x}$	s	$\bar{x}$	s
经济+	男	135	39	28.9	35.9	20.5	41.0	2.6	1 077.86	1 488.77	72.33	40.89
	女	111	35	31.5	23.5	17.6	55.9	2.9	3 067.00	4 883.17	55.56	43.42
	合计	246	74	30.1	30.1	19.2	47.9	2.7	2 025.07	3 632.70	63.94	42.43
经济−	男	153	47	30.7	41.3	21.7	34.8	2.2	707.50	639.97	61.45	46.07
	女	154	46	29.9	48.9	24.4	24.4	2.2	747.92	866.37	62.19	48.48
	合计	307	93	30.3	45.1	23.1	29.7	2.2	727.71	753.76	61.81	46.70
合计	男	288	86	29.9	38.8	21.2	37.6	2.4	884.63	1 130.78	66.35	43.61
	女	265	81	30.6	38.0	21.5	38.0	2.5	1 802.05	3 507.45	59.13	45.73
	合计	553	167	30.2	38.4	21.3	37.8	2.4	1 333.14	2 608.25	62.78	44.53

表4-42　深圳市5岁年龄组过去12个月内就医情况

		调查人数	12个月内就医		末次看牙原因/%				有就医人群平均看牙总费用/元		个人支付比例/%	
			人数	就医率/%	咨询检查	预防	治疗	不知道	$\bar{x}$	s	$\bar{x}$	s
经济+	男	104	18	17.3	52.9	17.6	29.4	0.0	571.43	660.09	83.33	40.82
	女	87	18	20.7	61.1	11.1	27.8	0.0	2 050.71	3 179.45	100.00	0.00
	合计	191	36	18.8	57.1	14.3	28.6	0.0	1 311.07	2 335.79	90.91	30.15
经济−	男	114	28	24.6	32.1	21.4	42.9	3.6	1 575.00	1 696.86	76.91	39.96

续表

		调查人数	12个月内就医		末次看牙原因/%				有就医人群平均看牙总费用/元		个人支付比例/%	
			人数	就医率/%	咨询检查	预防	治疗	不知道	$\bar{x}$	s	$\bar{x}$	s
	女	103	27	26.2	37.0	7.4	55.6	0.0	1 270.83	870.86	94.55	15.08
	合计	217	55	25.3	34.5	14.5	49.1	1.8	1 444.64	1 390.00	85.73	30.83
合计	男	218	46	21.1	40.0	20.0	37.8	2.2	1 269.57	1 518.20	79.18	39.10
	女	190	45	23.7	46.7	8.9	44.4	0.0	1 558.16	1 995.62	96.25	12.58
	合计	408	91	22.3	43.3	14.4	41.1	1.1	1 400.12	1 733.88	87.45	30.23

表4-43　深圳市3~5岁年龄组过去12个月内就医情况

		调查人数	12个月内就医		末次看牙原因/%				有就医人群平均看牙总费用/元		个人支付比例/%	
			人数	就医率/%	咨询检查	预防	治疗	不知道	$\bar{x}$	s	$\bar{x}$	s
经济+	男	463	104	22.5	47.1	19.6	32.4	1.0	1 098.17	1 710.91	73.46	40.63
	女	406	99	24.4	33.3	19.8	44.8	2.1	2 061.15	3 591.67	66.58	42.43
	合计	869	203	23.4	40.4	19.7	38.4	1.5	1 555.82	2 796.21	70.15	41.38
经济−	男	485	147	30.3	39.3	21.4	37.9	1.4	1 010.65	1 247.16	67.72	43.24
	女	480	136	28.3	46.6	19.5	33.1	0.8	1 114.39	1 589.00	74.59	41.29
	合计	965	283	29.3	42.8	20.5	35.6	1.1	1 061.37	1 420.14	71.10	42.25
合计	男	948	251	26.5	42.5	20.6	35.6	1.2	1 048.67	1 460.82	70.10	42.06
	女	886	235	26.5	41.0	19.7	38.0	1.3	1 513.03	2 652.99	71.35	41.71
	合计	1834	485	26.4	41.8	20.2	36.8	1.3	1 272.98	2 130.08	70.71	41.79

表4-44 深圳市3岁年龄组过去12个月未就医的原因

		调查人数	过去12个月未就医的原因/%#												
			没问题	不严重	不需要	看不起	不方便	没时间	害怕看牙	附近没牙医	害怕传染	没信得过的牙医	挂号难	在幼儿园看牙	其他
经济＋	男	224	52.9	5.9	8.8	0.0	2.9	2.9	2.9	2.9	2.9	0.0	0.0	14.7	14.7
	女	208	64.1	5.1	5.1	0.0	0.0	2.6	2.6	2.6	5.1	2.6	2.6	2.6	15.4
	合计	432	58.9	5.5	6.8	0.0	1.4	2.7	2.7	2.7	4.1	1.4	1.4	8.2	15.1
经济－	男	218	65.1	14.0	4.7	0.0	0.0	4.7	2.3	2.3	2.3	2.3	0.0	9.3	4.7
	女	223	62.0	12.0	4.0	0.0	4.0	4.0	6.0	2.0	4.0	6.0	2.0	12.0	10.0
	合计	441	63.4	12.9	4.3	0.0	2.2	4.3	4.3	2.2	3.2	4.3	1.1	10.8	7.5
合计	男	442	59.7	10.4	6.5	0.0	1.3	3.9	2.6	2.6	2.6	1.3	0.0	11.7	9.1
	女	431	62.9	9.0	4.5	0.0	2.2	3.4	4.5	2.2	4.5	4.5	2.2	7.9	12.4
	合计	873	61.4	9.6	5.4	0.0	1.8	3.6	3.6	2.4	3.6	3.0	1.2	9.6	10.8

#：多项选择题结果。

表4-45 深圳市4岁年龄组过去12个月未就医的原因

		调查人数	过去12个月未就医的原因/%#												
			没问题	不严重	不需要	看不起	不方便	没时间	害怕看牙	附近没牙医	害怕传染	没信得过的牙医	挂号难	在幼儿园看牙	其他
经济＋	男	135	64.3	17.9	17.9	0.0	7.1	3.6	7.1	0.0	3.6	3.6	17.9	14.3	7.1
	女	111	68.8	9.4	9.4	0.0	0.0	0.0	3.1	0.0	3.1	6.3	0.0	9.4	9.4
	合计	246	66.7	13.3	13.3	0.0	3.3	1.7	5.0	0.0	3.3	5.0	8.3	11.7	8.3
经济－	男	153	66.7	0.0	14.3	0.0	0.0	4.8	4.8	0.0	0.0	9.5	0.0	19.0	14.3
	女	154	76.5	5.9	23.5	0.0	0.0	0.0	5.9	0.0	0.0	0.0	11.8	17.6	5.9

续表

		调查人数	过去12个月未就医的原因/%#												
			没问题	不严重	不需要	看不起	不方便	没时间	害怕看牙	附近没牙医	害怕传染	没信得过的牙医	挂号难	在幼儿园看牙	其他
	合计	307	71.1	2.6	18.4	0.0	0.0	2.6	5.3	0.0	0.0	5.3	5.3	18.4	10.5
合计	男	288	65.3	10.2	16.3	0.0	4.1	4.1	6.1	0.0	2.0	6.1	10.2	16.3	10.2
	女	265	71.4	8.2	14.3	0.0	0.0	0.0	4.1	0.0	2.0	4.1	4.1	12.2	8.2
	合计	553	68.4	9.2	15.3	0.0	2.0	2.0	5.1	0.0	2.0	5.1	7.1	14.3	9.2

#：多项选择题结果。

表4-46　深圳市5岁年龄组过去12个月未就医的原因

		调查人数	过去12个月未就医的原因/%#												
			没问题	不严重	不需要	看不起	不方便	没时间	害怕看牙	附近没牙医	害怕传染	没信得过的牙医	挂号难	在幼儿园看牙	其他
经济＋	男	104	47.2	8.3	13.9	0.0	5.6	13.9	11.1	0.0	5.6	5.6	2.8	19.4	2.8
	女	87	47.6	14.3	4.8	0.0	4.8	4.8	4.8	4.8	0.0	4.8	4.8	23.8	14.3
	合计	191	47.4	10.5	10.5	0.0	5.3	10.5	8.8	1.8	3.5	5.3	3.5	21.1	7.0
经济－	男	114	66.7	11.1	11.1	0.0	0.0	0.0	16.7	5.6	0.0	0.0	5.6	5.6	11.1
	女	103	35.3	11.8	5.9	0.0	0.0	0.0	11.8	0.0	5.9	11.8	5.9	17.6	29.4
	合计	217	51.4	11.4	8.6	0.0	0.0	0.0	14.3	2.9	2.9	5.7	5.7	11.4	20.0
合计	男	218	53.7	9.3	13.0	0.0	3.7	9.3	13.0	1.9	3.7	3.7	3.7	14.8	5.6
	女	190	42.1	13.2	5.3	0.0	2.6	2.6	7.9	2.6	2.6	7.9	5.3	21.1	21.1
	合计	408	48.9	10.9	9.8	0.0	3.3	6.5	10.9	2.2	3.3	5.4	4.3	17.4	12.0

#：多项选择题结果。

表4-47　深圳市3~5岁年龄组过去12个月未就医的原因

		调查人数	过去12个月未就医的原因/%#												
			没问题	不严重	不需要	看不起	不方便	没时间	害怕看牙	附近没牙医	害怕传染	没信得过的牙医	挂号难	在幼儿园看牙	其他
经济＋	男	463	54.1	10.2	13.3	0.0	5.1	7.1	7.1	1.0	4.1	3.1	6.1	16.3	8.2
	女	406	62.0	8.7	6.5	0.0	1.1	2.2	3.3	2.2	3.3	4.3	2.2	9.8	13.0
	合计	869	57.9	9.5	10.0	0.0	3.2	4.7	5.3	1.6	3.7	3.7	4.2	13.2	10.5
经济－	男	485	65.9	9.8	8.5	0.0	0.0	3.7	6.1	2.4	1.2	3.7	1.2	11.0	8.5
	女	480	59.5	10.7	8.3	0.0	2.4	2.4	7.1	1.2	3.6	6.0	4.8	14.3	13.1
	合计	965	62.7	10.2	8.4	0.0	1.2	3.0	6.6	1.8	2.4	4.8	3.0	12.7	10.8
合计	男	948	59.4	10.0	11.1	0.0	2.8	5.6	6.7	1.7	2.8	3.3	3.9	13.9	8.3
	女	886	60.8	9.7	7.4	0.0	1.7	2.3	5.1	1.7	3.4	5.1	3.4	11.9	13.1
	合计	1 834	60.1	9.8	9.3	0.0	2.2	3.9	5.9	1.7	3.1	4.2	3.7	12.9	10.7

#：多项选择题结果。

表4-48　深圳市3岁年龄组儿童家长对孩子全身健康和口腔健康的评价

		调查人数	全身健康/%					牙齿和口腔健康/%				
			很好	较好	一般	较差	很差	很好	较好	一般	较差	很差
经济＋	男	224	31.8	50.2	16.1	1.8	0.0	14.9	42.3	33.8	9.0	0.0
	女	208	27.5	50.2	21.3	1.0	0.0	12.6	44.9	33.3	7.7	1.4
	合计	432	29.8	50.2	18.6	1.4	0.0	13.8	43.6	33.6	8.4	0.7
经济－	男	218	34.4	48.6	16.1	0.9	0.0	15.7	48.4	28.1	6.9	0.9

续表

		调查人数	全身健康/%					牙齿和口腔健康/%				
			很好	较好	一般	较差	很差	很好	较好	一般	较差	很差
	女	223	35.6	52.7	11.7	0.0	0.0	18.9	45.5	26.1	7.7	1.8
	合计	441	35.0	50.7	13.9	0.5	0.0	17.3	46.9	27.1	7.3	1.4
合计	男	442	33.1	49.4	16.1	1.4	0.0	15.3	45.3	31.0	8.0	0.5
	女	431	31.7	51.5	16.3	0.5	0.0	15.9	45.2	29.6	7.7	1.6
	合计	873	32.4	50.5	16.2	0.9	0.0	15.6	45.3	30.3	7.8	1.0

表4-49　深圳市4岁年龄组儿童家长对孩子全身健康和口腔健康的评价

		调查人数	全身健康/%					牙齿和口腔健康/%				
			很好	较好	一般	较差	很差	很好	较好	一般	较差	很差
经济+	男	135	25.9	52.6	20.7	0.7	0.0	14.1	40.7	34.8	8.9	1.5
	女	111	33.3	42.3	23.4	0.9	0.0	11.7	44.1	35.1	7.2	1.8
	合计	246	29.3	48.0	22.0	0.8	0.0	13.0	42.3	35.0	8.1	1.6
经济－	男	153	20.9	60.1	17.6	1.3	0.0	9.8	47.7	33.3	9.2	0.0
	女	154	29.4	54.2	15.7	0.7	0.0	16.2	42.2	33.8	3.9	3.9
	合计	307	25.2	57.2	16.7	1.0	0.0	13.0	45.0	33.6	6.5	2.0
合计	男	288	23.3	56.6	19.1	1.0	0.0	11.8	44.4	34.0	9.0	0.7
	女	265	31.1	49.2	18.9	0.8	0.0	14.3	43.0	34.3	5.3	3.0
	合计	553	27.0	53.1	19.0	0.9	0.0	13.0	43.8	34.2	7.2	1.8

表4-50 深圳市5岁年龄组儿童家长对孩子全身健康和口腔健康的评价

		调查人数	全身健康/%					牙齿和口腔健康/%				
			很好	较好	一般	较差	很差	很好	较好	一般	较差	很差
经济+	男	104	29.8	50.0	15.4	4.8	0.0	20.2	40.4	30.8	8.7	0.0
	女	87	21.8	54.0	23.0	1.1	0.0	19.5	42.5	28.7	8.0	1.1
	合计	191	26.2	51.8	18.8	3.1	0.0	19.9	41.4	29.8	8.4	0.5
经济−	男	114	26.5	53.1	19.5	0.9	0.0	19.5	40.7	30.1	8.8	0.9
	女	103	28.4	48.0	20.6	2.9	0.0	21.6	38.2	26.5	9.8	3.9
	合计	217	27.4	50.7	20.0	1.9	0.0	20.5	39.5	28.4	9.3	2.3
合计	男	218	28.1	51.6	17.5	2.8	0.0	19.8	40.6	30.4	8.8	0.5
	女	190	25.4	50.8	21.7	2.1	0.0	20.6	40.2	27.5	9.0	2.6
	合计	408	26.8	51.2	19.5	2.5	0.0	20.2	40.4	29.1	8.9	1.5

表4-51 深圳市3~5岁年龄组儿童家长对孩子全身健康和口腔健康的评价

		调查人数	全身健康/%					牙齿和口腔健康/%				
			很好	较好	一般	较差	很差	很好	较好	一般	较差	很差
经济+	男	463	29.7	50.9	17.3	2.2	0.0	15.8	41.4	33.4	8.9	0.4
	女	406	27.9	48.9	22.2	1.0	0.0	13.8	44.2	32.8	7.7	1.5
	合计	869	28.8	49.9	19.6	1.6	0.0	14.9	42.7	33.1	8.3	0.9
经济−	男	485	28.3	53.3	17.4	1.0	0.0	14.7	46.4	30.2	8.1	0.6
	女	480	32.1	52.2	14.9	0.8	0.0	18.6	42.9	28.7	6.9	2.9

续表

		调查人数	全身健康/%					牙齿和口腔健康/%				
			很好	较好	一般	较差	很差	很好	较好	一般	较差	很差
	合计	965	30.2	52.8	16.1	0.9	0.0	16.6	44.6	29.4	7.5	1.8
合计	男	948	29.0	52.1	17.3	1.6	0.0	15.3	44.0	31.8	8.5	0.5
	女	886	30.2	50.7	18.3	0.9	0.0	16.4	43.5	30.6	7.2	2.3
	合计	1 834	29.5	51.4	17.8	1.3	0.0	15.8	43.7	31.2	7.9	1.4

表4-52 深圳市3岁年龄组儿童家长的口腔健康态度（1）

		调查人数	口腔健康对自己生活很重要/%				定期口腔检查十分必要/%				牙齿好坏是天生，与自身保护关系不大/%			
			同意	不同意	无所谓	不知道	同意	不同意	无所谓	不知道	同意	不同意	无所谓	不知道
经济+	男	224	98.2	0.0	1.3	0.4	90.1	1.4	6.3	2.3	6.8	87.8	3.2	2.3
	女	208	98.6	1.0	0.0	0.5	93.7	0.0	3.4	2.9	7.8	89.8	0.0	2.4
	合计	432	98.4	0.5	0.7	0.5	91.8	0.7	4.9	2.6	7.3	88.7	1.6	2.3
经济−	男	218	99.1	0.5	0.0	0.5	94.5	1.4	1.8	2.3	7.9	88.9	0.0	3.2
	女	223	99.1	0.9	0.0	0.0	94.6	1.8	2.7	0.9	9.0	87.8	0.9	2.3
	合计	441	99.1	0.7	0.0	0.2	94.5	1.6	2.3	1.6	8.4	88.4	0.5	2.7
合计	男	442	98.6	0.2	0.7	0.5	92.3	1.4	4.1	2.3	7.3	88.3	1.6	2.7
	女	431	98.8	0.9	0.0	0.2	94.2	0.9	3.0	1.9	8.4	88.8	0.5	2.3
	合计	873	98.7	0.6	0.3	0.3	93.2	1.2	3.6	2.1	7.9	88.5	1.0	2.5

表4-53　深圳市3岁年龄组儿童家长的口腔健康态度（2）

		调查人数	预防牙病首先靠自己/%				保护孩子六龄牙很重要/%				母亲牙齿不好会影响孩子的牙齿/%			
			同意	不同意	无所谓	不知道	同意	不同意	无所谓	不知道	同意	不同意	无所谓	不知道
经济＋	男	224	96.4	2.3	0.5	0.9	91.0	0.5	3.2	5.4	30.3	43.4	1.4	24.7
	女	208	94.2	4.9	0.0	1.0	90.8	1.0	2.4	5.8	29.5	47.8	1.4	21.3
	合计	432	95.3	3.5	0.2	0.9	90.9	0.7	2.8	5.6	29.9	45.6	1.4	23.1
经济－	男	218	96.8	2.3	0.0	0.9	95.4	0.9	0.0	3.7	37.0	38.0	1.9	23.1
	女	223	95.5	3.1	0.0	1.3	90.1	1.8	1.8	6.3	35.4	39.9	3.6	21.1
	合计	441	96.1	2.7	0.0	1.1	92.7	1.4	0.9	5.0	36.2	39.0	2.7	22.1
合计	男	442	96.6	2.3	0.2	0.9	93.2	0.7	1.6	4.6	33.6	40.7	1.6	24.0
	女	431	94.9	4.0	0.0	1.2	90.4	1.4	2.1	6.1	32.6	43.7	2.6	21.2
	合计	873	95.7	3.1	0.1	1.0	91.8	1.0	1.8	5.3	33.1	42.2	2.1	22.6

表4-54　深圳市4岁年龄组儿童家长的口腔健康态度（1）

		调查人数	口腔健康对自己生活很重要/%				定期口腔检查十分必要/%				牙齿好坏是天生，与自身保护关系不大/%			
			同意	不同意	无所谓	不知道	同意	不同意	无所谓	不知道	同意	不同意	无所谓	不知道
经济＋	男	135	97.8	1.5	0.7	0.0	93.3	3.0	3.7	0.0	9.0	86.6	1.5	3.0
	女	111	98.2	1.8	0.0	0.0	94.5	1.8	1.8	1.8	7.3	87.3	0.0	5.5
	合计	246	98.0	1.6	0.4	0.0	93.9	2.5	2.9	0.8	8.2	86.9	0.8	4.1
经济－	男	153	99.3	0.0	0.7	0.0	94.1	1.3	2.0	2.6	6.5	92.2	0.0	1.3
	女	154	99.4	0.6	0.0	0.0	97.4	0.6	1.3	0.6	7.9	90.1	0.0	2.0

续表

		调查人数	口腔健康对自己生活很重要/%				定期口腔检查十分必要/%				牙齿好坏是天生，与自身保护关系不大/%			
			同意	不同意	无所谓	不知道	同意	不同意	无所谓	不知道	同意	不同意	无所谓	不知道
	合计	307	99.3	0.3	0.3	0.0	95.8	1.0	1.6	1.6	7.2	91.1	0.0	1.6
合计	男	288	98.6	0.7	0.7	0.0	93.7	2.1	2.8	1.4	7.7	89.5	0.7	2.1
	女	265	98.9	1.1	0.0	0.0	96.2	1.1	1.5	1.1	7.6	88.9	0.0	3.4
	合计	553	98.7	0.9	0.4	0.0	94.9	1.6	2.2	1.3	7.7	89.3	0.4	2.7

表4-55　深圳市4岁年龄组儿童家长的口腔健康态度（2）

		调查人数	预防牙病首先靠自己/%				保护孩子六龄牙很重要/%				母亲牙齿不好会影响孩子的牙齿/%			
			同意	不同意	无所谓	不知道	同意	不同意	无所谓	不知道	同意	不同意	无所谓	不知道
经济＋	男	135	95.6	3.7	0.0	0.7	91.8	2.2	0.0	6.0	24.6	41.0	3.0	31.3
	女	111	98.2	0.9	0.0	0.9	93.7	1.8	1.8	2.7	30.3	46.8	2.8	20.2
	合计	246	96.7	2.4	0.0	0.8	92.7	2.0	0.8	4.5	27.2	43.6	2.9	26.3
经济－	男	153	95.4	3.9	0.0	0.7	93.5	2.6	0.7	3.3	27.5	49.7	0.0	22.9
	女	154	97.4	1.9	0.0	0.6	94.2	1.3	0.6	3.9	23.5	51.0	1.3	24.2
	合计	307	96.4	2.9	0.0	0.7	93.8	2.0	0.7	3.6	25.5	50.3	0.7	23.5
合计	男	288	95.5	3.8	0.0	0.7	92.7	2.4	0.3	4.5	26.1	45.6	1.4	26.8
	女	265	97.7	1.5	0.0	0.8	94.0	1.5	1.1	3.4	26.3	49.2	1.9	22.5
	合计	553	96.6	2.7	0.0	0.7	93.3	2.0	0.7	4.0	26.2	47.4	1.6	24.8

表4-56 深圳市5岁年龄组儿童家长的口腔健康态度（1）

		调查人数	口腔健康对自己生活很重要/%				定期口腔检查十分必要/%				牙齿好坏是天生，与自身保护关系不大/%			
			同意	不同意	无所谓	不知道	同意	不同意	无所谓	不知道	同意	不同意	无所谓	不知道
经济＋	男	104	98.1	1.0	0.0	1.0	93.3	1.0	2.9	2.9	11.8	86.3	1.0	1.0
	女	87	100.0	0.0	0.0	0.0	89.7	0.0	2.3	8.0	10.5	88.4	0.0	1.2
	合计	191	98.9	0.5	0.0	0.5	91.6	0.5	2.6	5.2	11.2	87.2	0.5	1.1
经济－	男	114	99.1	0.0	0.9	0.0	92.9	0.9	5.4	0.9	8.0	88.4	0.0	3.6
	女	103	99.0	0.0	0.0	1.0	90.2	0.0	3.9	5.9	4.9	90.2	0.0	4.9
	合计	217	99.1	0.0	0.5	0.5	91.6	0.5	4.7	3.3	6.5	89.3	0.0	4.2
合计	男	218	98.6	0.5	0.5	0.5	93.1	0.9	4.2	1.9	9.8	87.4	0.5	2.3
	女	190	99.5	0.0	0.0	0.5	89.9	0.0	3.2	6.9	7.4	89.4	0.0	3.2
	合计	408	99.0	0.2	0.2	0.5	91.6	0.5	3.7	4.2	8.7	88.3	0.2	2.7

表4-57 深圳市5岁年龄组儿童家长的口腔健康态度（2）

		调查人数	预防牙病首先靠自己/%				保护孩子六龄牙很重要/%				母亲牙齿不好会影响孩子的牙齿/%			
			同意	不同意	无所谓	不知道	同意	不同意	无所谓	不知道	同意	不同意	无所谓	不知道
经济＋	男	104	98.1	1.0	0.0	1.0	94.2	1.0	1.0	3.9	31.7	49.0	1.0	18.3
	女	87	100.0	0.0	0.0	0.0	94.2	0.0	1.2	4.7	34.9	45.3	0.0	19.8
	合计	191	98.9	0.5	0.0	0.5	94.2	0.5	1.1	4.2	33.2	47.4	0.5	18.9
经济－	男	114	97.3	1.8	0.0	0.9	93.8	0.0	0.9	5.4	34.8	39.3	0.9	25.0
	女	103	96.1	2.9	0.0	1.0	94.1	0.0	2.0	4.0	32.4	41.2	1.0	25.5

续表

		调查人数	预防牙病首先靠自己/%				保护孩子六龄牙很重要/%				母亲牙齿不好会影响孩子的牙齿/%			
			同意	不同意	无所谓	不知道	同意	不同意	无所谓	不知道	同意	不同意	无所谓	不知道
	合计	217	96.7	2.3	0.0	0.9	93.9	0.0	1.4	4.7	33.6	40.2	0.9	25.2
合计	男	218	97.7	1.4	0.0	0.9	94.0	0.5	0.9	4.7	33.3	44.0	0.9	21.8
	女	190	97.9	1.6	0.0	0.5	94.1	0.0	1.6	4.3	33.5	43.1	0.5	22.9
	合计	408	97.8	1.5	0.0	0.7	94.0	0.2	1.2	4.5	33.4	43.6	0.7	22.3

表4-58 深圳市3~5岁年龄组儿童家长的口腔健康态度（1）

		调查人数	口腔健康对自己生活很重要/%				定期口腔检查十分必要/%				牙齿好坏是天生，与自身保护关系不大/%			
			同意	不同意	无所谓	不知道	同意	不同意	无所谓	不知道	同意	不同意	无所谓	不知道
经济+	男	463	98.1	0.6	0.9	0.4	91.7	1.7	4.8	1.7	8.5	87.1	2.2	2.2
	女	406	98.8	1.0	0.0	0.2	93.1	0.5	2.7	3.7	8.2	88.8	0.0	3.0
	合计	869	98.4	0.8	0.5	0.3	92.4	1.2	3.8	2.7	8.4	87.9	1.2	2.6
经济–	男	485	99.2	0.2	0.4	0.2	94.0	1.2	2.7	2.1	7.5	89.8	0.0	2.7
	女	480	99.2	0.6	0.0	0.2	94.6	1.0	2.5	1.9	7.8	89.1	0.4	2.7
	合计	965	99.2	0.4	0.2	0.2	94.3	1.1	2.6	2.0	7.6	89.4	0.2	2.7
合计	男	948	98.6	0.4	0.6	0.3	92.9	1.5	3.7	1.9	8.0	88.5	1.1	2.5
	女	886	99.0	0.8	0.0	0.2	93.9	0.8	2.6	2.7	8.0	88.9	0.2	2.9
	合计	1 834	98.8	0.6	0.3	0.3	93.4	1.2	3.2	2.3	8.0	88.7	0.7	2.6

表4-59　深圳市3~5岁年龄组儿童家长的口腔健康态度（2）

		调查人数	预防牙病首先靠自己/%				保护孩子六龄牙很重要/%				母亲牙齿不好会影响孩子的牙齿/%			
			同意	不同意	无所谓	不知道	同意	不同意	无所谓	不知道	同意	不同意	无所谓	不知道
经济＋	男	463	96.5	2.4	0.2	0.9	91.9	1.1	1.7	5.2	29.0	44.0	1.7	25.3
	女	406	96.5	2.7	0.0	0.7	92.3	1.0	2.0	4.7	30.8	47.0	1.5	20.6
	合计	869	96.5	2.5	0.1	0.8	93.3	1.3	0.9	4.5	29.8	45.4	1.6	23.1
经济－	男	485	96.5	2.7	0.0	0.8	94.4	1.2	0.4	3.9	33.5	42.0	1.0	23.5
	女	480	96.2	2.7	0.0	1.0	92.3	1.3	1.5	5.0	31.0	43.7	2.3	23.0
	合计	965	96.4	2.7	0.0	0.9	93.3	1.3	0.9	4.5	32.2	42.9	1.7	23.3
合计	男	948	96.5	2.5	0.1	0.8	93.2	1.2	1.1	4.6	31.3	43.0	1.4	24.4
	女	886	96.4	2.7	0.0	0.9	92.3	1.1	1.7	4.9	30.9	45.2	1.9	21.9
	合计	1834	96.4	2.6	0.1	0.9	92.8	1.2	1.4	4.7	31.1	44.1	1.6	23.2

表4-60　深圳市3岁年龄组儿童家长口腔健康知识知晓情况（1）

		调查人数	刷牙出血是否正常/%			细菌可以引起牙龈发炎/%			刷牙可以预防牙龈出血/%			细菌可引起龋齿/%		
			正确	不正确	不知道	正确	不正确	不知道	正确	不正确	不知道	正确	不正确	不知道
经济＋	男	224	80.2	8.1	11.7	85.2	8.5	6.3	68.8	13.1	18.1	80.6	9.0	10.4
	女	208	84.1	8.2	7.7	86.0	7.7	6.3	75.1	14.1	10.7	78.0	8.3	13.7
	合计	432	82.1	8.2	9.8	85.6	8.1	6.3	71.8	13.6	14.6	79.4	8.7	11.9
经济－	男	218	82.1	8.7	9.2	89.0	7.8	3.2	68.8	15.1	16.1	84.9	6.0	9.2
	女	223	84.7	6.3	9.0	89.6	5.4	5.0	70.7	11.7	17.6	80.9	5.0	14.1

续表

		调查人数	刷牙出血是否正常/%			细菌可以引起牙龈发炎/%			刷牙可以预防牙龈出血/%			细菌可引起龋齿/%		
			正确	不正确	不知道	正确	不正确	不知道	正确	不正确	不知道	正确	不正确	不知道
	合计	441	83.4	7.5	9.1	89.3	6.6	4.1	69.8	13.4	16.8	82.9	5.5	11.6
合计	男	442	81.1	8.4	10.5	87.1	8.2	4.8	68.8	14.1	17.1	82.7	7.5	9.8
	女	431	84.4	7.2	8.4	87.9	6.5	5.6	72.8	12.9	14.3	79.5	6.6	13.9
	合计	873	82.7	7.8	9.4	87.5	7.4	5.2	70.8	13.5	15.7	81.2	7.1	11.8

表4-61　深圳市3岁年龄组儿童家长口腔健康知识知晓情况（2）

		调查人数	吃糖可以导致龋齿/%			乳牙龋坏是否需要治疗/%			窝沟封闭能预防儿童龋齿/%			氟化物对保护牙齿的作用/%		
			正确	不正确	不知道	正确	不正确	不知道	正确	不正确	不知道	正确	不正确	不知道
经济+	男	224	84.7	10.8	4.5	83.8	4.5	11.7	37.0	11.9	51.1	53.2	4.4	41.4
	女	208	83.5	9.2	7.3	82.5	4.9	12.6	38.7	13.2	48.0	50.5	7.8	41.7
	合计	432	84.1	10.0	5.8	83.2	4.7	12.1	37.8	12.5	49.6	51.9	6.5	41.6
经济–	男	218	88.1	6.9	5.0	87.0	3.7	9.3	51.6	10.7	37.7	56.9	6.0	37.2
	女	223	85.1	9.5	5.4	84.3	2.7	13.0	50.0	9.5	40.5	54.5	2.7	42.8
	合计	441	86.6	8.2	5.2	85.6	3.2	11.2	50.8	10.1	39.1	55.7	4.3	40.0
合计	男	442	86.4	8.9	4.8	85.4	4.1	10.5	44.2	11.3	44.5	55.0	5.7	39.3
	女	431	84.3	9.3	6.3	83.4	3.7	12.8	44.6	11.3	44.1	52.6	5.1	42.3
	合计	873	85.4	9.1	5.5	84.4	3.9	11.7	44.4	11.3	44.3	53.8	5.4	40.8

表4-62　深圳市4岁年龄组儿童家长口腔健康知识知晓情况（1）

		调查人数	刷牙出血是否正常/%			细菌可以引起牙龈发炎/%			刷牙可以预防牙龈出血/%			细菌可引起龋齿/%		
			正确	不正确	不知道	正确	不正确	不知道	正确	不正确	不知道	正确	不正确	不知道
经济＋	男	135	79.3	8.9	11.9	94.1	3.7	2.2	73.3	11.1	15.6	79.1	8.2	12.7
	女	111	85.5	8.2	6.4	85.6	5.4	9.0	69.7	18.3	11.9	85.5	8.2	6.4
	合计	246	82.0	8.6	9.4	90.2	4.5	5.3	71.7	14.3	13.9	82.0	8.2	9.8
经济－	男	153	86.2	7.9	5.9	88.9	7.8	3.3	79.7	9.2	11.1	85.6	5.9	8.5
	女	154	83.0	11.1	5.9	90.3	3.9	5.8	71.4	11.7	16.9	79.2	8.4	12.3
	合计	307	84.6	9.5	5.9	89.6	5.9	4.6	75.6	10.4	14.0	82.4	7.2	10.4
合计	男	288	82.9	8.4	8.7	91.3	5.9	2.8	76.7	10.1	13.2	82.6	7.0	10.5
	女	265	84.0	9.9	6.1	88.3	4.5	7.2	70.7	14.4	14.8	81.8	8.3	9.8
	合计	553	83.5	9.1	7.5	89.9	5.2	4.9	73.9	12.2	14.0	82.2	7.6	10.2

表4-63　深圳市4岁年龄组儿童家长口腔健康知识知晓情况（2）

		调查人数	吃糖可以导致龋齿/%			乳牙龋坏是否需要治疗/%			窝沟封闭能预防儿童龋齿/%			氟化物对保护牙齿的作用/%		
			正确	不正确	不知道	正确	不正确	不知道	正确	不正确	不知道	正确	不正确	不知道
经济＋	男	135	87.4	8.1	4.4	81.5	5.2	13.3	48.1	8.9	43.0	48.1	8.9	43.0
	女	111	86.4	9.1	4.5	85.5	8.2	6.4	49.5	8.3	42.2	55.5	7.3	37.3
	合计	246	86.9	8.6	4.5	83.3	6.5	10.2	48.8	8.6	42.6	51.4	8.2	40.4
经济－	男	153	86.3	10.5	3.3	85.6	3.3	11.1	49.3	7.2	43.4	60.8	6.5	32.7

续表

		调查人数	吃糖可以导致龋齿/%			乳牙龋坏是否需要治疗/%			窝沟封闭能预防儿童龋齿/%			氟化物对保护牙齿的作用/%		
			正确	不正确	不知道	正确	不正确	不知道	正确	不正确	不知道	正确	不正确	不知道
	女	154	91.6	7.1	1.3	84.9	5.3	9.9	52.9	10.5	36.6	56.2	5.2	38.6
	合计	307	88.9	8.8	2.3	85.2	4.3	10.5	51.1	8.9	40.0	58.5	5.9	35.6
合计	男	288	86.8	9.4	3.8	83.7	4.2	12.2	48.8	8.0	43.2	54.9	7.6	37.5
	女	265	89.4	8.0	2.7	85.1	6.5	8.4	51.5	9.5	38.9	55.9	6.1	38.0
	合计	553	88.0	8.7	3.3	84.4	5.3	10.4	50.1	8.7	41.2	55.4	6.9	37.7

表4-64 深圳市5岁年龄组儿童家长口腔健康知识知晓情况（1）

		调查人数	刷牙出血是否正常/%			细菌可以引起牙龈发炎/%			刷牙可以预防牙龈出血/%			细菌可引起龋齿/%		
			正确	不正确	不知道	正确	不正确	不知道	正确	不正确	不知道	正确	不正确	不知道
经济＋	男	104	77.9	13.5	8.7	88.5	3.8	7.7	58.3	17.5	24.3	76.9	6.7	16.3
	女	87	88.4	8.1	3.5	92.0	3.4	4.6	78.2	8.0	13.8	67.8	14.9	17.2
	合计	191	82.6	11.1	6.3	90.1	3.7	6.3	67.4	13.2	19.5	72.8	10.5	16.8
经济－	男	114	80.2	12.6	7.2	86.6	7.1	6.3	75.5	8.2	16.4	80.2	9.0	10.8
	女	103	82.4	9.8	7.8	90.2	2.0	7.8	71.6	11.8	16.7	77.5	9.8	12.7
	合计	217	81.2	11.3	7.5	88.3	4.7	7.0	73.6	9.9	16.5	78.9	9.4	11.7
合计	男	218	79.1	13.0	7.9	87.5	5.6	6.9	67.1	12.7	20.2	78.6	7.9	13.5
	女	190	85.1	9.0	5.9	91.0	2.6	6.3	74.6	10.1	15.3	73.0	12.2	14.8
	合计	408	81.9	11.2	6.9	89.1	4.2	6.7	70.6	11.4	17.9	76.0	9.9	14.1

表4-65 深圳市5岁年龄组儿童家长口腔健康知识知晓情况（2）

		调查人数	吃糖可以导致龋齿/%			乳牙龋坏是否需要治疗/%			窝沟封闭能预防儿童龋齿/%			氟化物对保护牙齿的作用/%		
			正确	不正确	不知道	正确	不正确	不知道	正确	不正确	不知道	正确	不正确	不知道
经济＋	男	104	83.7	9.6	6.7	77.5	4.9	17.6	46.2	13.5	40.4	53.8	5.8	40.4
	女	87	83.7	11.6	4.7	79.3	9.2	11.5	40.2	13.8	46.0	55.2	8.0	36.8
	合计	191	83.7	10.5	5.8	78.3	6.9	14.8	43.5	13.6	42.9	54.5	6.8	38.7
经济－	男	114	86.6	8.0	5.4	89.2	5.4	5.4	38.4	12.5	49.1	46.4	5.4	48.2
	女	103	87.3	7.8	4.9	80.0	5.0	15.0	45.0	8.0	47.0	54.9	7.8	37.3
	合计	217	86.9	7.9	5.1	84.8	5.2	10.0	41.5	10.4	48.1	50.5	6.5	43.0
合计	男	218	85.2	8.8	6.0	5.2	83.6	11.3	42.1	13.0	44.9	50.0	5.6	44.4
	女	190	85.6	9.6	4.8	7.0	79.7	13.4	42.8	10.7	46.5	55.0	7.9	37.0
	合计	408	85.4	9.2	5.4	81.8	6.0	12.3	42.4	11.9	45.7	52.3	6.7	41.0

表4-66 深圳市3~5岁年龄组儿童家长口腔健康知识知晓情况（1）

		调查人数	刷牙出血是否正常/%			细菌可以引起牙龈发炎/%			刷牙可以预防牙龈出血/%			细菌可引起龋齿/%		
			正确	不正确	不知道	正确	不正确	不知道	正确	不正确	不知道	正确	不正确	不知道
经济＋	男	463	79.4	9.5	11.1	88.5	6.1	5.4	67.8	13.5	18.7	79.3	8.3	12.4
	女	406	85.4	8.2	6.5	87.2	6.2	6.7	74.3	14.0	11.7	77.9	9.7	12.4
	合计	869	82.2	8.9	8.9	87.9	6.1	6.0	70.8	13.7	15.5	78.7	8.9	12.4
经济－	男	485	83.0	9.4	7.7	88.4	7.7	3.9	73.8	11.6	14.6	84.0	6.6	9.3

续表

		调查人数	刷牙出血是否正常/%			细菌可以引起牙龈发炎/%			刷牙可以预防牙龈出血/%			细菌可引起龋齿/%		
			正确	不正确	不知道	正确	不正确	不知道	正确	不正确	不知道	正确	不正确	不知道
	女	480	83.6	8.6	7.8	90.0	4.2	5.9	71.1	11.7	17.2	79.6	7.1	13.2
	合计	965	83.3	9.0	7.7	89.2	5.9	4.9	72.5	11.7	15.8	81.8	6.9	11.3
合计	男	948	81.2	9.4	9.3	88.5	6.9	4.7	70.9	12.6	16.6	81.7	7.4	10.8
	女	886	84.4	8.4	7.2	88.7	5.1	6.2	72.6	12.7	14.7	78.8	8.3	12.9
	合计	1 834	82.8	8.9	8.3	88.6	6.0	5.4	71.7	12.6	15.7	80.3	7.9	11.8

表4-67　深圳市3~5岁年龄组儿童家长口腔健康知识知晓情况（2）

		调查人数	吃糖可以导致龋齿/%			乳牙龋坏是否需要治疗/%			窝沟封闭能预防儿童龋齿/%			氟化物对保护牙齿的作用/%		
			正确	不正确	不知道	正确	不正确	不知道	正确	不正确	不知道	正确	不正确	不知道
经济＋	男	463	85.2	9.8	5.0	81.7	4.8	13.5	42.4	11.4	46.3	51.8	6.5	41.6
	女	406	84.3	9.7	6.0	82.6	6.7	10.7	42.0	12.0	46.0	52.9	7.7	39.5
	合计	869	84.8	9.7	5.4	82.1	5.7	12.2	42.2	11.7	46.2	52.3	7.1	40.6
经济－	男	485	87.2	8.3	4.6	87.1	4.0	9.0	47.8	10.0	42.2	55.7	6.0	38.3
	女	480	87.7	8.4	4.0	83.6	4.0	12.4	49.9	9.5	40.6	55.1	4.6	40.3
	合计	965	87.4	8.3	4.3	85.3	4.0	10.7	48.8	9.7	41.4	55.4	5.3	39.3
合计	男	948	86.2	9.0	4.8	84.4	4.4	11.2	45.1	10.7	44.2	53.8	6.3	39.9
	女	886	86.1	9.0	4.9	83.1	5.2	11.6	46.3	10.6	43.1	54.1	6.0	39.9
	合计	1 834	86.2	9.0	4.8	83.8	4.8	11.4	45.7	10.7	43.7	53.9	6.1	39.9

表4-68　深圳市3岁年龄组儿童家长最高学历状况

		调查人数	家长最高学历/%							
			没上过学	小学	初中	高中	中专	大专	本科	硕士及以上
经济＋	男	224	0.0	1.8	10.0	15.9	7.3	38.6	24.5	1.8
	女	208	0.5	2.9	10.7	18.5	8.8	34.1	22.0	2.4
	合计	432	0.2	2.4	10.4	17.2	8.0	36.5	23.3	2.1
经济－	男	218	0.5	0.5	6.4	12.4	6.9	31.2	37.6	4.6
	女	223	0.0	1.4	7.2	13.1	6.3	27.1	40.3	4.5
	合计	441	0.2	0.9	6.8	12.8	6.9	31.2	37.6	4.6
合计	男	442	0.2	1.1	8.2	14.2	7.1	34.9	31.1	3.2
	女	431	0.2	2.1	8.9	15.7	7.5	30.5	31.5	3.5
	合计	873	0.2	1.6	8.6	14.9	7.3	32.8	31.3	3.4

表4-69　深圳市4岁年龄组儿童家长最高学历状况

		调查人数	家长最高学历/%							
			没上过学	小学	初中	高中	中专	大专	本科	硕士及以上
经济＋	男	135	2.2	5.2	6.7	6.7	9.7	21.6	37.3	10.4
	女	111	0.9	1.8	7.2	11.7	8.1	30.6	30.6	9.0
	合计	246	1.6	3.7	6.9	9.0	9.0	25.7	34.3	9.8
经济－	男	153	0.0	0.7	5.2	13.1	5.2	24.2	47.1	4.6

续表

		调查人数	家长最高学历/%							
			没上过学	小学	初中	高中	中专	大专	本科	硕士及以上
	女	154	0.0	2.6	7.1	12.3	4.5	30.5	39.0	3.9
	合计	307	0.0	1.6	6.2	12.7	4.9	27.4	43.0	4.2
合计	男	288	1.0	2.8	5.9	10.1	7.3	23.0	42.5	7.3
	女	265	0.4	2.3	7.2	12.1	6.0	30.6	35.5	6.0
	合计	553	0.7	2.5	6.5	11.1	6.7	26.6	39.1	6.7

表4-70　深圳市5岁年龄组儿童家长最高学历状况

		调查人数	家长最高学历/%							
			没上过学	小学	初中	高中	中专	大专	本科	硕士及以上
经济+	男	104	1.0	1.9	23.1	15.4	7.7	25.0	23.1	2.9
	女	87	1.1	1.1	18.4	6.9	10.3	24.1	34.5	3.4
	合计	191	1.0	1.6	20.9	11.5	8.9	24.6	28.3	3.1
经济-	男	114	0.9	3.7	11.1	14.8	4.6	31.5	27.8	5.6
	女	103	1.0	1.0	12.7	11.8	3.9	34.3	32.4	2.9
	合计	217	1.0	2.4	11.9	13.3	4.3	32.9	30.0	4.3
合计	男	218	0.9	2.8	17.0	15.1	6.1	28.3	25.5	4.2
	女	190	1.1	1.1	15.3	9.5	6.9	29.6	33.3	3.2
	合计	408	1.0	2.0	16.2	12.5	6.5	28.9	29.2	3.7

表4-71　深圳市3~5岁年龄组儿童家长最高学历状况

		调查人数	家长最高学历/%							
			没上过学	小学	初中	高中	中专	大专	本科	硕士及以上
经济+	男	463	0.9	2.8	12.0	13.1	8.1	30.6	27.9	4.6
	女	406	0.7	2.2	11.4	14.1	8.9	31.0	27.0	4.5
	合计	869	0.8	2.6	11.7	13.6	8.5	30.8	27.5	4.5
经济−	男	485	0.4	1.3	7.1	13.2	5.8	29.0	38.4	4.8
	女	480	0.2	1.7	8.4	12.6	5.2	29.8	38.2	4.0
	合计	965	0.3	1.5	7.7	12.9	5.5	29.4	38.3	4.4
合计	男	948	0.6	2.0	9.5	13.1	6.9	29.8	33.3	4.7
	女	886	0.5	1.9	9.8	13.3	6.9	30.3	33.1	4.2
	合计	1 834	0.6	2.0	9.6	13.2	6.9	30.0	33.2	4.5

表4-72　深圳市12岁年龄组恒牙患龋率、龋均、龋补充填比及窝沟封闭率

		受检人数	患龋率/%	DT			MT			FT			DMFT		龋补充填比/%	窝沟封闭率/%
				$\bar{x}$	s	构成比/%	$\bar{x}$	s	构成比/%	$\bar{x}$	s	构成比/%	$\bar{x}$	s		
经济+	男	482	35.9	0.52	1.26	62.0	0.01	0.10	0.7	0.31	1.04	37.3	0.84	1.66	37.6	17.6
	女	407	44.0	0.71	1.57	59.8	0.00	0.05	0.2	0.48	0.99	40.0	1.20	1.86	40.1	18.7
	合计	889	39.6	0.61	1.41	60.8	0.00	0.08	0.4	0.39	1.02	38.8	1.00	1.76	39.0	18.1
经济−	男	428	37.6	0.75	1.44	77.8	0.00	0.00	0.0	0.21	0.72	22.2	0.96	1.63	22.2	9.6
	女	354	43.8	0.92	1.62	77.0	0.00	0.00	0.0	0.27	0.94	23.0	1.19	1.86	23.0	10.2

续表

		受检人数	患龋率/%	DT			MT			FT			DMFT		龋补充填比/%	窝沟封闭率/%
				$\bar{x}$	s	构成比/%	$\bar{x}$	s	构成比/%	$\bar{x}$	s	构成比/%	$\bar{x}$	s		
经济一	合计	782	40.4	0.82	1.52	77.4	0.00	0.00	0.0	0.24	0.83	22.6	1.06	1.74	22.6	9.8
合计	男	910	36.7	0.63	1.35	69.9	0.00	0.07	0.4	0.27	0.90	29.7	0.90	1.65	29.8	13.8
	女	761	43.9	0.81	1.59	67.8	0.00	0.04	0.1	0.38	0.98	32.1	1.19	1.86	32.2	14.7
	合计	1 671	40.0	0.71	1.47	68.8	0.00	0.06	0.2	0.32	0.94	31.0	1.03	1.75	31.0	14.2

表4-73 深圳市15岁年龄组恒牙患龋率、龋均、龋补充填比及窝沟封闭率

		受检人数	患龋率/%	DT			MT			FT			DMFT		龋补充填比/%	窝沟封闭率/%
				$\bar{x}$	s	构成比/%	$\bar{x}$	s	构成比/%	$\bar{x}$	s	构成比/%	$\bar{x}$	s		
经济＋	男	289	43.6	0.88	1.69	66.1	0.00	0.00	0.0	0.45	1.44	33.9	1.34	2.31	33.9	8.7
	女	252	50.0	0.98	2.00	59.7	0.00	0.06	0.2	0.65	1.38	40.0	1.63	2.54	40.1	8.7
	合计	541	46.6	0.93	1.84	62.8	0.00	0.04	0.1	0.55	1.41	37.1	1.48	2.42	37.1	8.7
经济一	男	261	49.4	1.21	2.21	80.0	0.00	0.00	0.0	0.30	0.86	20.0	1.51	2.41	20.0	5.4
	女	252	57.5	1.39	2.23	67.8	0.01	0.19	0.6	0.65	1.58	31.7	2.06	2.69	31.8	4.0
	合计	513	53.4	1.30	2.22	73.1	0.01	0.13	0.3	0.47	1.28	26.6	1.78	2.56	26.7	4.7
合计	男	550	46.4	1.04	1.96	73.1	0.00	0.00	0.0	0.38	1.20	26.9	1.42	2.35	26.9	7.1
	女	504	53.8	1.18	2.13	64.2	0.01	0.14	0.4	0.65	1.48	35.4	1.85	2.62	35.5	6.3
	合计	1 054	49.9	1.11	2.04	68.3	0.00	0.10	0.2	0.51	1.35	31.5	1.62	2.49	31.6	6.7

表4-74　深圳市12~15岁年龄组恒牙患龋率、龋均、龋补充填比及窝沟封闭率

		受检人数	患龋率/%	DT			MT			FT			DMFT		龋补充填比/%	窝沟封闭率/%
				$\bar{x}$	s	构成比/%	$\bar{x}$	s	构成比/%	$\bar{x}$	s	构成比/%	$\bar{x}$	s		
经济+	男	1 565	38.1	0.64	1.43	64.4	0.00	0.06	0.3	0.35	1.17	35.4	1.00	1.88	35.5	12.6
	女	1 363	46.8	0.80	1.70	56.8	0.00	0.05	0.2	0.61	1.47	43.1	1.41	2.30	43.1	13.3
	合计	2 928	42.2	0.72	1.57	60.2	0.00	0.06	0.2	0.47	1.33	39.6	1.19	2.09	39.7	12.9
经济−	男	1 372	40.7	0.88	1.75	75.9	0.00	0.04	0.1	0.28	0.95	23.9	1.16	2.02	24.0	7.6
	女	1 209	51.9	1.20	1.96	71.4	0.00	0.12	0.3	0.47	1.32	28.3	1.68	2.40	28.4	6.9
	合计	2 581	45.9	1.03	1.86	73.4	0.00	0.09	0.2	0.37	1.14	26.4	1.40	2.22	26.4	7.2
合计	男	2 937	39.3	0.75	1.59	70.2	0.00	0.05	0.2	0.32	1.07	29.6	1.07	1.95	29.7	10.2
	女	2 572	49.2	0.99	1.84	64.3	0.00	0.09	0.2	0.55	1.40	35.5	1.54	2.35	35.6	10.3
	合计	5 509	43.9	0.86	1.72	66.9	0.00	0.07	0.2	0.42	1.24	32.9	1.29	2.16	33.0	10.3

表4-75　深圳市12岁年龄组牙周健康率、牙龈出血及牙石的检出情况

		受检人数	牙周健康率/%	牙龈出血				牙石			
				检出牙数		检出人数	检出率/%	检出牙数		检出人数	检出率/%
				$\bar{x}$	s			$\bar{x}$	s		
经济+	男	482	57.1	1.97	3.29	207	42.9	1.23	2.39	199	41.3
	女	407	58.0	2.27	3.79	171	42.0	1.09	1.98	142	34.9
	合计	889	57.5	2.10	3.53	378	42.5	1.17	2.21	341	38.4
经济−	男	428	56.1	2.41	3.72	188	43.9	1.61	3.13	181	42.3
	女	354	60.2	2.14	3.35	141	39.8	1.20	2.32	148	41.8

续表

		受检人数	牙周健康率/%	牙龈出血				牙石			
				检出牙数		检出人数	检出率/%	检出牙数		检出人数	检出率/%
				$\bar{x}$	s			$\bar{x}$	s		
	合计	782	57.9	2.29	3.55	329	42.1	1.43	2.80	329	42.1
合计	男	910	56.6	2.17	3.50	395	43.4	1.41	2.77	380	41.8
	女	761	59.0	2.21	3.59	312	41.0	1.14	2.14	290	38.1
	合计	1 671	57.7	2.19	3.54	707	42.3	1.29	2.51	670	40.1

表4-76　深圳市15岁年龄组牙周健康率、牙龈出血、牙石、牙周袋、附着丧失情况

		受检人数	牙周健康率/%	牙龈出血				牙石				牙周袋≥4mm				附着丧失≥4mm			
				检出牙数		检出人数	检出率/%	检出牙数		检出人数	检出率/%	检出牙数		检出人数	检出率/%	检出牙数		检出人数	检出率/%
				$\bar{x}$	s			$\bar{x}$	s			$\bar{x}$	s			$\bar{x}$	s		
经济+	男	289	54.0	2.40	3.71	133	46.0	2.09	3.23	136	47.1	0.02	0.29	1	0.4	0.00	0.00	0	0.00
	女	252	59.9	2.15	3.61	101	40.1	2.62	4.26	118	46.8	0.02	0.31	1	0.4	0.00	0.00	0	0.00
	合计	541	56.7	2.28	3.66	234	43.3	2.33	3.75	254	47.0	0.02	0.30	2	0.4	0.00	0.00	0	0.00
经济−	男	261	57.9	2.28	3.51	109	41.8	2.41	3.77	136	52.1	0.05	0.57	2	0.8	0.00	0.00	0	0.00
	女	252	59.5	2.00	3.35	101	40.1	2.21	3.64	123	48.8	0.04	0.44	2	0.8	0.00	0.00	0	0.00
	合计	513	58.7	2.14	3.43	210	40.9	2.31	3.71	259	50.5	0.04	0.51	4	0.8	0.00	0.00	0	0.00
合计	男	550	55.8	2.35	3.61	242	44.0	2.24	3.50	272	49.5	0.03	0.45	3	0.6	0.00	0.00	0	0.00
	女	504	59.7	2.07	3.48	202	40.1	2.41	3.97	241	47.8	0.03	0.38	3	0.6	0.00	0.00	0	0.00
	合计	1 054	57.7	2.22	3.55	444	42.1	2.32	3.73	513	48.7	0.03	0.42	6	0.6	0.00	0.00	0	0.00

表4-77　深圳市15岁年龄组牙周袋的检出牙数

		受检人数	深牙周袋（≥6mm）		浅牙周袋（4~5mm）		无牙周袋		不作记录		缺失牙	
			$\bar{x}$	s	$\bar{x}$	s	$\bar{x}$	s	$\bar{x}$	s	$\bar{x}$	s
经济＋	男	289	0.00	0.00	0.02	0.06	27.83	0.62	0.11	0.40	0.05	0.37
	女	252	0.00	0.00	0.02	0.06	27.66	1.07	0.13	0.53	0.19	0.81
	合计	541	0.00	0.00	0.02	0.06	27.75	0.86	0.12	0.46	0.12	0.62
经济－	男	261	0.00	0.00	0.05	0.09	27.79	0.86	0.10	0.52	0.06	0.42
	女	252	0.00	0.00	0.04	0.09	27.74	0.88	0.12	0.56	0.10	0.56
	合计	513	0.00	0.00	0.04	0.09	27.76	0.87	0.11	0.54	0.08	0.49
合计	男	550	0.00	0.00	0.03	0.07	27.81	0.74	0.11	0.46	0.05	0.39
	女	504	0.00	0.00	0.03	0.08	27.70	0.98	0.12	0.54	0.15	0.70
	合计	1 054	0.00	0.00	0.03	0.08	27.76	0.87	0.11	0.50	0.10	0.56

表4-78　深圳市12~15岁年龄组牙周健康率、牙龈出血及牙石的检出情况

		受检人数	牙周健康率/%	牙龈出血				牙石			
				检出牙数		检出人数	检出率/%	检出牙数		检出人数	检出率/%
				$\bar{x}$	s			$\bar{x}$	s		
经济＋	男	1 565	55.5	2.22	3.48	696	44.5	1.72	2.78	711	45.4
	女	1 363	55.5	2.30	3.58	606	44.5	1.62	2.94	542	39.8
	合计	2 928	55.5	2.26	3.53	1 302	44.5	1.67	2.86	1 253	42.8
经济－	男	1 372	54.5	2.43	3.59	623	45.4	2.01	3.55	629	45.8
	女	1 209	58.9	2.12	3.32	496	41.0	1.75	3.17	556	46.0

续表

		受检人数	牙周健康率/%	牙龈出血				牙石			
				检出牙数		检出人数	检出率/%	检出牙数		检出人数	检出率/%
				$\bar{x}$	s			$\bar{x}$	s		
	合计	2 581	56.6	2.28	3.47	1 119	43.4	1.89	3.38	1 185	45.9
合计	男	2 937	55.1	2.32	3.53	1 319	44.9	1.86	3.17	1 340	45.6
	女	2 572	57.1	2.21	3.46	1 102	42.8	1.68	3.05	1 098	42.7
	合计	5 509	56.0	2.27	3.50	2 421	43.9	1.78	3.12	2 438	44.3

表4-79　深圳市12岁年龄组氟斑牙患病率及社区氟牙症指数（CFI）

		受检人数	DI=0		DI=0.5		DI=1		DI=2		DI=3		DI=4		患病率/%	CFI
			人数	构成比/%	人数	构成比/%	人数	构成比/%	人数	构成比/%	人数	构成比/%	人数	构成比/%		
经济＋	男	482	480	99.6	0	0.0	2	0.4	0	0.0	0	0.0	0	0.0	0.4	0.00
	女	407	405	99.5	1	0.2	0	0.0	0	0.0	0	0.0	0	0.0	0.0	0.00
	合计	889	885	99.6	1	0.1	2	0.2	0	0.0	0	0.0	0	0.0	0.2	0.00
经济－	男	428	420	98.1	0	0.0	6	1.4	2	0.5	0	0.0	0	0.0	1.9	0.02
	女	354	351	99.2	1	0.3	2	0.6	0	0.0	0	0.0	0	0.0	0.6	0.01
	合计	782	771	98.6	1	0.1	8	1.0	2	0.3	0	0.0	0	0.0	1.3	0.02
合计	男	910	900	98.9	0	0.0	8	0.9	2	0.2	0	0.0	0	0.0	1.1	0.01
	女	761	756	99.3	2	0.3	2	0.3	0	0.0	0	0.0	0	0.0	0.3	0.00
	合计	1 671	1 656	99.1	2	0.1	10	0.6	2	0.1	0	0.0	0	0.0	0.7	0.01

表4-80 深圳市12岁年龄组独生子女率及父母最高学历状况

		调查人数	独生子女率/%	父亲最高学历/%									母亲最高学历/%								
				没上过学	小学	初中	高中	中专	大专	本科	硕士及以上	不详	没上过学	小学	初中	高中	中专	大专	本科	硕士及以上	不详
经济+	男	482	38.4	0.4	3.1	10.4	18.5	5.0	13.3	24.5	9.5	15.4	1.2	4.6	13.5	16.2	7.9	14.3	22.0	5.6	14.7
	女	407	33.9	0.0	2.9	9.1	13.3	3.7	12.3	26.8	6.4	25.6	0.7	4.9	9.8	15.5	8.1	11.1	24.1	5.2	20.6
	合计	889	36.3	0.2	3.0	9.8	16.1	4.4	12.8	25.5	8.1	20.0	1.0	4.7	11.8	15.9	8.0	12.8	22.9	5.4	17.4
经济−	男	428	28.9	0.2	4.2	20.1	21.7	7.5	12.6	11.9	4.2	17.5	0.5	6.5	24.5	22.2	6.1	13.1	7.7	1.4	18.0
	女	354	17.6	0.0	3.4	19.5	16.7	5.9	10.5	16.9	2.0	25.1	0.0	4.5	26.6	16.1	8.2	9.9	11.3	0.8	22.6
	合计	782	23.8	0.1	3.8	19.8	19.4	6.8	11.6	14.2	3.2	21.0	0.3	5.6	25.4	19.4	7.0	11.6	9.3	1.2	20.1
合计	男	910	33.9	0.3	3.6	14.9	20.0	6.2	13.0	18.6	7.0	16.4	0.9	5.5	18.7	19.0	7.0	13.7	15.3	3.6	16.3
	女	761	26.3	0.0	3.2	13.9	14.8	4.7	11.4	22.2	4.3	25.4	0.4	4.7	17.6	15.8	8.1	10.5	18.1	3.2	21.6
	合计	1 671	30.5	0.2	3.4	14.5	17.7	5.5	12.3	20.2	5.8	20.5	0.7	5.1	18.2	17.5	7.5	12.3	16.6	3.4	18.7

表4-81 深圳市15岁年龄组独生子女率及父母最高学历状况

		调查人数	独生子女率/%	父亲最高学历/%									母亲最高学历/%								
				没上过学	小学	初中	高中	中专	大专	本科	硕士及以上	不详	没上过学	小学	初中	高中	中专	大专	本科	硕士及以上	不详
经济+	男	289	32.3	0.0	3.8	21.8	24.6	5.5	10.4	14.5	2.4	17.0	1.0	7.3	26.4	22.9	6.9	8.3	8.0	2.8	16.3
	女	252	23.4	0.0	7.1	21.8	20.6	4.0	8.3	17.1	2.0	19.0	0.8	12.3	17.9	22.6	4.8	10.3	11.5	1.6	18.3
	合计	541	28.1	0.0	5.4	21.8	22.7	4.8	9.4	15.7	2.2	17.9	0.9	9.6	22.4	22.8	5.9	9.3	9.6	2.2	17.2
经济−	男	261	22.3	0.0	7.7	29.1	22.2	4.2	10.3	7.7	1.5	17.2	1.5	10.0	33.3	17.6	5.7	9.2	3.8	0.8	18.0
	女	252	16.5	0.8	4.0	30.6	20.2	6.3	9.5	15.5	1.6	11.5	1.2	7.5	34.5	19.0	9.1	9.5	6.7	0.8	11.5

续表

		调查人数	独生子女率/%	父亲最高学历/%									母亲最高学历/%								
				没上过学	小学	初中	高中	中专	大专	本科	硕士及以上	不详	没上过学	小学	初中	高中	中专	大专	本科	硕士及以上	不详
经济–	合计	513	19.4	0.4	5.8	29.8	21.2	5.3	9.9	11.5	1.6	14.4	1.4	8.8	33.9	18.3	7.4	9.4	5.3	0.8	14.8
合计	男	550	27.6	0.0	5.6	25.3	23.5	4.9	10.4	11.3	2.0	17.1	1.3	8.6	29.7	20.4	6.4	8.7	6.0	1.8	17.1
	女	504	20.0	0.4	5.6	26.2	20.4	5.2	8.9	16.3	1.8	15.3	1.0	9.9	26.2	20.8	6.9	9.9	9.1	1.2	14.9
	合计	1 054	23.9	0.2	5.6	25.7	22.0	5.0	9.7	13.7	1.9	16.2	1.1	9.2	28.0	20.6	6.6	9.3	7.5	1.5	16.0

表4–82　深圳市12~15岁年龄组独生子女率及父母最高学历状况

		调查人数	独生子女率/%	父亲最高学历/%									母亲最高学历/%								
				没上过学	小学	初中	高中	中专	大专	本科	硕士及以上	不详	没上过学	小学	初中	高中	中专	大专	本科	硕士及以上	不详
经济+	男	1 565	37.0	0.3	3.1	16.7	21.4	5.4	11.6	18.0	6.8	16.7	1.3	6.3	18.5	20.3	7.9	11.3	14.7	4.0	15.7
	女	1 363	29.9	0.1	3.6	15.6	18.0	5.3	11.1	22.4	4.1	19.9	0.7	7.0	16.2	18.7	7.7	11.9	18.2	2.9	16.7
	合计	2 928	33.7	0.2	3.3	16.2	19.8	5.4	11.3	20.0	5.5	18.2	1.0	6.6	17.4	19.5	7.8	11.6	16.3	3.5	16.2
经济–	男	1 372	27.2	0.2	4.7	25.9	22.4	5.9	12.1	10.3	1.9	16.5	0.9	8.3	28.1	21.6	6.1	11.0	7.1	0.8	16.2
	女	1 209	17.9	0.2	3.3	23.6	18.7	6.3	12.7	15.0	1.8	18.4	0.6	6.7	27.3	18.8	9.3	10.3	8.9	0.8	17.3
	合计	2 581	22.9	0.2	4.1	24.8	20.7	6.1	12.4	12.5	1.9	17.4	0.7	7.6	27.7	20.3	7.6	10.7	7.9	0.8	16.7
合计	男	2 937	32.4	0.2	3.8	21.0	21.9	5.7	11.8	14.4	4.5	16.6	1.1	7.2	23.0	20.9	7.1	11.2	11.1	2.5	15.9
	女	2 572	24.3	0.1	3.5	19.4	18.3	5.8	11.9	18.9	3.0	19.2	0.6	6.9	21.4	18.7	8.5	11.2	13.8	1.9	17.0
	合计	5 509	28.6	0.2	3.7	20.3	20.2	5.7	11.8	16.5	3.8	17.8	0.9	7.1	22.2	19.9	7.7	11.2	12.4	2.2	16.4

表4-83　深圳市12岁年龄组刷牙及牙线使用情况

		调查人数	每天刷牙		每天刷牙次数/%				牙线使用频率/%		
			人数	刷牙率/%	2次及以上	每天1次	不是每天	偶尔/不刷	不用/偶尔用	每周用	每天用
经济+	男	482	439	91.1	55.6	35.5	3.1	5.8	93.0	3.4	3.6
	女	407	393	96.6	64.6	31.9	0.0	3.4	95.3	2.0	2.7
	合计	889	832	93.6	59.7	33.9	1.7	4.7	94.1	2.7	3.2
经济−	男	428	396	92.5	48.8	43.7	0.9	6.5	97.0	1.4	1.6
	女	354	348	98.3	63.8	34.5	0.3	1.4	97.7	1.4	0.9
	合计	782	744	95.1	55.6	39.5	0.6	4.2	97.3	1.4	1.3
合计	男	910	835	91.8	52.4	39.3	2.1	6.2	94.9	2.4	2.7
	女	761	741	97.4	64.3	33.1	0.1	2.5	96.4	1.7	1.9
	合计	1 671	1 576	94.3	57.8	36.5	1.2	4.5	95.6	2.1	2.3

表4-84　深圳市15岁年龄组刷牙及牙线使用情况

		调查人数	每天刷牙		每天刷牙次数/%				牙线使用频率/%		
			人数	刷牙率/%	2次及以上	每天1次	不是每天	偶尔/不刷	不用/偶尔用	每周用	每天用
经济+	男	289	266	92.0	47.8	44.3	2.1	5.9	96.2	1.4	2.4
	女	252	246	97.7	68.3	29.4	0.8	1.6	97.2	0.8	2.0
	合计	541	512	94.6	57.3	37.3	1.5	3.9	96.7	1.1	2.2
经济−	男	261	245	93.9	47.5	46.4	0.8	5.4	95.7	1.2	3.1

续表

		调查人数	每天刷牙		每天刷牙次数/%				牙线使用频率/%		
			人数	刷牙率/%	2次及以上	每天1次	不是每天	偶尔/不刷	不用/偶尔用	每周用	每天用
	女	252	246	97.6	63.1	34.5	0.4	2.0	96.4	2.0	1.6
	合计	513	491	95.7	55.2	40.5	0.6	3.7	96.0	1.6	2.4
合计	男	550	511	92.9	47.6	45.3	1.5	5.6	95.9	1.3	2.8
	女	504	492	97.6	65.7	31.9	0.6	1.8	96.8	1.4	1.8
	合计	1 054	1 003	95.2	56.3	38.9	1.0	3.8	96.4	1.3	2.3

表4-85　深圳市12~15岁年龄组刷牙及牙线使用情况

		调查人数	每天刷牙		每天刷牙次数/%				牙线使用频率/%		
			人数	刷牙率/%	2次及以上	每天1次	不是每天	偶尔/不刷	不用/偶尔用	每周用	每天用
经济＋	男	1 565	1 446	92.4	51.4	41.0	2.4	5.2	94.8	2.6	2.6
	女	1 363	1 322	97.0	66.8	30.2	0.4	2.6	96.3	1.6	2.1
	合计	2 928	2 768	94.5	58.6	36.0	1.5	4.0	95.5	2.1	2.4
经济－	男	1 372	1 283	93.5	47.7	45.8	1.0	5.5	96.5	1.5	2.0
	女	1 209	1 177	97.4	60.9	36.5	0.3	2.3	96.7	1.5	1.8
	合计	2 581	2 460	95.3	53.9	41.5	0.7	4.0	96.6	1.5	1.9
合计	男	2 937	2 729	92.9	49.6	43.3	1.8	5.3	95.6	2.1	2.3
	女	2 572	2 499	97.2	64.0	33.1	0.3	2.5	96.6	1.5	1.9
	合计	5 509	5 228	94.9	56.4	38.5	1.1	4.0	96.0	1.9	2.1

表4-86　深圳市12岁年龄组牙膏使用情况

		调查人数	每天刷牙人数	使用牙膏/%			使用牙膏人数	使用含氟牙膏/%			含氟牙膏使用率/%
				是	否	不知道		是	否	不知道	
经济＋	男	482	439	99.1	0.9	0.0	449	14.0	11.8	74.2	54.4
	女	407	393	99.5	0.0	0.5	393	6.6	7.4	86.0	47.3
	合计	889	832	99.3	0.5	0.2	842	10.6	9.7	79.7	52.1
经济－	男	428	396	99.8	0.0	0.2	401	13.7	5.8	80.5	70.1
	女	354	348	99.7	0.3	0.0	348	7.6	7.1	85.3	52.0
	合计	782	744	99.7	0.1	0.1	749	10.9	6.4	82.7	63.0
合计	男	910	835	99.4	0.5	0.1	850	13.9	9.0	77.2	60.7
	女	761	741	99.6	0.1	0.3	741	7.1	7.2	85.7	49.5
	合计	1 671	1 576	99.5	0.3	0.2	1 591	10.7	8.2	81.1	56.8

表4-87　深圳市15岁年龄组牙膏使用情况

		调查人数	每天刷牙人数	使用牙膏/%			使用牙膏人数	使用含氟牙膏/%			含氟牙膏使用率/%
				是	否	不知道		是	否	不知道	
经济＋	男	289	266	100.0	0.0	0.0	274	9.9	6.8	83.3	59.1
	女	252	246	98.4	0.8	0.8	247	7.0	6.2	86.8	53.1
	合计	541	512	99.2	0.4	0.4	521	8.5	6.5	85.0	56.6
经济－	男	261	245	100.0	0.0	0.0	248	12.9	12.5	74.6	50.8

续表

		调查人数	每天刷牙人数	使用牙膏/%			使用牙膏人数	使用含氟牙膏/%			含氟牙膏使用率/%
				是	否	不知道		是	否	不知道	
	女	252	246	99.2	0.0	0.8	245	8.7	13.6	77.7	38.9
	合计	513	491	99.6	0.0	0.4	493	10.8	13.1	76.1	45.2
合计	男	550	511	100.0	0.0	0.0	522	11.3	9.5	79.1	54.3
	女	504	492	98.8	0.4	0.8	492	7.8	9.9	82.3	44.2
	合计	1 054	1 003	99.4	0.2	0.4	1 014	9.6	9.7	80.7	49.7

表4-88　深圳市12~15岁年龄组牙膏使用情况

		调查人数	每天刷牙人数	使用牙膏/%			使用牙膏人数	使用含氟牙膏/%			含氟牙膏使用率/%
				是	否	不知道		是	否	不知道	
经济+	男	1 565	1 446	99.3	0.5	0.1	1 477	11.0	10.4	78.6	51.3
	女	1 363	1 322	99.6	0.1	0.3	1 331	8.5	8.0	83.5	51.4
	合计	2 928	2 768	99.4	0.4	0.2	2 808	9.8	9.3	80.9	51.3
经济−	男	1 372	1 283	99.4	0.4	0.2	1 289	12.0	10.1	77.9	54.4
	女	1 209	1 177	99.7	0.1	0.2	1 178	8.1	9.8	82.1	45.0
	合计	2 581	2 460	99.6	0.2	0.2	2 467	10.1	10.4	79.5	49.4
合计	男	2 937	2 729	99.4	0.5	0.2	2 766	11.5	10.3	78.3	52.7
	女	2 572	2 499	99.6	0.1	0.2	2 509	8.3	8.9	82.8	48.3
	合计	5 509	5 228	99.5	0.3	0.2	5 275	10.0	9.6	80.4	50.9

表4-89　深圳市12岁年龄组饮食习惯

		调查人数	甜点及糖果/%						甜饮料/%						加糖的牛奶/酸奶/奶茶/茶/咖啡/%					
			每天≥2次	每天1次	每周2~6次	每周1次	每月1~3次	很少/从不	每天≥2次	每天1次	每周2~6次	每周1次	每月1~3次	很少/从不	每天≥2次	每天1次	每周2~6次	每周1次	每月1~3次	很少/从不
经济+	男	482	6.9	9.5	27.9	20.8	22.1	12.8	4.2	10.1	35.8	20.2	19.8	9.9	9.1	13.0	29.3	15.5	17.0	16.1
	女	407	11.2	10.2	33.4	19.0	17	9.2	4.0	9.0	25.6	18.4	28.1	14.9	6.5	15.1	28.5	18.9	15.9	15.1
	合计	889	8.9	9.8	30.4	20.0	19.7	11.2	4.1	9.6	31.1	19.4	23.6	12.2	7.9	14.0	28.9	17.0	16.5	15.7
经济−	男	428	7.7	9.1	28.4	17.3	20	17.5	4.8	7.4	26.9	20.9	24.0	16.1	7.5	14.7	19.0	16.6	19.0	23.3
	女	354	12.2	13.1	32.4	14.2	18.2	9.9	4.8	5.4	19.3	18.8	26.7	25.0	9.4	17.3	24.1	16.5	19.9	12.8
	合计	782	9.8	10.9	30.2	15.9	19.1	14.1	4.8	6.5	23.4	19.9	25.2	20.2	8.3	15.9	21.4	16.5	19.4	18.5
合计	男	910	7.3	9.3	28.1	19.2	21.1	15	4.5	8.9	31.6	20.5	21.7	12.8	8.3	13.8	24.5	16.0	17.9	19.5
	女	761	11.7	11.6	32.9	16.7	17.5	9.6	4.4	7.3	22.7	18.6	27.5	19.6	7.8	16.2	26.5	17.7	17.7	14.0
	合计	1 671	9.3	10.3	30.3	18.1	19.5	12.5	4.4	8.1	27.5	19.6	24.4	15.9	8.1	14.9	25.4	16.8	17.8	17.0

表4-90　深圳市15岁年龄组饮食习惯

		调查人数	甜点及糖果/%						甜饮料/%						加糖的牛奶/酸奶/奶茶/茶/咖啡/%					
			每天≥2次	每天1次	每周2~6次	每周1次	每月1~3次	很少/从不	每天≥2次	每天1次	每周2~6次	每周1次	每月1~3次	很少/从不	每天≥2次	每天1次	每周2~6次	每周1次	每月1~3次	很少/从不
经济+	男	289	7.7	14.0	33.3	15.8	14.0	15.1	11.2	15.4	35.3	15.7	13.6	8.7	9.5	20.5	29.3	17.7	9.5	13.4
	女	252	17.1	18.3	27.5	14.7	13.5	8.8	6.8	7.2	31.1	21.5	21.1	12.4	10.4	24.1	27.7	17.7	11.2	8.8
	合计	541	12.1	16.0	30.6	15.3	13.8	12.1	9.1	11.5	33.3	18.4	17.1	10.4	10.0	22.2	28.6	17.7	10.3	11.3
经济−	男	261	8.1	10.9	31.0	15.9	20.5	13.6	7.4	10.5	39.9	16.7	14.3	11.2	7.8	21.1	31.6	10.9	16.4	12.1

续表

		调查人数	甜点及糖果/%						甜饮料/%						加糖的牛奶/酸奶/奶茶/茶/咖啡/%					
			每天≥2次	每天1次	每周2~6次	每周1次	每月1~3次	很少/从不	每天≥2次	每天1次	每周2~6次	每周1次	每月1~3次	很少/从不	每天≥2次	每天1次	每周2~6次	每周1次	每月1~3次	很少/从不
经济一	女	252	13.7	17.3	37.8	12.9	12.9	5.6	5.6	11.2	31.3	16.9	18.9	16.1	14.5	17.7	29.0	15.3	12.5	10.9
	合计	513	10.8	14.0	34.3	14.4	16.8	9.7	6.5	10.8	35.7	16.8	16.6	13.6	11.1	19.4	30.4	13.1	14.5	11.5
合计	男	550	7.9	12.5	32.2	15.8	17.1	14.4	9.4	13.1	37.5	16.2	14.0	9.9	8.7	20.8	30.4	14.5	12.8	12.8
	女	504	15.4	17.8	32.6	13.8	13.2	7.2	6.2	9.2	31.2	19.2	20.0	14.2	12.5	20.9	28.4	16.5	11.9	9.9
	合计	1 054	11.5	15.1	32.4	14.9	15.2	10.9	7.9	11.2	34.5	17.6	16.9	12.0	10.5	20.8	29.4	15.4	12.4	11.4

表4-91　深圳市12~15岁年龄组饮食习惯

		调查人数	甜点及糖果/%						甜饮料/%						加糖的牛奶/酸奶/奶茶/茶/咖啡/%					
			每天≥2次	每天1次	每周2~6次	每周1次	每月1~3次	很少/从不	每天≥2次	每天1次	每周2~6次	每周1次	每月1~3次	很少/从不	每天≥2次	每天1次	每周2~6次	每周1次	每月1~3次	很少/从不
经济+	男	1 565	8.5	11.4	30.4	17.4	18.7	13.6	7.1	12.9	36.4	19.0	16.3	8.4	9.7	16.7	29.1	16.7	14.5	13.4
	女	1 363	13.1	14.7	33.2	15.9	15.1	8.1	4.7	8.7	30.2	19.8	22.2	14.3	9.0	20.3	29.1	16.8	13.8	11.1
	合计	2 928	10.7	12.9	31.7	16.7	17.0	11.0	6.0	10.9	33.5	19.4	19.0	11.1	9.3	18.4	29.1	16.7	14.2	12.3
经济一	男	1 372	8.8	11.2	28.2	16.1	19.6	16.1	7.1	10.3	31.4	19.0	18.5	13.6	9.1	17.4	24.7	14.3	16.9	17.5
	女	1 209	14.0	17.4	32.6	13.8	14.4	7.9	5.7	9.5	24.8	20.0	20.7	19.3	11.7	18.8	26.9	14.6	15.4	12.6
	合计	2 581	11.2	14.1	30.3	15.0	17.1	12.3	6.4	9.9	28.3	19.5	19.6	16.3	10.3	18.0	25.7	14.5	16.2	15.2
合计	男	2 937	8.7	11.3	29.4	16.8	19.1	14.8	7.1	11.7	34.1	19.0	17.3	10.8	9.4	17.0	27.0	15.6	15.6	15.3
	女	2 572	13.5	16.0	32.9	14.9	14.8	8.0	5.2	9.1	27.7	19.9	21.5	16.6	10.3	19.6	28.0	15.8	14.6	11.8
	合计	5 509	10.9	13.5	31.0	15.9	17.1	11.6	6.2	10.5	31.1	19.4	19.3	13.6	9.8	18.2	27.5	15.7	15.1	13.7

表4-92 深圳市12岁年龄组吸烟频率

		调查人数	每天吸/%	每周吸/%	很少或曾经吸/%	从不吸/%
经济＋	男	482	0.2	0.4	0.6	98.8
	女	407	0.0	0.0	0.7	99.3
	合计	889	0.1	0.2	0.7	99.0
经济－	男	428	0.5	0.0	2.6	96.9
	女	354	0.0	0.3	0.8	98.9
	合计	782	0.3	0.1	1.8	97.8
合计	男	910	0.3	0.2	1.5	97.9
	女	761	0.0	0.1	0.8	99.1
	合计	1 671	0.2	0.2	1.2	98.4

表4-93 深圳市15岁年龄组吸烟频率

		调查人数	每天吸/%	每周吸/%	很少或曾经吸/%	从不吸/%
经济＋	男	289	1.4	0.0	6.3	92.3
	女	252	0.0	0.0	1.2	98.8
	合计	541	0.7	0.0	3.9	95.4
经济－	男	261	0.8	1.9	4.6	92.7
	女	252	0.0	0.0	1.6	98.4
	合计	513	0.4	1.0	3.1	95.5

续表

		调查人数	每天吸/%	每周吸/%	很少或曾经吸/%	从不吸/%
合计	男	550	1.1	0.9	5.5	92.5
	女	504	0.0	0.0	1.4	98.6
	合计	1 054	0.6	0.5	3.5	95.4

表4-94 深圳市12~15岁年龄组吸烟频率

		调查人数	每天吸/%	每周吸/%	很少或曾经吸/%	从不吸/%
经济+	男	1 565	0.8	0.1	2.4	96.7
	女	1 363	0.1	0.1	1.3	98.5
	合计	2 928	0.4	0.1	1.9	97.5
经济–	男	1 372	0.5	0.4	3.8	95.2
	女	1 209	0.2	0.2	1.3	98.3
	合计	2 581	0.4	0.3	2.6	96.7
合计	男	2 937	0.6	0.3	3.1	96.0
	女	2 572	0.1	0.1	1.3	98.4
	合计	5 509	0.4	0.2	2.3	97.1

表4-95 深圳市12岁年龄组全身及口腔健康状况自我评价

		调查人数	身体健康状况/%					口腔健康状况/%				
			很好	较好	一般	较差	很差	很好	较好	一般	较差	很差
经济+	男	482	25.8	49.5	20.5	3.1	1.0	8.6	38.7	41.4	9.0	2.3
	女	407	22.6	50.1	22.3	4.2	0.7	8.2	34.5	43.9	11.7	1.7
	合计	889	24.3	49.8	21.4	3.6	0.9	8.4	36.8	42.6	10.2	2.0
经济–	男	428	27.2	48.0	22.2	2.4	0.2	10.0	35.6	44.2	9.0	1.2
	女	354	16.7	57.2	23.8	2.0	0.3	4.3	31.8	50.9	11.9	1.1
	合计	782	22.4	52.2	22.9	2.2	0.3	7.4	33.9	47.2	10.3	1.2
合计	男	910	26.4	48.8	21.3	2.8	0.7	9.2	37.3	42.7	9.0	1.8
	女	761	19.8	53.4	23.0	3.2	0.5	6.4	33.2	47.2	11.8	1.5
	合计	1 671	23.4	50.9	22.1	3.0	0.6	7.9	35.4	44.7	10.3	1.6

表4-96 深圳市15岁年龄组全身及口腔健康状况自我评价

		调查人数	身体健康状况/%					口腔健康状况/%				
			很好	较好	一般	较差	很差	很好	较好	一般	较差	很差
经济+	男	289	30.1	47.5	18.1	3.9	0.4	12.0	40.5	37.7	7.7	2.1
	女	252	20.2	45.6	31.0	2.8	0.4	10.0	29.9	45.8	12.7	1.6
	合计	541	25.5	46.6	24.2	3.4	0.4	11.0	35.5	41.5	10.1	1.9
经济–	男	261	23.0	52.3	21.5	2.3	0.8	10.7	40.2	39.5	7.3	2.3

续表

		调查人数	身体健康状况/%					口腔健康状况/%				
			很好	较好	一般	较差	很差	很好	较好	一般	较差	很差
	女	252	15.6	49.2	30.4	4.0	0.8	6.8	30.4	48.0	12.8	2.0
	合计	513	19.4	50.8	25.9	3.2	0.8	8.8	35.4	43.6	10.0	2.2
合计	男	550	26.8	49.8	19.7	3.2	0.6	11.4	40.4	38.5	7.5	2.2
	女	504	17.9	47.4	30.7	3.4	0.6	8.4	30.1	46.9	12.8	1.8
	合计	1 054	22.5	48.7	25.0	3.3	0.6	9.9	35.5	42.5	10.0	2.0

表4-97　深圳市12～15岁年龄组全身及口腔健康状况自我评价

		调查人数	身体健康状况/%					口腔健康状况/%				
			很好	较好	一般	较差	很差	很好	较好	一般	较差	很差
经济＋	男	1 565	28.7	46.9	20.4	3.1	0.9	11.9	38.4	38.7	8.9	2.1
	女	1 363	20.2	49.9	25.3	4.2	0.4	8.1	33.6	45.6	10.9	1.8
	合计	2 928	24.7	48.3	22.7	3.6	0.7	10.1	36.2	41.9	9.8	1.9
经济－	男	1 372	26.6	47.4	22.6	2.9	0.4	11.0	37.7	41.4	8.5	1.4
	女	1 209	17.5	49.5	28.4	4.1	0.5	5.6	30.7	48.0	13.8	1.9
	合计	2 581	22.3	48.4	25.3	3.5	0.5	9.3	35.3	43.1	10.4	1.8
合计	男	2 937	27.8	47.1	21.4	3.0	0.7	11.5	38.1	40.0	8.7	1.8
	女	2 572	18.9	49.7	26.8	4.2	0.5	6.9	32.2	46.7	12.2	1.8
	合计	5 509	23.6	48.3	23.9	3.6	0.6	9.3	35.3	43.1	10.4	1.8

表4-98　深圳市12岁年龄组牙外伤经历

		调查人数	牙外伤/%			牙外伤人数	牙外伤发生地点/%#	
			有	没有	记不清		校园内	校园外
经济＋	男	482	24.7	51.6	23.7	119	34.8	77.7
	女	407	11.4	64.7	24.0	46	19.6	82.6
	合计	889	18.6	57.6	23.8	165	30.4	79.1
经济－	男	428	27.8	53.1	19.1	119	28.7	80.2
	女	354	13.4	63.4	23.3	47	7.1	97.6
	合计	782	21.3	57.7	21.0	167	22.7	85.2
合计	男	910	26.2	52.3	21.5	238	31.8	78.9
	女	761	12.3	64.1	23.6	94	13.6	89.7
	合计	1 671	19.8	57.7	22.5	331	26.7	82.0

#：多项选择题结果。

表4-99　深圳市15岁年龄组牙外伤经历

		调查人数	牙外伤/%			牙外伤人数	牙外伤发生地点/%#	
			有	没有	记不清		校园内	校园外
经济＋	男	289	24.5	53.8	21.7	71	33.3	74.2
	女	252	14.3	63.5	22.2	36	19.4	83.3
	合计	541	19.7	58.4	21.9	107	28.6	77.5
经济－	男	261	20.2	49.8	30.0	53	27.1	81.8
	女	252	12.0	61.6	26.4	30	32.1	67.9

续表

		调查人数	牙外伤/%			牙外伤人数	牙外伤发生地点/%#	
			有	没有	记不清		校园内	校园外
	合计	513	16.2	55.6	28.2	83	28.9	76.4
合计	男	550	22.5	51.9	25.6	124	30.8	77.3
	女	504	13.1	62.5	24.3	66	25.0	76.6
	合计	1 054	18.0	57.0	25.0	190	28.7	77.0

#：多项选择题结果。

表4-100　深圳市12~15岁年龄组牙外伤经历

		调查人数	牙外伤/%			牙外伤人数	牙外伤发生地点/%#	
			有	没有	记不清		校园内	校园外
经济+	男	1 565	23.0	53.0	24.0	360	32.7	74.3
	女	1 363	13.1	62.8	24.2	179	23.9	80.0
	合计	2 928	18.4	57.6	24.1	539	29.7	76.2
经济−	男	1 372	24.4	51.3	24.3	335	27.8	77.7
	女	1 209	12.7	59.7	27.6	154	18.2	81.7
	合计	2 581	18.9	55.2	25.8	488	24.8	79.0
合计	男	2 937	23.7	52.2	24.1	696	30.4	75.9
	女	2 572	12.9	61.3	25.8	332	21.3	80.8
	合计	5 509	18.6	56.5	24.9	1 025	27.4	77.5

#：多项选择题结果。

表4-101 深圳市12岁年龄组过去12个月内牙痛经历及口腔保健课次数

		调查人数	经常有/%	偶尔有/%	从来没有/%	记不清/%	口腔保健课次数	
							$\bar{x}$	s
经济＋	男	482	2.7	40.2	42.9	14.2	0.67	1.70
	女	407	1.7	39.3	39.1	19.8	0.47	1.38
	合计	889	2.3	39.8	41.1	16.8	0.58	1.56
经济－	男	428	1.0	46.4	42.8	9.8	0.56	1.29
	女	354	2.8	40.5	42.7	14.0	0.48	1.23
	合计	782	1.8	43.7	42.8	11.7	0.52	1.26
合计	男	910	1.9	43.1	42.9	12.1	0.62	1.52
	女	761	2.3	39.8	40.8	17.1	0.47	1.31
	合计	1 671	2.1	41.6	41.9	14.4	0.55	1.43

表4-102 深圳市15岁年龄组过去12个月内牙痛经历及口腔保健课次数

		调查人数	经常有/%	偶尔有/%	从来没有/%	记不清/%	口腔保健课次数	
							$\bar{x}$	s
经济＋	男	289	2.1	41.3	42.7	13.9	0.27	1.63
	女	252	2.4	44.4	36.8	16.4	0.11	0.57
	合计	541	2.3	42.7	39.9	15.1	0.19	1.25
经济－	男	261	2.0	35.8	48.0	14.2	0.15	0.55

续表

		调查人数	经常有/%	偶尔有/%	从来没有/%	记不清/%	口腔保健课次数	
							$\bar{x}$	s
	女	252	3.6	45.3	34.0	17.0	0.19	0.57
	合计	513	2.8	40.5	41.1	15.6	0.17	0.56
合计	男	550	2.1	38.7	45.2	14.0	0.21	1.24
	女	504	3.0	44.9	35.4	16.7	0.15	0.57
	合计	1 054	2.5	41.7	40.5	15.3	0.18	0.98

表4-103　深圳市12~15岁年龄组过去12个月内牙痛经历及口腔保健课次数

		调查人数	经常有/%	偶尔有/%	从来没有/%	记不清/%	口腔保健课次数	
							$\bar{x}$	s
经济＋	男	1 565	2.1	39.1	45.0	13.7	0.37	1.31
	女	1 363	3.0	44.3	37.5	15.1	0.23	0.89
	合计	2 928	2.5	41.6	41.5	14.4	0.30	1.14
经济－	男	1 372	1.3	39.0	46.0	13.7	0.38	1.09
	女	1 209	2.9	44.1	35.8	17.1	0.30	0.90
	合计	2 581	2.1	41.4	41.2	15.3	0.34	1.00
合计	男	2 937	1.8	39.1	45.4	13.7	0.37	1.21
	女	2 572	3.0	44.2	36.7	16.1	0.26	0.90
	合计	5 509	2.3	41.5	41.4	14.8	0.32	1.08

表4-104 深圳市12岁年龄组就医率及末次看牙时间、原因

		调查人数	有就医经历		末次看牙时间分布/%			过去12个月内就医		末次看牙原因分布/%			
			人数	就医率/%	<6个月	6~12个月	>12个月	人数	就医率/%	咨询检查	预防	治疗	不知道
经济+	男	482	381	79.0	30.7	24.1	45.1	209	43.4	29.6	19.2	42.4	8.9
	女	407	325	79.9	38.5	22.8	38.8	199	48.9	40.9	10.6	39.9	8.6
	合计	889	706	79.4	34.3	23.5	42.2	408	45.9	35.2	15.0	41.1	8.7
经济-	男	428	313	73.1	23.3	29.1	47.6	164	38.3	27.5	21.3	39.4	11.9
	女	354	271	76.6	25.5	25.1	49.4	137	38.7	33.6	12.7	44.0	9.7
	合计	782	584	74.7	24.3	27.2	48.5	301	38.5	30.3	17.3	41.5	10.9
合计	男	910	694	76.3	27.4	26.4	46.3	373	41.0	28.7	20.1	41.0	10.2
	女	761	596	78.3	32.6	23.8	43.6	336	44.2	38.0	11.4	41.6	9.0
	合计	1 671	1 290	77.2	29.8	25.2	45.0	709	42.4	33.1	16.0	41.3	9.6

表4-105 深圳市15岁年龄组就医率及末次看牙时间、原因

		调查人数	有就医经历		末次看牙时间分布/%			过去12个月内就医		末次看牙原因分布/%			
			人数	就医率/%	<6个月	6~12个月	>12个月	人数	就医率/%	咨询检查	预防	治疗	不知道
经济+	男	289	195	67.5	21.5	19.5	59.0	80	27.7	24.7	13.0	51.9	10.4
	女	252	185	73.4	40.0	17.3	42.7	106	42.1	27.5	2.0	60.8	9.8
	合计	541	380	70.2	30.5	18.4	51.1	186	34.4	26.3	6.7	57.0	10.1
经济-	男	261	164	62.8	14.6	26.8	58.5	68	26.1	26.6	17.2	48.4	7.8
	女	252	163	64.7	33.7	19.0	47.2	86	34.1	22.6	8.3	57.1	11.9

续表

		调查人数	有就医经历		末次看牙时间分布/%			过去12个月内就医		末次看牙原因分布/%			
			人数	就医率/%	<6个月	6~12个月	>12个月	人数	就医率/%	咨询检查	预防	治疗	不知道
	合计	513	327	63.7	24.2	22.9	52.9	154	30.0	24.3	12.2	53.4	10.1
合计	男	550	359	65.3	18.4	22.6	59.1	147	26.7	25.5	14.9	50.4	9.2
	女	504	348	69.0	37.1	18.1	44.8	192	38.1	25.3	4.8	59.1	10.8
	合计	1 054	707	67.1	27.6	20.4	52.1	339	32.2	25.4	9.2	55.4	10.1

表4-106　深圳市12~15岁年龄组就医率及末次看牙时间、原因

		调查人数	有就医经历		末次看牙时间分布/%			过去12个月内就医		末次看牙原因分布/%			
			人数	就医率/%	<6个月	6~12个月	>12个月	人数	就医率/%	咨询检查	预防	治疗	不知道
经济＋	男	1 565	1 133	72.4	25.2	21.9	53.0	533	34.1	25.7	17.9	46.6	9.7
	女	1 363	1 026	75.3	38.1	20.6	41.3	602	44.2	33.1	9.3	50.0	7.6
	合计	2 928	2 159	73.7	31.3	21.3	47.4	1 135	38.8	29.7	13.3	48.4	8.6
经济－	男	1 372	931	67.9	22.2	25.6	52.2	445	32.4	28.1	16.7	45.5	9.7
	女	1 209	859	71.1	29.2	21.9	48.9	439	36.3	28.7	9.3	52.0	10.0
	合计	2 581	1 790	69.4	25.6	23.8	50.6	884	34.3	28.4	13.0	48.7	9.9
合计	男	2 937	2 064	70.3	23.7	23.5	52.7	976	33.2	26.8	17.4	46.1	9.7
	女	2 572	1 885	73.3	34.1	21.2	44.7	1 042	40.5	31.2	9.3	50.8	8.6
	合计	5 509	3 949	71.7	28.7	22.4	48.9	2 018	36.6	29.1	13.2	48.5	9.2

表4-107　深圳市12岁年龄组口腔健康知识知晓情况（1）

		调查人数	刷牙出血是否正常/%			细菌可引起牙龈发炎/%			刷牙可以预防牙龈出血/%			细菌可引起龋齿/%		
			回答正确	回答错误	不知道	回答正确	回答错误	不知道	回答正确	回答错误	不知道	回答正确	回答错误	不知道
经济+	男	482	69.5	18.8	11.7	81.0	5.8	13.2	86.0	3.3	10.6	67.2	11.5	21.3
	女	407	68.8	17.3	13.9	77.2	5.0	17.8	84.0	3.5	12.5	58.3	9.0	32.8
	合计	889	69.2	18.1	12.7	79.3	5.4	15.3	85.1	3.4	11.5	63.1	10.4	26.5
经济−	男	428	66.3	20.0	13.7	74.5	6.4	19.1	78.5	4.7	16.8	65.1	9.2	25.7
	女	354	61.5	18.7	19.8	67.0	4.3	28.7	80.5	5.4	14.2	55.5	6.2	38.2
	合计	782	64.1	19.4	16.5	71.1	5.4	23.5	79.4	5.0	15.6	60.7	7.9	31.4
合计	男	910	68.0	19.4	12.6	78.0	6.1	15.9	82.5	4.0	13.5	66.2	10.4	23.4
	女	761	65.4	18.0	16.6	72.5	4.6	22.9	82.4	4.4	13.3	57.0	7.7	35.3
	合计	1 671	66.8	18.7	14.5	75.5	5.4	19.1	82.4	4.2	13.4	62.0	9.2	28.8

表4-108　深圳市12岁年龄组口腔健康知识知晓情况（2）

		调查人数	吃糖可以导致龋齿/%			氟化物保护牙齿的作用/%			窝沟封闭可保护牙齿/%			口腔疾病会影响全身健康/%		
			回答正确	回答错误	不知道	回答正确	回答错误	不知道	回答正确	回答错误	不知道	回答正确	回答错误	不知道
经济+	男	482	76.3	8.8	15.0	64.1	5.3	30.7	46.7	16.5	36.8	76.1	5.7	18.2
	女	407	75.2	7.0	17.8	57.8	1.0	41.2	45.1	12.5	42.4	73.4	8.7	17.9
	合计	889	75.8	8.0	16.3	61.2	3.3	35.5	46.0	14.7	39.3	74.9	7.1	18.1
经济−	男	428	77.4	6.1	16.5	55.9	4.0	40.1	34.4	10.9	54.6	67.1	10.4	22.5
	女	354	77.6	6.5	15.9	46.6	2.3	51.1	34.4	10.5	55.1	59.9	10.8	29.3

续表

		调查人数	吃糖可以导致龋齿/%			氟化物保护牙齿的作用/%			窝沟封闭可保护牙齿/%			口腔疾病会影响全身健康/%		
			回答正确	回答错误	不知道	回答正确	回答错误	不知道	回答正确	回答错误	不知道	回答正确	回答错误	不知道
	合计	782	77.5	6.3	16.2	51.7	3.2	45.1	34.4	10.7	54.9	63.9	10.6	25.5
合计	男	910	76.8	7.5	15.7	60.2	4.7	35.1	40.9	13.9	45.2	71.9	7.9	20.2
	女	761	76.3	6.8	16.9	52.5	1.6	45.9	40.1	11.6	48.3	67.1	9.7	23.2
	合计	1 671	76.6	7.2	16.2	56.7	3.3	40.0	40.5	12.8	46.6	69.7	8.7	21.6

表4-109 深圳市15岁年龄组口腔健康知识知晓情况（1）

		调查人数	刷牙出血是否正常/%			细菌可引起牙龈发炎/%			刷牙可以预防牙龈出血/%			细菌可引起龋齿/%		
			回答正确	回答错误	不知道	回答正确	回答错误	不知道	回答正确	回答错误	不知道	回答正确	回答错误	不知道
经济＋	男	289	73.3	17.5	9.1	77.9	5.3	16.8	82.8	4.6	12.6	55.6	16.5	27.8
	女	252	77.0	12.7	10.3	79.3	4.0	16.7	85.3	3.6	11.1	59.2	8.4	32.4
	合计	541	75.0	15.3	9.7	78.5	4.7	16.8	84.0	4.1	11.9	57.3	12.7	30.0
经济－	男	261	72.3	17.2	10.5	72.8	9.7	17.5	79.1	9.7	11.2	57.4	15.2	27.3
	女	252	74.9	12.4	12.7	78.5	3.6	17.9	85.9	2.4	11.6	58.2	9.2	32.5
	合计	513	73.6	14.8	11.6	75.6	6.7	17.7	82.4	6.1	11.4	57.8	12.3	29.9
合计	男	550	72.8	17.4	9.8	75.5	7.4	17.2	81.0	7.0	12.0	56.5	15.9	27.6
	女	504	75.9	12.5	11.5	78.9	3.8	17.3	85.6	3.0	11.4	58.7	8.8	32.5
	合计	1 054	74.3	15.0	10.6	77.1	5.7	17.2	83.2	5.1	11.7	57.6	12.5	29.9

表4-110 深圳市15岁年龄组口腔健康知识知晓情况（2）

		调查人数	吃糖可以导致龋齿/%			氟化物保护牙齿的作用/%			窝沟封闭可保护牙齿/%			口腔疾病会影响全身健康/%		
			回答正确	回答错误	不知道	回答正确	回答错误	不知道	回答正确	回答错误	不知道	回答正确	回答错误	不知道
经济＋	男	289	71.9	11.2	16.8	54.4	4.9	40.7	36.4	15.5	48.1	78.9	7.7	13.3
	女	252	81.2	7.6	11.2	47.6	0.8	51.6	31.3	15.7	53.0	72.5	6.0	21.5
	合计	541	76.3	9.5	14.2	51.2	3.0	45.8	34.0	15.6	50.4	75.9	6.9	17.2
经济－	男	261	72.0	14.8	13.2	60.7	5.1	34.2	37.7	19.1	43.2	71.5	10.5	18.0
	女	252	76.8	8.0	15.2	61.7	3.6	34.7	41.1	12.1	46.8	76.3	6.8	16.9
	合计	513	74.4	11.4	14.2	61.2	4.4	34.5	39.4	15.6	45.0	73.9	8.7	17.4
合计	男	550	72.0	12.9	15.1	57.4	5.0	37.6	37.0	17.2	45.7	75.4	9.1	15.5
	女	504	79.0	7.8	13.2	54.6	2.2	43.2	36.2	13.9	49.9	74.4	6.4	19.2
	合计	1 054	75.3	10.5	14.2	56.0	3.6	40.3	36.6	15.6	47.7	74.9	7.8	17.3

表4-111 深圳市12~15岁年龄组口腔健康知识知晓情况（1）

		调查人数	刷牙出血是否正常/%			细菌可引起牙龈发炎/%			刷牙可以预防牙龈出血/%			细菌可引起龋齿/%		
			回答正确	回答错误	不知道	回答正确	回答错误	不知道	回答正确	回答错误	不知道	回答正确	回答错误	不知道
经济＋	男	1 565	73.0	15.3	11.7	78.7	5.2	16.1	82.2	4.5	13.3	61.0	13.3	25.7
	女	1 363	74.2	14.6	11.2	79.4	5.2	15.4	85.5	3.2	11.3	59.1	9.7	31.3
	合计	2 928	73.5	15.0	11.5	79.0	5.2	15.8	83.7	3.9	12.4	60.1	11.6	28.3
经济－	男	1 372	69.8	17.0	13.2	75.8	6.0	18.3	79.9	6.0	14.1	58.1	11.9	29.9
	女	1 209	71.0	14.9	14.1	75.1	4.5	20.4	82.5	4.3	13.2	58.6	8.5	32.9

续表

		调查人数	刷牙出血是否正常/%			细菌可引起牙龈发炎/%			刷牙可以预防牙龈出血/%			细菌可引起龋齿/%		
			回答正确	回答错误	不知道	回答正确	回答错误	不知道	回答正确	回答错误	不知道	回答正确	回答错误	不知道
	合计	2 581	70.4	16.0	13.6	75.4	5.3	19.3	81.1	5.2	13.7	58.4	10.3	31.3
合计	男	2 937	71.5	16.1	12.4	77.3	5.6	17.1	81.1	5.2	13.7	59.7	12.7	27.7
	女	2 572	72.7	14.7	12.5	77.4	4.8	17.8	84.1	3.7	12.2	58.8	9.1	32.1
	合计	5 509	72.1	15.5	12.5	77.3	5.2	17.4	82.5	4.5	13.0	59.3	11.0	29.7

表4–112　深圳市12~15岁年龄组口腔健康知识知晓情况（2）

		调查人数	吃糖可以导致龋齿/%			氟化物保护牙齿的作用/%			窝沟封闭可保护牙齿/%			口腔疾病会影响全身健康/%		
			回答正确	回答错误	不知道	回答正确	回答错误	不知道	回答正确	回答错误	不知道	回答正确	回答错误	不知道
经济+	男	1 565	73.7	9.1	17.2	58.2	5.4	36.4	41.4	13.8	44.8	75.3	6.2	18.5
	女	1 363	77.3	7.7	15.0	55.2	2.0	42.8	39.3	13.4	47.3	74.8	6.8	18.4
	合计	2 928	75.4	8.5	16.2	56.8	3.8	39.4	40.4	13.6	46.0	75.1	6.5	18.4
经济–	男	1 372	73.5	8.5	18.0	57.2	4.6	38.2	35.8	13.9	50.3	69.2	9.6	21.2
	女	1 209	75.9	7.7	16.4	52.3	3.1	44.6	37.3	11.0	51.7	69.2	9.2	21.7
	合计	2 581	74.6	8.1	17.3	54.9	3.9	41.2	36.5	12.5	51.0	69.2	9.4	21.4
合计	男	2 937	73.6	8.8	17.6	57.7	5.1	37.2	38.8	13.9	47.4	72.5	7.8	19.7
	女	2 572	76.6	7.7	15.7	53.8	2.5	43.6	38.4	12.3	49.4	72.1	7.9	19.9
	合计	5 509	75.0	8.3	16.7	55.9	3.9	40.2	38.6	13.1	48.3	72.3	7.8	19.8

表4-113　深圳市12岁年龄组口腔健康态度

		调查人数	口腔健康对生活很重要/%				定期口腔检查非常必要/%				牙齿好坏是天生的，与自身保护关系不大/%				预防牙病首先要靠自己/%			
			同意	不同意	无所谓	不知道	同意	不同意	无所谓	不知道	同意	不同意	无所谓	不知道	同意	不同意	无所谓	不知道
经济＋	男	482	97.1	0.2	1.7	1.0	85.1	2.5	8.6	3.8	3.2	89.7	2.5	4.6	88.5	3.9	2.9	4.7
	女	407	98.5	0.5	0.7	0.2	81.1	1.7	11.7	5.5	1.2	94.9	1.9	2.0	88.3	3.2	2.1	6.4
	合计	889	97.7	0.3	1.2	0.7	83.3	2.2	10.0	4.5	2.3	92.1	2.2	3.4	88.4	3.6	2.5	5.5
经济－	男	428	96.0	0.9	0.9	2.1	83.5	2.6	8.0	5.9	2.4	87.8	2.4	7.4	82.2	4.1	3.7	10.0
	女	354	95.7	0.0	2.8	1.4	80.1	1.7	9.4	8.8	2.4	91.1	0.8	5.6	84.9	3.1	3.8	8.2
	合计	782	95.9	0.5	1.8	1.8	82.0	2.2	8.6	7.2	2.4	89.3	1.7	6.6	83.4	3.7	3.8	9.2
合计	男	910	96.6	0.6	1.3	1.5	84.4	2.5	8.3	4.8	2.8	88.8	2.5	5.9	85.5	4.0	3.3	7.2
	女	761	97.2	0.3	1.7	0.8	80.6	1.7	10.6	7.0	1.8	93.2	1.4	3.7	86.7	3.1	2.9	7.2
	合计	1 671	96.9	0.4	1.5	1.2	82.7	2.2	9.4	5.8	2.3	90.8	2.0	4.9	86.0	3.6	3.1	7.2

表4-114　深圳市15岁年龄组口腔健康态度

		调查人数	口腔健康对生活很重要/%				定期口腔检查非常必要/%				牙齿好坏是天生的，与自身保护关系不大/%				预防牙病首先要靠自己/%			
			同意	不同意	无所谓	不知道	同意	不同意	无所谓	不知道	同意	不同意	无所谓	不知道	同意	不同意	无所谓	不知道
经济＋	男	289	94.7	0.0	3.2	2.1	76.8	1.1	14.4	7.7	4.0	82.1	5.7	8.2	73.3	4.6	9.5	12.6
	女	252	98.4	0.0	0.4	1.2	84.8	0.4	8.8	6.0	1.4	93.5	1.2	4.0	90.6	1.5	3.4	4.5
	合计	541	96.4	0.0	1.9	1.7	80.6	0.7	11.8	6.9	2.8	87.4	3.6	6.3	80.8	3.3	6.8	9.1
经济－	男	261	97.3	0.0	1.6	1.2	79.1	2.7	11.6	6.6	3.3	88.7	1.8	6.2	78.1	6.6	2.0	13.2
	女	252	98.4	0.0	0.4	1.2	83.3	0.8	8.8	7.2	2.4	89.2	3.0	5.5	84.7	2.8	1.1	11.4

续表

		调查人数	口腔健康对生活很重要/%				定期口腔检查非常必要/%				牙齿好坏是天生的，与自身保护关系不大/%				预防牙病首先要靠自己/%			
			同意	不同意	无所谓	不知道	同意	不同意	无所谓	不知道	同意	不同意	无所谓	不知道	同意	不同意	无所谓	不知道
	合计	513	97.8	0.0	1.0	1.2	81.1	1.8	10.2	6.9	2.8	88.9	2.4	5.9	81.3	4.8	1.5	12.3
合计	男	550	95.9	0.0	2.4	1.7	77.9	1.8	13.1	7.2	3.6	85.2	3.8	7.3	75.5	5.5	6.0	12.9
	女	504	98.4	0.0	0.4	1.2	84.0	0.6	8.8	6.6	1.9	91.3	2.1	4.7	87.6	2.2	2.2	8.0
	合计	1 054	97.1	0.0	1.4	1.4	80.8	1.2	11.0	6.9	2.8	88.1	3.0	6.1	81.1	4.0	4.3	10.7

表4-115　深圳市12~15岁年龄组口腔健康态度

		调查人数	口腔健康对生活很重要/%				定期口腔检查非常必要/%				牙齿好坏是天生的，与自身保护关系不大/%				预防牙病首先要靠自己/%			
			同意	不同意	无所谓	不知道	同意	不同意	无所谓	不知道	同意	不同意	无所谓	不知道	同意	不同意	无所谓	不知道
经济＋	男	1 565	95.9	0.5	1.9	1.7	78.7	2.1	12.6	6.6	3.1	85.3	3.5	8.1	80.7	3.6	4.9	10.8
	女	1 363	98.2	0.2	0.7	0.8	80.3	1.3	11.9	6.5	1.8	93.4	1.4	3.4	87.5	2.6	2.0	7.9
	合计	2 928	97.0	0.3	1.3	1.3	79.4	1.7	12.3	6.6	2.5	89.0	2.6	5.9	83.8	3.1	3.6	9.5
经济－	男	1 372	95.5	0.4	1.5	2.7	80.4	2.2	10.2	7.2	2.7	87.3	2.2	7.8	78.9	4.5	3.8	12.8
	女	1 209	96.8	0.1	1.7	1.3	79.4	1.0	11.6	8.0	2.1	90.9	1.4	5.6	85.9	2.9	2.3	9.0
	合计	2 581	96.1	0.2	1.6	2.1	79.9	1.6	10.9	7.6	2.4	89.0	1.8	6.8	82.1	3.8	3.1	11.1
合计	男	2 937	95.7	0.4	1.7	2.2	79.5	2.2	11.5	6.9	2.9	86.2	2.9	8.0	79.9	4.0	4.4	11.7
	女	2 572	97.6	0.2	1.2	1.1	79.9	1.1	11.8	7.2	1.9	92.2	1.4	4.4	86.8	2.7	2.1	8.4
	合计	5 509	96.6	0.3	1.5	1.7	79.7	1.7	11.6	7.0	2.5	89.0	2.2	6.3	83.0	3.4	3.4	10.2

表4-116　深圳市12岁年龄组自我评价口腔问题的影响（1）

		调查人数	吃东西/%					发音/%					刷牙或漱口/%				
			严重影响	一般影响	轻微影响	不影响	不清楚	严重影响	一般影响	轻微影响	不影响	不清楚	严重影响	一般影响	轻微影响	不影响	不清楚
经济+	男	482	1.8	8.7	24.9	58.9	5.7	0.3	2.5	8.1	80.7	8.4	2.0	5.0	13.3	75.0	4.7
	女	407	1.7	7.6	18.4	67.9	4.4	0.3	2.4	9.0	84.4	3.9	1.3	3.9	14.5	74.9	5.5
	合计	889	1.8	8.2	21.9	63.1	5.1	0.3	2.4	8.5	82.3	6.4	1.7	4.5	13.9	74.9	5.1
经济−	男	428	1.9	7.2	23.0	58.8	9.1	0.4	2.5	8.7	80.4	8.0	1.1	4.1	11.6	75.8	7.4
	女	354	1.4	8.1	17.6	65.1	7.8	0.3	2.8	8.7	78.9	9.3	1.6	4.4	10.9	77.2	5.9
	合计	782	1.7	7.6	20.5	61.7	8.5	0.4	2.6	8.7	79.7	8.6	1.3	4.3	11.3	76.4	6.7
合计	男	910	1.9	8.0	24.0	58.9	7.3	0.4	2.5	8.4	80.5	8.2	1.5	4.6	12.5	75.4	6.0
	女	761	1.6	7.8	18.0	66.6	6.0	0.3	2.6	8.9	81.8	6.4	1.4	4.1	12.8	75.9	5.7
	合计	1 671	1.7	7.9	21.2	62.4	6.7	0.3	2.5	8.6	81.1	7.4	1.5	4.4	12.6	75.6	5.9

表4-117　深圳市12岁年龄组自我评价口腔问题的影响（2）

		调查人数	做家务/%					上学/%					睡眠/%				
			严重影响	一般影响	轻微影响	不影响	不清楚	严重影响	一般影响	轻微影响	不影响	不清楚	严重影响	一般影响	轻微影响	不影响	不清楚
经济+	男	482	0.2	1.3	3.8	87.9	6.9	1.0	2.3	5.4	85.5	5.8	0.9	2.2	5.6	83.8	7.5
	女	407	0.1	0.4	2.0	92.9	4.7	0.3	1.8	4.2	90.2	3.5	0.5	3.0	6.9	82.5	6.9
	合计	889	0.1	0.9	3.0	90.2	5.8	0.6	2.1	4.9	87.7	4.7	0.8	2.6	6.2	83.2	7.2
经济−	男	428	0.1	0.7	1.8	88.9	8.5	0.5	1.2	4.3	86.5	7.5	0.8	1.9	8.5	81.8	6.9
	女	354	0.1	0.4	1.7	90.0	7.8	0.4	1.6	5.0	83.6	9.4	1.1	2.3	9.0	79.6	8.0

续表

		调查人数	做家务/%					上学/%					睡眠/%				
			严重影响	一般影响	轻微影响	不影响	不清楚	严重影响	一般影响	轻微影响	不影响	不清楚	严重影响	一般影响	轻微影响	不影响	不清楚
	合计	782	0.1	0.6	1.7	89.4	8.2	0.4	1.4	4.6	85.2	8.4	0.9	2.1	8.7	80.8	7.4
合计	男	910	0.2	1.0	2.8	88.4	7.6	0.7	1.8	4.9	86.0	6.6	0.9	2.1	7.0	82.9	7.2
	女	761	0.1	0.4	1.9	91.5	6.1	0.3	1.7	4.6	87.1	6.3	0.8	2.7	7.9	81.2	7.5
	合计	1 671	0.1	0.7	2.4	89.8	6.9	0.5	1.7	4.8	86.5	6.5	0.8	2.4	7.4	82.1	7.3

表4-118　深圳市12岁年龄组自我评价口腔问题的影响（3）

		调查人数	露牙微笑/%					容易烦恼/%					人际交往/%				
			严重影响	一般影响	轻微影响	不影响	不清楚	严重影响	一般影响	轻微影响	不影响	不清楚	严重影响	一般影响	轻微影响	不影响	不清楚
经济＋	男	482	1.6	4.3	12.7	74.1	7.3	1.0	3.2	10.6	77.9	7.4	0.7	2.2	8.8	81.9	6.4
	女	407	2.7	5.5	17.4	68.5	5.9	1.0	4.7	11.9	76.8	5.6	0.8	3.1	6.0	81.8	8.4
	合计	889	2.1	4.8	14.7	71.6	6.7	1.0	3.9	11.2	77.4	6.6	0.7	2.6	7.5	81.8	7.3
经济－	男	428	1.7	3.4	12.1	75.2	7.6	1.0	3.0	13.1	75.8	7.1	0.9	2.2	7.8	82.2	7.0
	女	354	2.0	4.6	17.8	66.9	8.7	0.8	3.8	14.3	71.4	9.8	0.6	2.1	8.3	78.8	10.2
	合计	782	1.8	4.0	14.6	71.5	8.1	0.9	3.3	13.6	73.8	8.3	0.8	2.1	8.0	80.6	8.4
合计	男	910	1.6	3.9	12.4	74.6	7.5	1.0	3.1	11.7	76.9	7.3	0.8	2.2	8.3	82.0	6.7
	女	761	2.3	5.1	17.6	67.8	7.2	0.9	4.3	13.0	74.3	7.6	0.7	2.6	7.1	80.4	9.2
	合计	1 671	1.9	4.4	14.7	71.6	7.4	0.9	3.6	12.3	75.7	7.4	0.7	2.4	7.8	81.3	7.8

表4-119　深圳市15岁年龄组自我评价口腔问题的影响（1）

		调查人数	吃东西/%					发音/%					刷牙或漱口/%				
			严重影响	一般影响	轻微影响	不影响	不清楚	严重影响	一般影响	轻微影响	不影响	不清楚	严重影响	一般影响	轻微影响	不影响	不清楚
经济+	男	289	2.7	9.8	15.9	66.7	4.9	0.8	3.6	8.6	79.9	7.1	1.8	6.3	12.2	73.1	6.6
	女	252	4.3	9.3	17.7	62.4	6.3	0.5	2.7	8.5	82.9	5.3	3.4	5.3	8.4	77.7	5.2
	合计	541	3.4	9.5	16.8	64.7	5.5	0.6	3.2	8.5	81.4	6.2	2.5	5.9	10.4	75.2	6.0
经济−	男	261	1.8	7.9	19.3	58.1	13.0	0.5	3.2	6.9	74.4	15.0	2.2	5.2	10.0	69.1	13.5
	女	252	2.2	10.9	15.2	65.1	6.6	0.4	3.6	7.3	79.7	9.0	1.8	5.2	10.9	75.3	6.8
	合计	513	2.0	9.3	17.3	61.5	9.9	0.5	3.4	7.1	77.0	12.1	2.0	5.2	10.5	72.1	10.2
合计	男	550	2.3	8.8	17.6	62.5	8.8	0.6	3.4	7.8	77.2	11.0	2.0	5.8	11.1	71.2	9.9
	女	504	3.2	10.1	16.4	63.8	6.5	0.5	3.2	7.9	81.3	7.1	2.6	5.3	9.6	76.5	6.0
	合计	1 054	2.7	9.4	17.0	63.1	7.7	0.6	3.3	7.8	79.2	9.1	2.3	5.5	10.4	73.7	8.1

表4-120　深圳市15岁年龄组自我评价口腔问题的影响（2）

		调查人数	做家务/%					上学/%					睡眠/%				
			严重影响	一般影响	轻微影响	不影响	不清楚	严重影响	一般影响	轻微影响	不影响	不清楚	严重影响	一般影响	轻微影响	不影响	不清楚
经济+	男	289	0.3	1.6	4.4	86.5	7.3	0.4	3.4	5.9	84.8	5.6	1.3	4.5	5.8	80.2	8.3
	女	252	0.4	0.6	3.0	91.4	4.6	0.4	1.9	8.1	84.9	4.7	1.7	4.3	9.1	79.4	5.6
	合计	541	0.3	1.1	3.7	88.8	6.0	0.4	2.7	6.9	84.8	5.2	1.5	4.4	7.3	79.8	7.0
经济−	男	261	0.0	0.6	4.0	80.2	15.3	0.9	1.8	4.4	76.6	16.3	1.4	3.4	6.3	73.2	15.8
	女	252	0.2	1.0	4.3	86.9	7.6	0.7	1.3	8.2	83.5	6.3	1.0	3.9	8.9	78.5	7.7

续表

		调查人数	做家务/%					上学/%					睡眠/%				
			严重影响	一般影响	轻微影响	不影响	不清楚	严重影响	一般影响	轻微影响	不影响	不清楚	严重影响	一般影响	轻微影响	不影响	不清楚
	合计	513	0.1	0.8	4.1	83.4	11.6	0.8	1.5	6.3	79.9	11.5	1.2	3.7	7.6	75.8	11.8
合计	男	550	0.1	1.1	4.2	83.4	11.2	0.6	2.6	5.2	80.8	10.8	1.3	3.9	6.1	76.8	11.9
	女	504	0.3	0.8	3.6	89.2	6.1	0.6	1.6	8.2	84.2	5.5	1.3	4.1	9.0	78.9	6.7
	合计	1 054	0.2	1.0	3.9	86.2	8.7	0.6	2.1	6.6	82.4	8.3	1.3	4.0	7.5	77.8	9.4

表4-121　深圳市15岁年龄组自我评价口腔问题的影响（3）

		调查人数	露牙微笑/%					容易烦恼/%					人际交往/%				
			严重影响	一般影响	轻微影响	不影响	不清楚	严重影响	一般影响	轻微影响	不影响	不清楚	严重影响	一般影响	轻微影响	不影响	不清楚
经济＋	男	289	2.1	4.7	12.6	74.0	6.6	2.3	3.4	11.5	74.2	8.6	1.7	4.2	9.2	77.0	7.9
	女	252	2.9	7.8	8.9	72.7	7.7	2.2	5.3	13.2	72.9	6.4	1.4	3.5	8.6	81.9	4.4
	合计	541	2.5	6.2	10.9	73.4	7.1	2.3	4.3	12.3	73.6	7.6	1.6	3.9	8.9	79.3	6.3
经济－	男	261	1.4	4.6	14.2	67.2	12.6	1.1	4.8	10.4	70.7	13.0	1.2	3.6	8.9	71.5	14.8
	女	252	1.5	4.2	16.3	69.4	8.7	1.7	3.4	13.1	73.8	8.0	0.5	3.7	8.2	78.8	8.8
	合计	513	1.5	4.4	15.2	68.2	10.7	1.4	4.1	11.7	72.2	10.6	0.9	3.7	8.6	75.1	11.8
合计	男	550	1.8	4.7	13.3	70.7	9.5	1.7	4.1	11.0	72.5	10.7	1.4	3.9	9.1	74.3	11.3
	女	504	2.2	6.0	12.7	71.0	8.2	2.0	4.4	13.1	73.3	7.2	1.0	3.6	8.4	80.4	6.6
	合计	1 054	2.0	5.3	13.0	70.8	8.9	1.8	4.2	12.0	72.9	9.0	1.2	3.8	8.8	77.2	9.0

表4-122 深圳市12~15岁年龄组自我评价口腔问题的影响（1）

		调查人数	吃东西/%					发音/%					刷牙或漱口/%				
			严重影响	一般影响	轻微影响	不影响	不清楚	严重影响	一般影响	轻微影响	不影响	不清楚	严重影响	一般影响	轻微影响	不影响	不清楚
经济＋	男	1 565	2.0	8.4	19.7	62.0	8.0	0.5	2.6	7.6	79.4	9.9	1.6	4.9	11.5	73.5	8.6
	女	1 363	2.2	8.8	17.9	66.8	4.2	0.4	2.5	8.6	84.0	4.6	1.9	5.0	11.9	76.4	4.8
	合计	2 928	2.1	8.6	18.9	64.2	6.2	0.4	2.5	8.1	81.5	7.4	1.7	4.9	11.7	74.8	6.8
经济—	男	1 372	2.1	7.5	19.8	60.1	10.5	0.6	2.5	7.6	79.2	10.2	1.7	4.6	11.6	72.0	10.1
	女	1 209	1.8	9.1	18.4	63.5	7.2	0.5	2.8	7.6	81.5	7.7	1.5	5.6	10.9	76.3	5.8
	合计	2 581	2.0	8.2	19.2	61.7	8.9	0.5	2.7	7.6	80.2	9.0	1.6	5.0	11.3	74.0	8.1
合计	男	2 937	2.0	8.0	19.7	61.1	9.2	0.5	2.5	7.6	79.3	10.0	1.6	4.7	11.6	72.8	9.3
	女	2 572	2.0	8.9	18.2	65.2	5.6	0.4	2.7	8.1	82.8	6.0	1.7	5.3	11.4	76.3	5.3
	合计	5 509	2.0	8.4	19.0	63.0	7.5	0.5	2.6	7.8	80.9	8.2	1.7	5.0	11.5	74.4	7.4

表4-123 深圳市12~15岁年龄组自我评价口腔问题的影响（2）

		调查人数	做家务/%					上学/%					睡眠/%				
			严重影响	一般影响	轻微影响	不影响	不清楚	严重影响	一般影响	轻微影响	不影响	不清楚	严重影响	一般影响	轻微影响	不影响	不清楚
经济＋	男	1 565	0.2	1.1	3.6	86.0	9.1	0.8	1.9	5.5	83.2	8.7	0.8	2.9	6.0	81.1	9.2
	女	1 363	0.1	0.4	2.5	92.5	4.5	0.3	1.6	6.1	88.0	3.9	0.9	3.0	8.0	82.2	6.0
	合计	2 928	0.2	0.8	3.1	89.0	7.0	0.6	1.7	5.8	85.5	6.4	0.9	2.9	6.9	81.6	7.7
经济—	男	1 372	0.3	0.7	2.7	85.9	10.4	0.8	1.4	4.2	83.7	9.8	1.0	2.6	8.3	77.9	10.3
	女	1 209	0.1	0.8	2.3	89.8	6.9	0.5	2.1	5.7	84.3	7.4	1.0	3.2	9.1	79.8	6.9

续表

		调查人数	做家务/%					上学/%					睡眠/%				
			严重影响	一般影响	轻微影响	不影响	不清楚	严重影响	一般影响	轻微影响	不影响	不清楚	严重影响	一般影响	轻微影响	不影响	不清楚
	合计	2 581	0.2	0.8	2.5	87.7	8.8	0.7	1.7	4.9	84.0	8.7	1.0	2.9	8.7	78.8	8.7
合计	男	2 937	0.2	0.9	3.2	86.0	9.7	0.8	1.7	4.9	83.4	9.2	0.9	2.7	7.0	79.6	9.7
	女	2 572	0.1	0.6	2.4	91.2	5.7	0.4	1.8	5.9	86.3	5.5	0.9	3.1	8.5	81.1	6.4
	合计	5 509	0.2	0.8	2.8	88.4	7.8	0.6	1.7	5.4	84.8	7.5	0.9	2.9	7.7	80.3	8.2

表4-124　深圳市12~15岁年龄组自我评价口腔问题的影响（3）

		调查人数	露牙微笑/%					容易烦恼/%					人际交往/%				
			严重影响	一般影响	轻微影响	不影响	不清楚	严重影响	一般影响	轻微影响	不影响	不清楚	严重影响	一般影响	轻微影响	不影响	不清楚
经济＋	男	1 565	1.7	4.3	12.3	73.2	8.5	1.4	3.5	9.4	75.3	10.4	1.0	3.1	7.9	78.8	9.3
	女	1 363	2.2	5.9	14.9	71.6	5.4	1.2	3.8	14.0	75.0	6.0	0.9	2.6	8.3	82.4	5.8
	合计	2 928	1.9	5.0	13.5	72.5	7.1	1.3	3.7	11.5	75.2	8.4	1.0	2.9	8.1	80.4	7.6
经济－	男	1 372	1.6	3.9	12.0	71.7	10.8	1.1	3.5	10.5	74.2	10.7	1.1	2.7	8.0	77.0	11.2
	女	1 209	2.1	4.9	16.3	69.2	7.6	1.4	4.5	13.7	71.9	8.5	0.9	2.9	8.8	79.0	8.4
	合计	2 581	1.8	4.4	14.0	70.5	9.3	1.2	4.0	12.0	73.2	9.6	1.0	2.8	8.4	77.9	9.9
合计	男	2 937	1.7	4.1	12.2	72.5	9.6	1.2	3.5	9.9	74.8	10.5	1.0	2.9	7.9	77.9	10.2
	女	2 572	2.1	5.4	15.5	70.4	6.5	1.3	4.1	13.9	73.5	7.2	0.9	2.7	8.5	80.8	7.0
	合计	5 509	1.9	4.7	13.7	71.5	8.1	1.3	3.8	11.7	74.2	9.0	1.0	2.8	8.2	79.2	8.7

表4-125　深圳市35~44岁年龄组患龋率、龋均及龋补充填比

		受检人数	患龋率/%		DT			MT			FT			DMFT		DFT		龋补充填比/%
			DMFT	DFT	$\bar{x}$	s	构成比/%	$\bar{x}$	s	构成比/%	$\bar{x}$	s	构成比/%	$\bar{x}$	s	$\bar{x}$	s	
经济＋	男	76	50.0	46.1	0.76	1.73	43.0	0.39	0.98	22.2	0.62	1.22	34.8	1.78	2.43	1.38	2.03	44.8
	女	104	74.0	70.2	0.84	1.40	32.6	0.37	0.68	14.2	1.37	2.30	53.2	2.57	3.03	2.20	2.77	62.0
	合计	180	63.9	60.0	0.81	1.54	36.1	0.38	0.82	16.9	1.05	1.95	47.0	2.23	2.81	1.86	2.51	56.6
经济－	男	96	58.3	49.0	0.78	1.32	43.4	0.48	1.21	26.6	0.54	1.18	30.1	1.80	2.21	1.32	1.74	40.9
	女	107	67.3	61.7	0.88	1.28	29.5	0.50	1.28	16.9	1.60	3.03	53.6	2.98	3.66	2.48	3.35	64.5
	合计	203	63.1	55.7	0.83	1.30	34.3	0.49	1.24	20.3	1.10	2.40	45.3	2.42	3.11	1.93	2.77	56.9
合计	男	172	54.7	47.7	0.77	1.51	43.2	0.44	1.11	24.7	0.58	1.19	32.1	1.79	2.30	1.35	1.87	42.7
	女	211	70.6	65.9	0.86	1.34	30.9	0.44	1.03	15.7	1.48	2.69	53.4	2.78	3.36	2.34	3.07	63.4
	合计	383	63.5	57.7	0.82	1.42	35.1	0.44	1.06	18.8	1.08	2.20	46.1	2.33	2.97	1.90	2.65	56.7

表4-126　深圳市45~54岁年龄组患龋率、龋均及龋补充填比

		受检人数	患龋率/%		DT			MT			FT			DMFT		DFT		龋补充填比/%
			DMFT	DFT	$\bar{x}$	s	构成比/%	$\bar{x}$	s	构成比/%	$\bar{x}$	s	构成比/%	$\bar{x}$	s	$\bar{x}$	s	
经济＋	男	68	72.1	55.9	0.91	1.27	31.2	1.65	3.59	56.3	0.37	0.98	12.6	2.93	4.05	1.28	1.57	28.7
	女	92	76.1	67.4	1.41	2.07	42.9	0.80	1.45	24.4	1.08	2.13	32.7	3.29	3.40	2.49	2.83	43.2
	合计	160	74.4	62.5	1.20	1.78	38.2	1.16	2.61	37.1	0.78	1.77	24.7	3.14	3.68	1.98	2.44	39.2
经济－	男	63	73.0	52.4	1.08	1.99	34.2	1.56	2.81	49.2	0.52	1.13	16.6	3.16	4.00	1.60	2.23	32.7
	女	68	82.4	73.5	1.79	2.15	43.1	1.34	1.85	32.2	1.03	1.74	24.7	4.16	4.10	2.82	2.83	36.5

续表

		受检人数	患龋率/%		DT			MT			FT			DMFT		DFT		龋补充填比/%
			DMFT	DFT	$\bar{x}$	s	构成比/%	$\bar{x}$	s	构成比/%	$\bar{x}$	s	构成比/%	$\bar{x}$	s	$\bar{x}$	s	
	合计	131	77.9	63.4	1.45	2.10	39.4	1.44	2.35	39.2	0.79	1.49	21.4	3.68	4.07	2.24	2.62	35.2
合计	男	131	72.5	54.2	0.99	1.65	32.7	1.60	3.23	52.8	0.44	1.05	14.6	3.04	4.01	1.44	1.92	30.9
	女	160	78.8	70.0	1.58	2.10	43.0	1.03	1.65	28.2	1.06	1.97	28.8	3.66	3.73	2.63	2.82	40.1
	合计	291	76.0	62.9	1.31	1.93	38.8	1.29	2.50	38.1	0.78	1.65	23.1	3.38	3.86	2.09	2.52	37.3

表4-127　深圳市55~64岁年龄组患龋率、龋均及龋补充填比

		受检人数	患龋率/%		DT			MT			FT			DMFT		DFT		龋补充填比/%
			DMFT	DFT	$\bar{x}$	s	构成比/%	$\bar{x}$	s	构成比/%	$\bar{x}$	s	构成比/%	$\bar{x}$	s	$\bar{x}$	s	
经济+	男	72	84.7	68.1	2.11	4.50	41.8	2.18	3.04	43.1	0.76	1.72	15.1	5.06	5.78	2.88	4.62	26.6
	女	87	85.1	78.2	1.64	2.23	29.5	2.55	4.42	45.9	1.37	2.23	24.6	5.56	5.76	3.01	3.24	45.4
	合计	159	84.9	73.6	1.86	3.44	34.8	2.38	3.85	44.7	1.09	2.03	20.5	5.33	5.76	2.95	3.92	37.1
经济−	男	54	87.0	70.4	1.35	1.99	28.9	2.80	4.64	59.7	0.54	0.97	11.5	4.69	4.91	1.89	2.25	28.4
	女	76	86.8	72.4	2.08	3.13	31.9	3.63	4.79	55.6	0.82	1.43	12.5	6.53	6.50	2.89	3.35	28.2
	合计	130	86.9	71.5	1.78	2.73	30.8	3.28	4.73	57.0	0.70	1.26	12.1	5.76	5.94	2.48	2.97	28.3
合计	男	126	85.7	69.1	1.79	3.65	36.5	2.44	3.80	49.9	0.67	1.45	13.6	4.90	5.41	2.45	3.81	27.2
	女	163	85.9	75.5	1.85	2.69	30.7	3.06	4.62	50.8	1.11	1.91	18.5	6.01	6.12	2.96	3.28	37.6
	合计	289	85.8	72.7	1.82	3.14	32.9	2.79	4.28	50.5	0.92	1.74	16.6	5.53	5.83	2.74	3.53	33.5

表4-128　深圳市65~74岁年龄组患龋率、龋均及龋补充填比

		受检人数	患龋率/%		DT			MT			FT			DMFT		DFT		龋补充填比/%
			DMFT	DFT	$\bar{x}$	s	构成比/%	$\bar{x}$	s	构成比/%	$\bar{x}$	s	构成比/%	$\bar{x}$	s	$\bar{x}$	s	
经济+	男	71	84.5	67.6	1.42	2.16	23.2	3.62	5.24	59.1	1.08	2.10	17.7	6.13	6.70	2.51	3.29	43.3
	女	72	93.1	75.0	1.90	2.55	28.8	3.99	5.56	60.3	0.72	1.33	10.9	6.61	6.26	2.63	2.70	27.5
	合计	143	88.8	71.3	1.66	2.36	26.1	3.80	5.39	59.7	0.90	1.76	14.2	6.37	6.47	2.57	3.00	35.2
经济−	男	70	91.4	67.1	2.03	3.08	21.4	6.89	8.32	72.6	0.57	1.42	6.0	9.49	8.61	2.6	3.35	22.0
	女	71	97.2	80.3	2.37	2.54	22.5	7.08	7.92	67.3	1.07	2.23	10.2	10.52	7.86	3.44	3.21	31.1
	合计	141	94.3	73.8	2.20	2.82	22.0	6.99	8.09	69.8	0.82	1.88	8.2	10.01	8.23	3.02	3.30	27.2
合计	男	141	87.9	67.4	1.72	2.66	22.1	5.24	7.11	67.2	0.83	1.80	10.6	7.79	7.86	2.55	3.31	32.5
	女	143	95.1	77.6	2.13	2.54	24.9	5.52	6.98	64.6	0.90	1.84	10.4	8.55	7.34	3.03	2.98	29.6
	合计	284	91.6	72.5	1.93	2.61	23.6	5.38	7.04	65.8	0.86	1.82	10.6	8.18	7.60	2.79	3.15	30.9

表4-129　深圳市35~44岁年龄组根龋患龋率及龋均

		受检人数	根龋患龋率/%	DRoot			FRoot			DFRoot	
				$\bar{x}$	s	构成比/%	$\bar{x}$	s	构成比/%	$\bar{x}$	s
经济+	男	76	13.2	0.22	0.70	73.9	0.08	0.48	26.1	0.30	0.92
	女	104	11.5	0.16	0.67	81.0	0.04	0.24	19.0	0.20	0.72
	合计	180	12.2	0.19	0.68	77.3	0.06	0.36	22.7	0.24	0.81
经济−	男	96	16.7	0.21	0.54	95.2	0.01	0.10	4.8	0.22	0.55

续表

		受检人数	根龋患龋率/%	DRoot			FRoot			DFRoot	
				$\bar{x}$	s	构成比/%	$\bar{x}$	s	构成比/%	$\bar{x}$	s
	女	107	18.7	0.23	0.59	80.6	0.06	0.36	19.4	0.29	0.67
	合计	203	17.7	0.22	0.57	86.5	0.03	0.27	13.5	0.26	0.62
合计	男	172	15.1	0.22	0.62	84.1	0.04	0.33	15.9	0.26	0.74
	女	211	15.2	0.20	0.63	80.8	0.05	0.30	19.2	0.25	0.69
	合计	383	15.1	0.21	0.62	82.3	0.04	0.32	17.7	0.25	0.71

表4-130　深圳市45~54岁年龄组根龋患龋率及龋均

		受检人数	根龋患龋率/%	DRoot			FRoot			DFRoot	
				$\bar{x}$	s	构成比/%	$\bar{x}$	s	构成比/%	$\bar{x}$	s
经济＋	男	68	32.4	0.60	1.16	93.2	0.04	0.27	6.8	0.65	1.17
	女	92	26.1	0.49	1.32	90.0	0.05	0.27	10.0	0.54	1.35
	合计	160	28.8	0.54	1.25	91.5	0.05	0.27	8.5	0.59	1.28
经济－	男	63	25.4	0.63	1.82	90.9	0.06	0.30	9.1	0.70	1.83
	女	68	36.8	0.66	1.36	88.2	0.09	0.33	11.8	0.75	1.42
	合计	131	31.3	0.65	1.59	89.5	0.08	0.32	10.5	0.73	1.62
合计	男	131	29.0	0.62	1.51	92.0	0.05	0.29	8.0	0.67	1.52
	女	160	30.6	0.56	1.34	89.1	0.07	0.30	10.9	0.63	1.38
	合计	291	29.9	0.59	1.41	90.5	0.06	0.29	9.5	0.65	1.44

表4-131　深圳市55~64岁年龄组根龋患龋率及龋均

		受检人数	根龋患龋率/%	DRoot			FRoot			DFRoot	
				$\bar{x}$	s	构成比/%	$\bar{x}$	s	构成比/%	$\bar{x}$	s
经济＋	男	72	44.4	1.63	4.01	79.1	0.43	1.64	20.9	2.06	4.19
	女	87	43.7	0.85	1.63	73.3	0.31	1.15	26.7	1.16	2.06
	合计	159	44.0	1.20	2.97	76.7	0.36	1.39	23.3	1.57	3.22
经济－	男	54	40.7	0.80	1.35	87.8	0.11	0.50	12.2	0.91	1.50
	女	76	44.7	1.34	2.45	93.6	0.09	0.49	6.4	1.43	2.46
	合计	130	43.1	1.12	2.07	91.8	0.10	0.50	8.2	1.22	2.12
合计	男	126	42.9	1.27	3.17	81.2	0.29	1.29	18.8	1.56	3.35
	女	163	44.2	1.08	2.06	83.8	0.21	0.91	16.2	1.29	2.25
	合计	289	43.6	1.16	2.60	82.6	0.25	1.09	17.4	1.41	2.79

表4-132　深圳市65~74岁年龄组根龋患龋率及龋均

		受检人数	根龋患龋率/%	DRoot			FRoot			DFRoot	
				$\bar{x}$	s	构成比/%	$\bar{x}$	s	构成比/%	$\bar{x}$	s
经济＋	男	71	46.5	1.01	1.64	80.0	0.25	1.07	20.0	1.27	2.14
	女	72	52.8	1.42	2.29	90.3	0.15	0.73	9.7	1.57	2.40
	合计	143	49.7	1.22	2.00	85.7	0.20	0.91	14.3	1.42	2.27
经济－	男	70	58.6	1.80	2.76	92.0	0.16	0.58	8.0	1.96	2.77
	女	71	63.4	1.70	1.99	91.7	0.15	0.90	8.3	1.86	2.20

续表

		受检人数	根龋患龋率/%	DRoot			FRoot			DFRoot	
				$\bar{x}$	s	构成比/%	$\bar{x}$	s	构成比/%	$\bar{x}$	s
	合计	141	61.0	1.75	2.40	91.8	0.16	0.76	8.2	1.91	2.49
合计	男	141	52.5	1.40	2.30	87.2	0.21	0.86	12.8	1.61	2.49
	女	143	58.0	1.56	2.14	91.0	0.15	0.82	9.0	1.71	2.30
	合计	284	55.3	1.47	2.22	89.2	0.18	0.84	10.8	1.66	2.39

表4-133　深圳市35~44岁年龄组牙周健康率、牙龈出血、牙石、牙周袋、附着丧失情况

		受检人数	牙周健康率/%	牙龈出血				牙石				牙周袋≥4mm				附着丧失≥4mm			
				检出牙数		检出人数	检出率/%	检出牙数		检出人数	检出率/%	检出牙数		检出人数	检出率/%	检出牙数		检出人数	检出率/%
				$\bar{x}$	s			$\bar{x}$	s			$\bar{x}$	s			$\bar{x}$	s		
经济+	男	76	18.4	4.72	5.79	51	67.1	22.17	9.03	74	97.4	2.01	3.53	33	43.4	1.32	3.77	20	26.3
	女	104	12.5	4.06	4.58	79	76.0	21.19	8.74	102	98.1	0.86	1.93	29	27.9	0.70	1.96	23	22.1
	合计	180	15.0	4.34	5.12	130	72.2	21.61	8.85	176	97.8	1.34	2.78	62	34.4	0.96	2.87	43	23.9
经济−	男	96	18.8	5.68	5.16	72	75.0	25.19	5.58	95	99.0	0.97	1.80	31	32.3	0.35	1.25	16	16.7
	女	107	15.9	5.98	5.67	82	76.6	22.06	8.30	104	97.2	0.79	1.45	30	28.0	0.08	0.34	7	6.5
	合计	203	17.2	5.84	5.42	154	75.9	23.54	7.30	199	98.0	0.88	1.62	61	30.1	0.21	0.90	23	11.3
合计	男	172	18.6	5.26	5.45	123	71.5	23.85	7.44	169	98.3	1.43	2.74	64	37.2	0.78	2.71	36	20.9
	女	211	14.2	5.03	5.24	161	76.3	21.63	8.51	206	97.6	0.82	1.70	59	28.0	0.39	1.43	30	14.2
	合计	383	16.2	5.13	5.33	284	74.2	22.63	8.11	375	97.9	1.10	2.25	123	32.1	0.56	2.11	66	17.2

表4-134 深圳市45~54岁年龄组牙周健康率、牙龈出血、牙石、牙周袋、附着丧失情况

		受检人数	牙周健康率/%	牙龈出血				牙石				牙周袋≥4mm				附着丧失≥4mm			
				检出牙数		检出人数	检出率/%	检出牙数		检出人数	检出率/%	检出牙数		检出人数	检出率/%	检出牙数		检出人数	检出率/%
				$\bar{x}$	s			$\bar{x}$	s			$\bar{x}$	s			$\bar{x}$	s		
经济＋	男	68	17.6	6.10	6.66	47	69.1	23.68	6.10	67	98.5	2.41	4.25	35	51.5	3.01	4.88	33	48.5
	女	92	12.0	5.99	6.76	70	76.1	22.48	7.85	91	98.9	1.23	2.07	35	38.0	1.07	2.67	26	28.3
	合计	160	14.4	6.04	6.70	117	73.1	22.99	7.16	158	98.8	1.73	3.22	70	43.8	1.89	3.88	59	36.9
经济－	男	63	4.9	7.22	6.36	52	82.5	23.48	6.34	63	100.0	1.63	3.98	21	33.3	1.98	3.54	28	44.4
	女	68	10.3	5.59	4.89	53	77.9	22.51	6.79	68	100.0	1.12	2.12	20	29.4	0.68	1.69	20	29.4
	合计	131	9.2	6.37	5.68	105	80.2	22.98	6.57	131	100.0	1.37	3.15	41	31.3	1.31	2.81	48	36.6
合计	男	131	13.0	6.64	6.52	99	75.6	23.58	6.19	130	99.2	2.04	4.12	56	42.8	2.52	4.30	61	46.6
	女	160	11.3	5.82	6.02	123	76.9	22.49	7.40	159	99.4	1.18	2.09	55	34.4	0.90	2.30	46	28.8
	合计	291	12.0	6.19	6.25	222	76.3	22.98	6.89	289	99.3	1.57	3.19	111	38.1	1.63	3.45	107	36.8

表4-135 深圳市55~64岁年龄组牙周健康率、牙龈出血、牙石、牙周袋、附着丧失情况

		受检人数	牙周健康率/%	牙龈出血				牙石				牙周袋≥4mm				附着丧失≥4mm			
				检出牙数		检出人数	检出率/%	检出牙数		检出人数	检出率/%	检出牙数		检出人数	检出率/%	检出牙数		检出人数	检出率/%
				$\bar{x}$	s			$\bar{x}$	s			$\bar{x}$	s			$\bar{x}$	s		
经济＋	男	72	2.8	7.92	6.83	59	81.9	21.76	7.17	70	97.2	2.29	3.28	40	55.6	3.97	4.70	48	66.7
	女	87	9.2	6.89	6.18	72	82.8	19.92	8.46	81	93.1	1.70	2.97	40	46.0	2.48	4.62	41	47.1
	合计	159	6.3	7.35	6.48	131	82.4	20.75	7.93	151	95.0	1.97	3.12	80	50.3	3.16	4.70	89	56.0
经济－	男	54	3.7	8.72	6.78	47	87.0	21.70	8.21	53	98.1	2.24	3.70	27	50.0	2.59	2.94	30	55.6
	女	76	13.2	4.58	5.10	54	71.1	20.07	7.79	72	94.7	1.42	2.64	29	38.2	1.84	3.14	35	46.1

续表

		受检人数	牙周健康率/%	牙龈出血				牙石				牙周袋≥4mm				附着丧失≥4mm			
				检出牙数		检出人数	检出率/%	检出牙数		检出人数	检出率/%	检出牙数		检出人数	检出率/%	检出牙数		检出人数	检出率/%
				$\bar{x}$	s			$\bar{x}$	s			$\bar{x}$	s			$\bar{x}$	s		
	合计	130	9.2	6.30	6.18	101	77.7	20.75	7.98	125	96.2	1.76	3.13	56	43.1	2.15	3.07	65	50.0
合计	男	126	3.2	8.26	6.79	106	84.1	21.74	7.60	123	97.6	2.27	3.45	67	53.2	3.38	4.09	78	61.9
	女	163	11.0	5.81	5.80	126	77.3	19.99	8.13	153	93.9	1.57	2.82	69	42.3	2.18	4.00	76	46.6
	合计	289	7.6	6.88	6.36	232	80.3	20.75	7.94	276	95.5	1.88	3.12	136	47.1	2.71	4.07	154	53.3

表4-136　深圳市65~74岁年龄组牙周健康率、牙龈出血、牙石、牙周袋、附着丧失情况

		受检人数	牙周健康率/%	牙龈出血				牙石				牙周袋≥4mm				附着丧失≥4mm			
				检出牙数		检出人数	检出率/%	检出牙数		检出人数	检出率/%	检出牙数		检出人数	检出率/%	检出牙数		检出人数	检出率%
				$\bar{x}$	s			$\bar{x}$	s			$\bar{x}$	s			$\bar{x}$	s		
经济+	男	71	2.8	6.25	6.46	53	74.6	19.89	7.91	71	100.0	3.28	3.91	50	70.4	4.82	5.10	55	77.5
	女	72	9.7	4.86	4.66	57	79.2	18.56	8.47	70	97.2	2.00	3.00	36	50.0	2.96	3.93	46	63.9
	合计	143	6.3	5.55	5.65	110	76.9	19.22	8.19	141	98.6	2.64	3.53	86	60.1	3.88	4.63	101	70.6
经济-	男	70	10.0	4.17	4.62	51	72.9	16.39	9.79	65	92.9	1.81	3.10	29	41.4	2.90	3.33	46	65.7
	女	71	12.7	4.62	4.68	58	81.7	15.66	9.44	63	88.7	1.31	2.39	22	31.0	1.72	3.13	33	46.5
	合计	141	11.3	4.40	4.64	109	77.3	16.02	9.59	128	90.8	0.56	2.77	51	36.2	2.30	3.27	79	56.0
合计	男	141	6.4	5.22	5.70	104	73.8	18.15	9.03	136	96.5	2.55	3.59	79	56.0	3.87	4.41	101	71.6
	女	143	11.2	4.74	4.66	115	80.4	17.12	9.05	133	93.0	1.66	2.73	58	40.6	2.34	3.59	79	55.2
	合计	284	8.8	4.98	5.20	219	77.1	17.63	9.04	269	94.7	2.10	3.21	137	48.2	3.10	4.08	180	63.4

表4-137 深圳市35~44岁年龄组牙周袋的检出牙数

		受检人数	深牙周袋（≥6mm）		浅牙周袋（4~5mm）		无牙周袋		不作记录		缺失牙	
			$\bar{x}$	s	$\bar{x}$	s	$\bar{x}$	s	$\bar{x}$	s	$\bar{x}$	s
经济+	男	76	0.08	0.42	1.93	3.28	25.18	4.05	0.49	1.32	0.32	0.73
	女	104	0.01	0.10	0.85	1.89	26.57	2.05	0.29	0.73	0.29	0.62
	合计	180	0.04	0.29	0.31	2.62	25.98	3.13	0.37	1.02	0.30	0.67
经济—	男	96	0.09	0.56	0.88	1.53	26.21	2.79	0.35	1.24	0.47	1.20
	女	107	0.00	0.00	0.79	1.45	26.27	3.14	0.49	2.19	0.45	1.16
	合计	203	0.04	0.39	0.83	1.49	26.24	2.97	0.42	1.80	0.46	1.18
合计	男	172	0.09	0.51	1.34	2.51	25.76	3.43	0.41	1.27	0.40	1.02
	女	211	0.00	0.07	0.82	1.68	26.42	2.66	0.39	1.64	0.37	0.93
	合计	383	0.04	0.34	1.05	2.11	26.12	3.05	0.40	1.49	0.38	0.97

表4-138 深圳市45~54岁年龄组牙周袋的检出牙数

		受检人数	深牙周袋（≥6mm）		浅牙周袋（4~5mm）		无牙周袋		不作记录		缺失牙	
			$\bar{x}$	s	$\bar{x}$	s	$\bar{x}$	s	$\bar{x}$	s	$\bar{x}$	s
经济+	男	68	0.24	1.50	2.18	3.29	23.10	5.71	0.97	2.18	1.51	3.58
	女	92	0.00	0.00	1.23	2.07	25.12	3.40	0.89	2.11	0.76	1.46
	合计	160	0.10	0.98	1.63	2.69	24.26	4.62	0.93	2.13	1.08	2.60
经济—	男	63	0.25	0.95	1.38	3.19	24.52	4.70	0.30	1.13	1.54	2.80
	女	68	0.03	0.17	1.09	2.05	24.13	4.84	1.44	3.66	1.31	1.85

续表

		受检人数	深牙周袋（≥6mm）		浅牙周袋（4~5mm）		无牙周袋		不作记录		缺失牙	
			$\bar{x}$	s	$\bar{x}$	s	$\bar{x}$	s	$\bar{x}$	s	$\bar{x}$	s
	合计	131	0.14	0.68	1.23	2.66	24.32	4.76	0.89	2.80	1.42	2.35
合计	男	131	0.24	1.26	1.79	3.26	23.79	5.28	0.65	1.78	1.53	3.22
	女	160	0.01	0.11	1.17	2.06	24.70	4.09	1.13	2.87	0.99	1.65
	合计	291	0.12	0.86	1.45	2.68	24.29	4.68	0.91	2.45	1.23	2.49

表4-139　深圳市55~64岁年龄组牙周袋的检出牙数

		受检人数	深牙周袋（≥6mm）		浅牙周袋（4~5mm）		无牙周袋		不作记录		缺失牙	
			$\bar{x}$	s	$\bar{x}$	s	$\bar{x}$	s	$\bar{x}$	s	$\bar{x}$	s
经济＋	男	72	0.10	0.38	2.19	3.19	21.50	6.71	2.47	4.99	0.32	2.50
	女	87	0.07	0.37	1.63	2.92	22.83	5.67	1.25	2.25	0.29	4.29
	合计	159	0.08	0.37	1.89	3.05	22.23	6.18	1.81	3.78	0.30	3.59
经济－	男	54	0.17	0.54	2.07	3.34	21.85	6.89	1.11	2.38	0.47	4.64
	女	76	0.01	0.11	1.41	2.64	22.03	6.19	0.99	2.05	0.45	5.27
	合计	130	0.08	0.37	1.68	2.95	21.95	6.46	1.04	2.18	0.46	5.01
合计	男	126	0.13	0.46	2.14	3.24	21.65	6.76	1.89	4.12	2.19	3.60
	女	163	0.04	0.28	1.53	2.79	22.45	5.92	1.13	2.15	2.85	4.80
	合计	289	0.08	0.37	1.80	3.00	22.10	6.30	1.46	3.18	0.38	4.33

表4-140 深圳市65~74岁年龄组牙周袋的检出牙数

		受检人数	深牙周袋（≥6mm）		浅牙周袋（4~5mm）		无牙周袋		不作记录		缺失牙	
			$\bar{x}$	s	$\bar{x}$	s	$\bar{x}$	s	$\bar{x}$	s	$\bar{x}$	s
经济＋	男	71	0.17	0.51	3.11	3.63	19.69	6.92	2.01	3.28	3.01	4.90
	女	72	0.08	0.28	1.92	2.92	18.71	7.51	3.90	5.42	3.39	5.19
	合计	143	0.13	0.41	2.51	3.33	19.20	7.21	2.97	4.57	3.20	5.03
经济－	男	70	0.13	0.41	1.69	2.91	17.44	9.11	1.90	3.77	6.84	8.31
	女	71	0.08	0.33	1.23	2.26	18.45	8.60	1.23	2.89	7.01	7.82
	合计	141	0.11	0.37	1.45	2.60	17.95	8.84	0.56	3.36	6.93	8.04
合计	男	141	0.15	0.46	2.40	3.36	18.57	8.13	1.96	3.52	4.91	7.05
	女	143	0.08	0.30	1.57	2.62	18.58	8.04	2.57	4.54	5.19	6.85
	合计	284	0.12	0.39	1.99	3.03	18.58	8.07	2.27	4.07	5.05	6.94

表4-141 深圳市35~44岁年龄组附着丧失的检出牙数

		受检人数	牙周附着丧失≥12mm		牙周附着丧失9~11mm		牙周附着丧失6~8mm		牙周附着丧失4~5mm		牙周附着丧失0~3mm		不作记录		缺失牙	
			$\bar{x}$	s	$\bar{x}$	s	$\bar{x}$	s	$\bar{x}$	s	$\bar{x}$	s	$\bar{x}$	s	$\bar{x}$	s
经济＋	男	76	0.01	0.11	0.01	0.11	0.13	0.60	1.16	3.08	25.79	4.32	0.58	1.53	0.32	0.73
	女	104	0.00	0.00	0.00	0.00	0.05	0.26	0.65	1.85	26.62	2.36	0.39	1.01	0.29	0.62
	合计	180	0.01	0.07	0.01	0.07	0.08	0.43	0.87	2.45	26.27	3.34	0.47	1.26	0.30	0.67
经济－	男	96	0.00	0.00	0.01	0.10	0.09	0.74	0.25	0.73	26.82	2.61	0.35	1.24	0.47	1.20
	女	107	0.00	0.00	0.00	0.00	0.00	0.00	0.08	0.34	26.98	2.65	0.49	2.19	0.45	1.16

续表

		受检人数	牙周附着丧失≥12mm		牙周附着丧失9~11mm		牙周附着丧失6~8mm		牙周附着丧失4~5mm		牙周附着丧失0~3mm		不作记录		缺失牙	
			$\bar{x}$	s	$\bar{x}$	s	$\bar{x}$	s	$\bar{x}$	s	$\bar{x}$	s	$\bar{x}$	s	$\bar{x}$	s
	合计	203	0.00	0.00	0.00	0.07	0.04	0.51	0.16	0.56	26.91	2.62	0.42	1.80	0.46	1.18
合计	男	172	0.01	0.08	0.01	0.11	0.11	0.68	0.65	2.16	26.37	3.50	0.45	1.38	0.40	1.02
	女	211	0.00	0.00	0.00	0.00	0.02	0.18	0.36	1.35	26.80	2.51	0.44	1.71	0.37	0.93
	合计	383	0.00	0.05	0.01	0.07	0.06	0.48	0.49	1.76	26.61	3.00	0.45	1.57	0.38	0.97

表4-142　深圳市45~54岁年龄组附着丧失的检出牙数

		受检人数	牙周附着丧失≥12mm		牙周附着丧失9~11mm		牙周附着丧失6~8mm		牙周附着丧失4~5mm		牙周附着丧失0~3mm		不作记录		缺失牙	
			$\bar{x}$	s	$\bar{x}$	s	$\bar{x}$	s	$\bar{x}$	s	$\bar{x}$	s	$\bar{x}$	s	$\bar{x}$	s
经济＋	男	68	0.03	0.17	0.06	0.29	0.43	1.51	2.50	3.85	22.51	6.10	0.96	2.17	1.51	3.58
	女	92	0.02	0.21	0.01	0.10	0.14	0.55	0.89	2.15	25.20	4.32	0.98	2.24	0.76	1.46
	合计	160	0.03	0.19	0.03	0.21	0.26	1.07	1.58	3.08	24.06	5.30	0.97	2.21	1.08	2.60
经济－	男	63	0.00	0.00	0.06	0.50	0.41	1.24	1.51	2.63	24.13	5.05	0.35	1.18	1.54	2.80
	女	68	0.00	0.00	0.01	0.12	0.18	0.79	0.49	0.98	24.57	4.67	1.44	3.66	1.31	1.85
	合计	131	0.00	0.00	0.04	0.36	0.29	1.03	0.98	2.01	24.36	4.84	0.92	2.80	1.42	2.35
合计	男	131	0.02	0.12	0.06	0.41	0.42	1.38	2.02	3.34	23.29	5.65	0.66	1.79	1.53	3.22
	女	160	0.01	0.16	0.01	0.11	0.16	0.66	0.72	1.76	24.93	4.47	1.18	2.93	0.99	1.65
	合计	291	0.01	0.14	0.03	0.29	0.27	1.05	1.31	2.67	24.19	5.09	0.95	2.49	1.23	2.49

表4-143　深圳市55~64岁年龄组附着丧失的检出牙数

		受检人数	牙周附着丧失≥12mm		牙周附着丧失9~11mm		牙周附着丧失6~8mm		牙周附着丧失4~5mm		牙周附着丧失0~3mm		不作记录		缺失牙	
			$\bar{x}$	s	$\bar{x}$	s	$\bar{x}$	s	$\bar{x}$	s	$\bar{x}$	s	$\bar{x}$	s	$\bar{x}$	s
经济+	男	72	0.03	0.17	0.11	0.36	0.83	1.68	3.00	3.39	19.51	7.90	2.78	5.11	0.32	2.50
	女	87	0.01	0.11	0.06	0.28	0.72	2.21	1.69	3.00	21.85	7.54	1.45	2.64	0.29	4.29
	合计	159	0.02	0.14	0.08	0.32	0.77	1.98	2.28	3.24	20.79	7.77	2.05	4.00	0.30	3.59
经济−	男	54	0.09	0.40	0.02	0.14	0.74	1.26	1.74	2.06	21.50	7.11	1.11	2.38	0.47	4.64
	女	76	0.00	0.00	0.03	0.16	0.25	0.68	1.57	2.70	21.58	6.88	1.01	2.08	0.45	5.27
	合计	130	0.04	0.26	0.02	0.15	0.45	0.99	1.64	2.45	21.55	6.95	1.05	2.20	0.46	5.01
合计	男	126	0.06	0.29	0.07	0.29	0.79	1.51	2.46	2.95	20.37	7.61	2.06	4.23	2.19	3.60
	女	163	0.01	0.08	0.04	0.23	0.50	1.69	1.63	2.86	21.72	7.22	1.25	2.40	2.85	4.80
	合计	289	0.03	0.20	0.06	0.26	0.63	1.62	1.99	2.92	21.13	7.41	1.60	3.34	0.38	4.33

表4-144　深圳市65~74岁年龄组附着丧失的检出牙数

		受检人数	牙周附着丧失≥12mm		牙周附着丧失9~11mm		牙周附着丧失6~8mm		牙周附着丧失4~5mm		牙周附着丧失0~3mm		不作记录		缺失牙	
			$\bar{x}$	s	$\bar{x}$	s	$\bar{x}$	s	$\bar{x}$	s	$\bar{x}$	s	$\bar{x}$	s	$\bar{x}$	s
经济+	男	71	0.01	0.12	0.20	0.62	0.68	1.25	3.93	4.65	17.83	7.05	2.31	3.46	3.01	4.90
	女	72	0.01	0.12	0.11	0.40	0.47	1.02	2.36	3.31	17.64	7.94	4.00	5.44	3.39	5.19
	合计	143	0.01	0.12	0.15	0.52	0.57	1.14	3.14	4.09	17.73	7.48	3.16	4.63	3.20	5.03
经济−	男	70	0.10	0.35	0.07	0.39	0.63	1.42	2.10	2.43	16.19	9.75	2.07	4.13	6.84	8.31

续表

		受检人数	牙周附着丧失≥12mm		牙周附着丧失9~11mm		牙周附着丧失6~8mm		牙周附着丧失4~5mm		牙周附着丧失0~3mm		不作记录		缺失牙	
			$\bar{x}$	s	$\bar{x}$	s	$\bar{x}$	s	$\bar{x}$	s	$\bar{x}$	s	$\bar{x}$	s	$\bar{x}$	s
	女	71	0.07	0.31	0.10	0.54	0.54	1.22	1.01	1.83	18.01	8.97	1.25	2.91	7.01	7.82
	合计	141	0.09	0.33	0.09	0.47	0.58	1.32	1.55	2.21	17.11	9.38	1.66	3.58	6.93	8.04
合计	男	141	0.06	0.26	0.13	0.52	0.65	1.33	3.02	3.81	17.01	8.51	2.19	3.79	4.91	7.05
	女	143	0.04	0.23	0.10	0.47	0.50	1.12	1.69	2.75	17.83	8.43	2.64	4.57	5.19	6.85
	合计	284	0.05	0.25	0.12	0.50	0.58	1.23	2.35	3.38	17.42	8.47	2.42	4.20	5.05	6.94

表4-145　深圳市35~44岁年龄组牙周袋最高记分分布

		受检人数	深牙周袋（≥6mm）		浅牙周袋（4~5mm）		未检出牙周袋	
			人数	百分比/%	人数	百分比/%	人数	百分比/%
经济＋	男	76	3	3.9	30	39.5	43	56.6
	女	104	1	1.0	28	26.9	75	72.1
	合计	180	4	2.2	58	32.2	118	65.6
经济－	男	96	4	4.2	27	28.1	65	67.7
	女	107	0	0.0	30	28.0	77	72.0
	合计	203	4	2.0	57	28.1	142	70.0
合计	男	172	7	4.1	57	33.1	108	62.8
	女	211	1	0.5	58	27.5	152	72.0
	合计	383	8	2.1	115	30.0	260	67.9

表4-146　深圳市45~54岁年龄组牙周袋最高记分分布

		受检人数	深牙周袋（≥6mm）		浅牙周袋（4~5mm）		未检出牙周袋	
			人数	百分比/%	人数	百分比/%	人数	百分比/%
经济+	男	68	3	4.4	32	47.1	33	48.5
	女	92	0	0.0	35	38.0	57	62.0
	合计	160	3	1.9	67	41.9	90	56.3
经济-	男	63	5	7.9	16	25.4	42	66.7
	女	68	2	2.9	18	26.5	48	70.6
	合计	131	7	5.3	34	26.0	90	68.7
合计	男	131	8	6.1	48	36.6	75	57.3
	女	160	2	1.3	53	33.1	105	65.6
	合计	291	10	3.4	101	34.7	180	61.9

表4-147　深圳市55~64岁年龄组牙周袋最高记分分布

		受检人数	深牙周袋（≥6mm）		浅牙周袋（4~5mm）		未检出牙周袋	
			人数	百分比/%	人数	百分比/%	人数	百分比/%
经济+	男	72	5	6.9	35	48.6	32	44.4
	女	87	4	4.6	36	41.4	47	54.0
	合计	159	9	5.7	71	44.7	79	49.7
经济-	男	54	6	11.1	21	38.9	27	50.0
	女	76	1	1.3	28	36.8	47	61.8

续表

		受检人数	深牙周袋（≥6mm）		浅牙周袋（4~5mm）		未检出牙周袋	
			人数	百分比/%	人数	百分比/%	人数	百分比/%
	合计	130	7	5.4	49	37.7	74	56.9
合计	男	126	11	8.7	56	44.4	59	46.8
	女	163	5	3.1	64	39.3	94	57.7
	合计	289	16	5.5	120	41.5	153	52.9

表4-148　深圳市65~74岁年龄组牙周袋最高记分分布

		受检人数	深牙周袋（≥6mm）		浅牙周袋（4~5mm）		未检出牙周袋	
			人数	百分比/%	人数	百分比/%	人数	百分比/%
经济＋	男	71	9	12.7	41	57.7	21	29.6
	女	72	6	8.3	30	41.7	36	50.0
	合计	143	15	10.5	71	49.7	57	39.9
经济－	男	70	7	10.0	22	31.4	41	58.6
	女	71	5	7.0	17	23.9	49	69.0
	合计	141	12	8.5	39	27.7	90	63.8
合计	男	141	16	11.3	63	44.7	62	44.0
	女	143	11	7.7	47	32.9	85	59.4
	合计	284	27	9.5	110	38.7	147	51.8

表4-149　深圳市35~44岁年龄组牙周附着丧失最高记分分布

		受检人数	牙周附着丧失 ≥12mm		牙周附着丧失 9~11mm		牙周附着丧失 6~8mm		牙周附着丧失 4~5mm		牙周附着丧失 0~3mm	
			人数	百分比/%	人数	百分比/%	人数	百分比/%	人数	百分比/%	人数	百分比/%
经济+	男	76	1	1.3	0	0.0	4	5.3	15	19.7	56	73.7
	女	104	0	0.0	0	0.0	4	3.8	19	18.3	81	77.9
	合计	180	1	0.6	0	0.0	8	4.4	34	18.9	137	76.1
经济−	男	96	0	0.0	1	1.0	2	2.1	13	13.5	80	83.3
	女	107	0	0.0	0	0.0	0	0.0	7	6.5	100	93.5
	合计	203	0	0.0	1	0.5	2	1.0	20	9.9	180	88.7
合计	男	172	1	0.6	1	0.6	6	3.5	28	16.3	136	79.1
	女	211	0	0.0	0	0.0	4	1.9	26	12.3	181	85.8
	合计	383	1	0.3	1	0.3	10	2.6	54	14.1	317	82.8

表4-150　深圳市45~54岁年龄组牙周附着丧失最高记分分布

		受检人数	牙周附着丧失 ≥12mm		牙周附着丧失 9~11mm		牙周附着丧失 6~8mm		牙周附着丧失 4~5mm		牙周附着丧失 0~3mm	
			人数	百分比/%	人数	百分比/%	人数	百分比/%	人数	百分比/%	人数	百分比/%
经济+	男	68	2	2.9	3	4.4	6	8.8	22	32.4	35	51.5
	女	92	1	1.1	0	0.0	6	6.5	19	20.7	66	71.7
	合计	160	3	1.9	3	1.9	12	7.5	41	25.6	101	63.1
经济−	男	63	0	0.0	1	1.6	9	14.3	18	28.6	35	55.6
	女	68	0	0.0	1	1.5	5	7.4	14	20.6	48	70.6

续表

		受检人数	牙周附着丧失≥12mm		牙周附着丧失9~11mm		牙周附着丧失6~8mm		牙周附着丧失4~5mm		牙周附着丧失0~3mm	
			人数	百分比/%	人数	百分比/%	人数	百分比/%	人数	百分比/%	人数	百分比/%
	合计	131	0	0.0	2	1.5	14	10.7	32	24.4	83	63.4
合计	男	131	2	1.5	4	3.1	15	11.5	40	30.5	70	53.4
	女	160	1	0.6	1	0.6	11	6.9	33	20.6	114	71.3
	合计	291	3	1.0	5	1.7	26	8.9	73	25.1	184	63.2

表4-151　深圳市55~64岁年龄组牙周附着丧失最高记分分布

		受检人数	牙周附着丧失≥12mm		牙周附着丧失9~11mm		牙周附着丧失6~8mm		牙周附着丧失4~5mm		牙周附着丧失0~3mm	
			人数	百分比/%	人数	百分比/%	人数	百分比/%	人数	百分比/%	人数	百分比/%
经济+	男	72	2	2.8	5	6.9	17	23.6	24	33.3	24	33.3
	女	87	1	1.1	3	3.4	12	13.8	25	28.7	46	52.9
	合计	159	3	1.9	8	5.0	29	18.2	49	30.8	70	44.0
经济–	男	54	3	5.6	1	1.9	15	27.8	11	20.4	24	44.4
	女	76	0	0.0	2	2.6	11	14.5	22	28.9	41	53.9
	合计	130	3	2.3	3	2.3	26	20.0	33	25.4	65	50.0
合计	男	126	5	4.0	6	4.8	32	25.4	35	27.8	48	38.1
	女	163	1	0.6	5	3.1	23	14.1	47	28.8	87	53.4
	合计	289	6	2.1	11	3.8	55	19.0	82	28.4	135	46.7

表4-152 深圳市65~74岁年龄组牙周附着丧失最高记分分布

		受检人数	牙周附着丧失≥12mm		牙周附着丧失9~11mm		牙周附着丧失6~8mm		牙周附着丧失4~5mm		牙周附着丧失0~3mm	
			人数	百分比/%	人数	百分比/%	人数	百分比%	人数	百分比/%	人数	百分比/%
经济＋	男	71	1	1.4	9	12.7	18	25.4	27	38.0	16	22.5
	女	72	1	1.4	6	8.3	13	18.1	26	36.1	26	36.1
	合计	143	2	1.4	15	10.5	31	21.7	53	37.1	42	29.4
经济－	男	70	6	8.6	1	1.4	15	21.4	24	34.3	24	34.3
	女	71	4	5.6	3	4.2	12	16.9	14	19.7	38	53.5
	合计	141	10	7.1	4	2.8	27	19.1	38	27.0	62	44.0
合计	男	141	7	5.0	10	7.1	33	23.4	51	36.2	40	28.4
	女	143	5	3.5	9	6.3	25	17.5	40	28.0	64	44.8
	合计	284	12	4.2	19	6.7	58	20.4	91	32.0	104	36.6

表4-153 深圳市35~44岁年龄组人均存留牙数、牙对数及无牙颌率

		受检人数	存留牙数		存留牙对数		无牙颌	
			$\bar{x}$	s	$\bar{x}$	s	人数	占比率/%
经济＋	男	76	30.36	1.66	14.71	1.19	0	0.0
	女	104	29.97	1.75	14.58	1.15	0	0.0
	合计	180	30.13	1.72	14.63	1.17	0	0.0
经济－	男	96	30.30	1.83	14.53	1.61	0	0.0

续表

		受检人数	存留牙数		存留牙对数		无牙颌	
			$\bar{x}$	s	$\bar{x}$	s	人数	占比率/%
	女	107	29.59	1.97	14.30	1.39	0	0.0
	合计	203	29.93	1.93	14.41	1.50	0	0.0
合计	男	172	30.33	1.75	14.61	1.44	0	0.0
	女	211	29.78	1.87	14.44	1.28	0	0.0
	合计	383	30.02	1.84	14.51	1.36	0	0.0

表4-154　深圳市45~54岁年龄组人均存留牙数、牙对数及无牙颌率

		受检人数	存留牙数		存留牙对数		无牙颌	
			$\bar{x}$	s	$\bar{x}$	s	人数	占比率/%
经济+	男	68	28.87	4.31	13.74	2.45	1	1.5
	女	92	29.24	2.39	14.04	1.72	0	0.0
	合计	160	29.08	3.33	13.91	2.06	1	0.6
经济-	男	63	28.79	3.41	13.46	2.60	0	0.0
	女	68	29.04	2.47	13.57	2.02	0	0.0
	合计	131	28.92	2.95	13.52	2.31	0	0.0
合计	男	131	28.83	3.89	13.60	2.52	1	0.8
	女	160	29.16	2.42	13.84	1.86	0	0.0
	合计	291	29.01	3.33	13.74	2.18	1	0.3

表4-155　深圳市55~64岁年龄组人均存留牙数、牙对数及无牙颌率

		受检人数	存留牙数		存留牙对数		无牙颌	
			$\bar{x}$	s	$\bar{x}$	s	人数	占比率/%
经济＋	男	72	28.75	3.27	13.36	2.50	0	0.0
	女	87	27.63	5.10	12.80	3.56	1	1.1
	合计	159	28.14	4.39	13.06	3.13	1	0.6
经济－	男	54	27.19	5.35	12.43	3.69	0	0.0
	女	76	26.34	6.10	11.78	3.93	1	1.3
	合计	130	26.69	5.79	12.05	3.84	1	0.8
合计	男	126	28.08	4.34	12.96	3.09	0	0.0
	女	163	27.03	5.61	12.33	3.76	2	1.2
	合计	289	27.49	5.11	12.60	3.49	2	0.7

表4-156　深圳市65~74岁年龄组人均存留牙数、牙对数及无牙颌率

		受检人数	存留牙数		存留牙对数		无牙颌	
			$\bar{x}$	s	$\bar{x}$	s	人数	占比率/%
经济＋	男	71	27.17	5.88	12.39	4.09	0	0.0
	女	72	26.57	5.92	11.99	3.71	1	1.4
	合计	143	26.87	5.89	12.19	3.90	1	0.7
经济－	男	70	22.56	9.03	9.53	5.19	2	2.9
	女	71	22.17	8.53	9.42	4.93	4	5.6

续表

		受检人数	存留牙数		存留牙对数		无牙颌	
			$\bar{x}$	s	$\bar{x}$	s	人数	占比率/%
	合计	141	22.36	8.75	9.48	5.04	6	4.3
合计	男	141	24.88	7.92	10.97	4.87	2	1.4
	女	143	24.38	7.64	10.71	4.53	5	3.5
	合计	284	24.63	7.77	10.84	4.70	7	2.5

表4-157　深圳市35~44岁年龄组各种义齿修复状况

		受检人数	种植义齿		固定义齿		可摘局部义齿		全口义齿		非正规义齿		有缺牙未修复	
			人数	占比率/%	人数	占比率/%	人数	占比率/%	人数	占比率/%	人数	占比率/%	人数	占比率/%
经济+	男	76	2	2.6	14	18.4	2	0.6	0	0.0	0	0.0	10	13.2
	女	104	1	1.0	25	24.0	0	0.0	0	0.0	0	0.0	15	14.4
	合计	180	3	1.7	39	21.7	2	1.1	0	0.0	0	0.0	25	13.9
经济−	男	96	1	1.0	13	13.5	1	1.0	0	0.0	0	0.0	18	18.8
	女	107	0	0.0	29	27.1	0	0.0	0	0.0	2	1.9	13	12.1
	合计	203	1	0.5	42	20.7	1	0.5	0	0.0	2	1.0	31	15.3
合计	男	172	3	1.7	27	15.7	3	1.7	0	0.0	0	0.0	28	16.3
	女	211	1	0.5	54	25.6	0	0.0	0	0.0	2	0.9	28	13.3
	合计	383	4	1.0	81	21.1	3	0.8	0	0.0	2	0.5	56	14.6

表4-158　深圳市45~54岁年龄组各种义齿修复状况

		受检人数	种植义齿		固定义齿		可摘局部义齿		全口义齿		非正规义齿		有缺牙未修复	
			人数	占比率/%	人数	占比率/%	人数	占比率/%	人数	占比率/%	人数	占比率/%	人数	占比率/%
经济+	男	68	0	0.0	15	22.1	0	0.0	1	1.5	0	0.0	23	33.8
	女	92	1	1.1	24	26.1	1	1.1	0	0.0	3	3.3	20	21.7
	合计	160	1	0.6	39	24.4	1	0.6	1	0.6	3	1.9	43	26.9
经济−	男	63	2	3.2	13	20.6	2	3.2	0	0.0	1	1.6	18	28.6
	女	68	0	0.0	25	36.8	2	2.9	0	0.0	2	2.9	20	29.4
	合计	131	2	1.5	38	29.0	4	3.1	0	0.0	3	2.3	38	29.0
合计	男	131	2	1.5	28	21.4	2	1.5	1	0.8	1	0.8	41	31.3
	女	160	1	0.6	49	30.6	3	1.9	0	0.0	5	3.1	40	25.0
	合计	291	3	1.0	77	26.5	5	1.7	1	0.3	6	2.1	81	27.8

表4-159　深圳市55~64岁年龄组各种义齿修复状况

		受检人数	种植义齿		固定义齿		可摘局部义齿		全口义齿		非正规义齿		有缺牙未修复	
			人数	占比率/%	人数	占比率/%	人数	占比率/%	人数	占比率/%	人数	占比率/%	人数	占比率/%
经济+	男	72	1	1.4	17	23.6	6	8.3	0	0.0	2	2.8	29	40.3
	女	87	1	1.1	39	44.8	10	11.5	1	1.1	6	6.9	20	23.0
	合计	159	2	1.3	56	35.2	16	10.1	1	0.6	8	5.0	49	30.8
经济−	男	54	0	0.0	21	38.9	5	9.3	1	1.9	2	3.7	18	33.3
	女	76	0	0.0	25	32.9	10	13.2	1	1.3	2	2.6	35	46.1

续表

		受检人数	种植义齿		固定义齿		可摘局部义齿		全口义齿		非正规义齿		有缺牙未修复	
			人数	占比率/%	人数	占比率/%	人数	占比率/%	人数	占比率/%	人数	占比率/%	人数	占比率/%
	合计	130	0	0.0	46	35.4	15	11.5	2	1.5	4	3.1	53	40.8
合计	男	126	1	0.8	38	30.2	11	8.7	1	0.8	4	3.2	47	37.3
	女	163	1	0.6	64	39.3	20	12.3	2	1.2	8	4.9	55	33.7
	合计	289	2	0.7	102	35.3	31	10.7	3	1.0	12	4.2	102	35.3

表4-160　深圳市65~74岁年龄组各种义齿修复状况

		受检人数	种植义齿		固定义齿		可摘局部义齿		全口义齿		非正规义齿		有缺牙未修复	
			人数	占比率/%	人数	占比率/%	人数	占比率/%	人数	占比率/%	人数	占比率/%	人数	占比率/%
经济＋	男	71	2	2.8	24	33.8	16	22.5	1	1.4	8	11.3	20	28.2
	女	72	4	5.6	42	58.3	8	11.1	3	4.2	6	8.3	23	31.9
	合计	143	6	4.2	66	46.2	24	16.8	4	2.8	14	9.8	43	30.1
经济－	男	70	0	0.0	21	30.0	12	17.1	2	2.9	5	7.1	33	47.1
	女	71	0	0.0	25	35.2	11	15.5	4	5.6	1	1.4	31	43.7
	合计	141	0	0.0	46	32.6	23	16.3	6	4.3	6	4.3	64	45.4
合计	男	141	2	1.4	45	31.9	28	19.9	3	2.1	13	9.2	53	37.6
	女	143	4	2.8	67	46.9	19	13.3	7	4.9	7	4.9	54	37.8
	合计	284	6	2.1	112	39.4	47	16.5	10	3.5	20	7.0	107	37.7

表4-161　深圳市35~44岁年龄组最高学历

		调查人数	没有上过学/%	小学/%	初中/%	高中/%	中专/%	大专/%	本科/%	硕士及以上/%
经济＋	男	76	0.0	1.3	18.4	35.5	2.6	22.4	19.7	0.0
	女	104	1.9	2.9	25.2	13.6	5.8	21.4	28.2	1.0
	合计	180	1.1	2.2	22.3	22.9	4.5	21.8	24.6	0.6
经济－	男	96	0.0	4.2	19.8	32.3	7.3	25.0	10.4	1.0
	女	107	2.8	9.3	15.9	21.5	6.5	25.2	18.7	0.0
	合计	203	1.5	6.9	17.7	26.6	6.9	25.1	14.8	0.5
合计	男	172	0.0	2.9	19.2	33.7	5.2	23.8	14.5	0.6
	女	211	2.4	6.2	20.5	17.6	6.2	23.3	23.3	0.5
	合计	383	1.3	4.7	19.9	24.9	5.8	23.6	19.4	0.5

表4-162　深圳市45~54岁年龄组最高学历

		调查人数	没有上过学/%	小学/%	初中/%	高中/%	中专/%	大专/%	本科/%	硕士及以上/%
经济＋	男	68	0.0	11.9	29.9	40.3	1.5	6.0	10.4	0.0
	女	92	3.3	22.8	22.8	23.9	4.3	14.1	8.7	0.0
	合计	160	1.9	18.2	25.8	30.8	3.1	10.7	9.4	0.0
经济－	男	63	0.0	7.9	33.3	31.7	4.8	12.7	9.5	0.0
	女	68	5.9	16.2	35.3	23.5	2.9	13.2	2.9	0.0

续表

		调查人数	没有上过学/%	小学/%	初中/%	高中/%	中专/%	大专/%	本科/%	硕士及以上/%
	合计	131	3.1	12.2	34.4	27.5	3.8	13.0	6.1	0.0
合计	男	131	0.0	10.0	31.5	36.2	3.1	9.2	10.0	0.0
	女	160	4.4	20.0	28.1	23.8	3.8	13.8	6.3	0.0
	合计	291	2.4	15.5	29.7	29.3	3.4	11.7	7.9	0.0

表4-163　深圳市55~64岁年龄组最高学历

		调查人数	没有上过学/%	小学/%	初中/%	高中/%	中专/%	大专/%	本科/%	硕士及以上/%
经济＋	男	72	0.0	16.7	25.0	36.1	1.4	9.7	11.1	0.0
	女	87	10.3	23.0	26.4	26.4	3.4	6.9	3.4	0.0
	合计	159	5.7	20.1	25.8	30.8	2.5	8.2	6.9	0.0
经济－	男	54	5.6	9.3	27.8	40.7	1.9	9.3	5.6	0.0
	女	76	3.9	21.1	40.8	21.1	3.9	7.9	1.3	0.0
	合计	130	4.6	16.2	35.4	29.2	3.1	8.5	3.1	0.0
合计	男	126	2.4	13.5	26.2	38.1	1.6	9.5	8.7	0.0
	女	163	7.4	22.1	33.1	23.9	3.7	7.4	2.5	0.0
	合计	289	5.2	18.3	30.1	30.1	2.8	8.3	5.2	0.0

表4-164　深圳市65~74岁年龄组最高学历

		调查人数	没有上过学/%	小学/%	初中/%	高中/%	中专/%	大专/%	本科/%	硕士及以上/%
经济+	男	71	8.5	26.8	18.3	26.8	5.6	5.6	8.5	0.0
	女	72	20.8	43.1	15.3	8.3	4.2	4.2	4.2	0.0
	合计	143	14.7	35.0	16.8	17.5	4.9	4.9	6.3	0.0
经济-	男	70	4.3	28.6	31.4	22.9	1.4	5.7	5.7	0.0
	女	71	14.1	49.3	22.5	8.5	0.0	5.6	0.0	0.0
	合计	141	9.2	39.0	27.0	15.6	0.7	5.7	2.8	0.0
合计	男	141	6.4	27.7	24.8	24.8	3.5	5.7	7.1	0.0
	女	143	17.5	46.2	18.9	8.4	2.1	4.9	2.1	0.0
	合计	284	12.0	37.0	21.8	16.5	2.8	5.3	4.6	0.0

表4-165　深圳市35~44岁年龄组饮食习惯

		调查人数	甜点及糖果/%						甜饮料/%						加糖的牛奶/酸奶/奶粉/茶/咖啡/%					
			每天≥2次	每天1次	每周2~6次	每周1次	每月1~3次	很少/从不	每天≥2次	每天1次	每周2~6次	每周1次	每月1~3次	很少/从不	每天≥2次	每天1次	每周2~6次	每周1次	每月1~3次	很少/从不
经济+	男	76	0.0	6.7	10.7	13.3	21.3	48.0	0.0	4.0	18.7	10.7	28.0	38.7	1.3	16.0	22.7	14.7	13.3	32.0
	女	104	1.9	2.9	24.3	16.5	22.3	32.0	1.0	2.9	13.6	17.5	17.5	47.6	4.9	14.7	23.5	13.7	11.8	31.4
	合计	180	1.1	4.5	18.5	15.2	21.9	38.8	0.6	3.4	15.7	14.6	21.9	43.8	3.4	15.3	23.2	14.1	12.4	31.6
经济-	男	96	0.0	1.0	22.9	11.5	31.3	33.3	2.1	8.3	13.5	19.8	25.0	31.3	4.2	12.5	24.0	11.5	14.6	33.3
	女	107	0.9	8.4	15.0	15.9	30.8	29.0	0.9	2.8	8.4	17.8	19.6	50.5	1.9	15.9	24.3	9.3	17.8	30.8
	合计	203	0.5	4.9	18.7	13.8	31.0	31.0	1.5	5.4	10.8	18.7	22.2	41.4	3.0	14.3	24.1	10.3	16.3	32.0

续表

		调查人数	甜点及糖果/%						甜饮料/%						加糖的牛奶/酸奶/奶粉/茶/咖啡/%					
			每天≥2次	每天1次	每周2~6次	每周1次	每月1~3次	很少/从不	每天≥2次	每天1次	每周2~6次	每周1次	每月1~3次	很少/从不	每天≥2次	每天1次	每周2~6次	每周1次	每月1~3次	很少/从不
合计	男	172	0.0	3.5	17.5	12.3	26.9	39.8	1.2	6.4	15.8	15.8	26.3	34.5	2.9	14.0	23.4	12.9	14.0	32.7
	女	211	1.4	5.7	19.5	16.2	26.7	30.5	1.0	2.9	11.0	17.6	18.6	49.0	3.3	15.3	23.9	11.5	14.8	31.1
	合计	383	0.8	4.7	18.6	14.4	26.8	34.6	1.0	4.5	13.1	16.8	22.0	42.5	3.2	14.7	23.7	12.1	14.5	31.8

表4-166　深圳市45~54岁年龄组饮食习惯

		调查人数	甜点及糖果/%						甜饮料/%						加糖的牛奶/酸奶/奶粉/茶/咖啡/%					
			每天≥2次	每天1次	每周2~6次	每周1次	每月1~3次	很少/从不	每天≥2次	每天1次	每周2~6次	每周1次	每月1~3次	很少/从不	每天≥2次	每天1次	每周2~6次	每周1次	每月1~3次	很少/从不
经济＋	男	68	0.0	4.5	17.9	7.5	14.9	55.2	1.5	9.0	17.9	14.9	10.4	46.3	0.0	13.4	20.9	3.0	19.4	43.3
	女	92	0.0	5.5	18.7	16.5	16.5	42.9	1.1	2.2	5.5	7.7	18.7	64.8	1.1	13.2	19.8	5.5	18.7	41.8
	合计	160	0.0	5.1	18.4	12.7	15.8	48.1	1.3	5.1	10.8	10.8	15.2	57.0	0.6	13.3	20.3	4.4	19.0	42.4
经济－	男	63	3.2	6.3	9.5	11.1	28.6	41.3	3.2	1.6	9.5	7.9	23.8	54.0	9.5	3.2	14.3	12.7	17.5	42.9
	女	68	1.5	4.4	13.2	19.1	16.2	45.6	1.5	0.0	8.8	5.9	14.7	69.1	0.0	22.1	14.7	7.4	17.6	38.2
	合计	131	2.3	5.3	11.5	15.3	22.1	43.5	2.3	0.8	9.2	6.9	19.1	61.8	4.6	13.0	14.5	9.9	17.6	40.5
合计	男	131	1.5	5.4	13.8	9.2	21.5	48.5	2.3	5.4	13.8	11.5	16.9	50.0	4.6	8.5	17.7	7.7	18.5	43.1
	女	160	0.6	5.0	16.4	17.6	16.4	44.0	1.3	1.3	6.9	6.9	17.0	66.7	0.6	17.0	17.6	6.3	18.2	40.3
	合计	291	1.0	5.2	15.2	13.8	18.7	46.0	1.7	3.1	10.0	9.0	17.0	59.2	2.4	13.1	17.6	6.9	18.3	41.5

表4-167　深圳市55~64岁年龄组饮食习惯

		调查人数	甜点及糖果/%						甜饮料/%						加糖的牛奶/酸奶/奶粉/茶/咖啡/%					
			每天≥2次	每天1次	每周2~6次	每周1次	每月1~3次	很少/从不	每天≥2次	每天1次	每周2~6次	每周1次	每月1~3次	很少/从不	每天≥2次	每天1次	每周2~6次	每周1次	每月1~3次	很少/从不
经济＋	男	72	1.4	6.9	11.1	13.9	15.3	51.4	1.4	5.6	9.7	2.8	13.9	66.7	2.8	16.7	16.7	6.9	6.9	50.0
	女	87	0.0	5.7	10.3	8.0	17.2	58.6	0.0	1.1	2.3	3.4	6.9	86.2	2.3	12.6	18.4	8.0	10.3	48.3
	合计	159	0.6	6.3	10.7	10.7	16.4	55.3	0.6	3.1	5.7	3.1	10.1	77.4	2.5	14.5	17.6	7.5	8.8	49.1
经济－	男	54	1.9	3.7	11.1	9.3	22.2	51.9	1.9	1.9	9.3	3.7	3.7	79.6	7.4	9.3	18.5	1.9	3.7	59.3
	女	76	1.3	10.5	5.3	3.9	23.7	55.3	0.0	1.3	9.2	3.9	13.2	72.4	0.0	15.8	14.5	6.6	9.2	53.9
	合计	130	1.5	7.7	7.7	6.2	23.1	53.8	0.8	1.5	9.2	3.8	9.2	75.4	3.1	13.1	16.2	4.6	6.9	56.2
合计	男	126	1.6	5.6	11.1	11.9	18.3	51.6	1.6	4.0	9.5	3.2	9.5	72.2	4.8	13.5	17.5	4.8	5.6	54.0
	女	163	0.6	8.0	8.0	6.1	20.2	57.1	0.0	1.2	5.5	3.7	9.8	79.8	1.2	14.1	16.6	7.4	9.8	50.9
	合计	289	1.0	6.9	9.3	8.7	19.4	54.7	0.7	2.4	7.3	3.5	9.7	76.5	2.8	13.8	17.0	6.2	8.0	52.2

表4-168　深圳市65~74岁年龄组饮食习惯

		调查人数	甜点及糖果/%						甜饮料/%						加糖的牛奶/酸奶/奶粉/茶/咖啡/%					
			每天≥2次	每天1次	每周2~6次	每周1次	每月1~3次	很少/从不	每天≥2次	每天1次	每周2~6次	每周1次	每月1~3次	很少/从不	每天≥2次	每天1次	每周2~6次	每周1次	每月1~3次	很少/从不
经济＋	男	71	0.0	7.0	9.9	8.5	16.9	57.7	0.0	1.4	7.0	1.4	12.7	77.5	4.2	16.9	14.1	2.8	8.5	53.5
	女	72	0.0	9.9	4.2	9.9	18.3	57.7	0.0	2.8	2.8	1.4	8.5	84.5	4.2	15.5	11.3	0.0	11.3	57.7
	合计	143	0.0	8.5	7.0	9.2	17.6	57.7	0.0	2.1	4.9	1.4	10.6	81.0	4.2	16.2	12.7	1.4	9.9	55.6
经济－	男	70	2.9	7.1	11.4	10.0	24.3	44.3	1.4	5.7	2.9	2.9	8.6	78.6	4.3	11.4	11.4	1.4	14.3	57.1

续表

		调查人数	甜点及糖果/%						甜饮料/%						加糖的牛奶/酸奶/奶粉/茶/咖啡/%					
			每天≥2次	每天1次	每周2~6次	每周1次	每月1~3次	很少/从不	每天≥2次	每天1次	每周2~6次	每周1次	每月1~3次	很少/从不	每天≥2次	每天1次	每周2~6次	每周1次	每月1~3次	很少/从不
	女	71	0.0	14.1	11.3	8.5	22.5	43.7	0.0	5.6	7.0	0.0	9.9	77.5	0.0	16.9	4.2	4.2	11.3	63.4
	合计	141	1.4	10.6	11.3	9.2	23.4	44.0	0.7	5.7	5.0	1.4	9.2	78.0	2.1	14.2	7.8	2.8	12.8	60.3
合计	男	141	1.4	7.1	10.6	9.2	20.6	51.1	0.7	3.5	5.0	2.1	10.6	78.0	4.3	14.2	12.8	2.1	11.3	55.3
	女	143	0.0	12.0	7.7	9.2	20.4	50.7	0.0	4.2	4.9	0.7	9.2	81.0	2.1	16.2	7.7	2.1	11.3	60.6
	合计	284	0.7	9.5	9.2	9.2	20.5	50.9	0.4	3.9	4.9	1.4	9.9	79.5	3.2	15.2	10.2	2.1	11.3	58.0

表4-169 深圳市35~44岁年龄组吸烟情况

		调查人数	吸烟习惯/%			吸烟人数	吸烟年限		每天吸烟量/%					
			吸烟	从不吸烟	已戒烟		$\bar{x}$	s	≤1支	1~5支	6~10支	11~20支	21~40支	≥41支
经济＋	男	76	38.7	46.7	14.7	29	14.17	6.14	6.9	31.0	24.1	27.6	10.3	0.0
	女	104	0.0	97.1	2.9	0	0.00	0.00	0.0	0.0	0.0	0.0	0.0	0.0
	合计	180	16.3	75.8	7.9	29	14.17	6.14	6.9	31.0	24.1	27.6	10.3	0.0
经济－	男	96	44.8	46.9	8.3	43	15.30	7.42	4.7	14.0	16.3	37.2	25.6	2.3
	女	107	0.9	99.1	0.0	1	0.00	0.00	0.0	0.0	100.0	0.0	0.0	0.0
	合计	203	21.7	74.4	3.9	44	14.95	7.69	4.5	13.6	18.2	36.4	25.0	2.3
合计	男	172	42.1	46.8	11.1	72	14.85	6.91	5.6	20.8	19.4	33.3	19.4	1.4
	女	211	0.5	98.1	1.4	1	0.00	0.00	0.0	0.0	100.0	0.0	0.0	0.0
	合计	383	19.1	75.1	5.8	73	14.64	7.08	5.5	20.5	20.5	32.9	19.2	1.4

注：部分问卷回答不完整。

表4-170　深圳市45~54岁年龄组吸烟情况

		调查人数	吸烟习惯/%			吸烟人数	吸烟年限		每天吸烟量/%					
			吸烟	从不吸烟	已戒烟		$\bar{x}$	s	≤1支	1~5支	6~10支	11~20支	21~40支	≥41支
经济＋	男	68	43.3	41.8	14.9	29	25.17	9.66	0.0	20.7	20.7	41.4	13.8	3.4
	女	92	1.1	98.9	0.0	1	3.00	0.00	100.0	0.0	0.0	0.0	0.0	0.0
	合计	160	19.1	74.5	6.4	30	24.43	10.31	3.3	20.0	20.0	40.0	13.3	3.3
经济－	男	63	44.4	34.9	20.6	28	21.79	9.77	3.6	25.0	14.3	50.0	3.6	3.6
	女	68	0.0	100.0	0.0	0	0.00	0.00	0.0	0.0	0.0	0.0	0.0	0.0
	合计	131	21.4	68.7	9.9	28	21.79	9.77	3.6	25.0	14.3	50.0	3.6	3.6
合计	男	131	43.8	38.5	17.7	57	23.51	9.77	1.8	22.8	17.5	45.6	8.8	3.5
	女	160	0.6	99.4	0.0	1	3.00	0.00	100.0	0.0	0.0	0.0	0.0	0.0
	合计	291	20.1	71.9	8.0	58	23.16	10.06	3.4	22.4	17.2	44.8	8.6	3.4

注：部分问卷回答不完整。

表4-171　深圳市55~64岁年龄组吸烟情况

		调查人数	吸烟习惯/%			吸烟人数	吸烟年限		每天吸烟量/%					
			吸烟	从不吸烟	已戒烟		$\bar{x}$	s	≤1支	1~5支	6~10支	11~20支	21~40支	≥41支
经济＋	男	72	42.3	32.4	25.4	30	35.00	9.68	3.3	3.3	23.3	63.3	3.3	3.3
	女	87	2.3	96.6	1.1	2	7.50	10.61	50.0	0.0	50.0	0.0	0.0	0.0
	合计	159	20.3	67.7	12.0	32	33.28	11.70	6.3	3.1	25.0	59.4	3.1	3.1
经济－	男	54	40.7	37.0	22.2	22	30.23	12.15	9.1	0.0	9.1	68.2	0.0	13.6
	女	76	1.3	97.4	1.3	1	0.00	0.00	100.0	0.0	0.0	0.0	0.0	0.0

续表

		调查人数	吸烟习惯/%			吸烟人数	吸烟年限		每天吸烟量/%					
			吸烟	从不吸烟	已戒烟		$\bar{x}$	s	≤1支	1~5支	6~10支	11~20支	21~40支	≥41支
	合计	130	17.7	72.3	10.0	23	28.91	13.44	13.0	0.0	8.7	65.2	0.0	13.0
合计	男	126	41.6	34.4	24.0	52	32.98	10.94	5.8	1.9	17.3	65.4	1.9	7.7
	女	163	1.8	96.9	1.2	3	5.00	8.66	66.7	0.0	33.3	0.0	0.0	0.0
	合计	289	19.1	69.8	11.1	55	31.45	12.53	9.1	1.8	18.2	61.8	1.8	7.3

注：部分问卷回答不完整。

表4-172　深圳市65~74岁年龄组吸烟情况

		调查人数	吸烟习惯/%			吸烟人数	吸烟年限		每天吸烟量/%					
			吸烟	从不吸烟	已戒烟		$\bar{x}$	s	≤1支	1~5支	6~10支	11~20支	21~40支	≥41支
经济＋	男	71	31.0	42.3	26.8	22	41.64	12.67	4.5	9.1	27.3	50.0	9.1	0.0
	女	72	4.2	93.0	2.8	3	10.00	8.66	33.3	0.0	0.0	66.7	0.0	0.0
	合计	143	17.6	67.6	14.8	25	37.84	16.02	8.0	8.0	24.0	52.0	8.0	0.0
经济－	男	70	34.3	37.1	28.6	24	34.88	15.81	0.0	16.7	16.7	45.8	16.7	4.2
	女	71	1.4	98.6	0.0	1	0.00	0.00	100.0	0.0	0.0	0.0	0.0	0.0
	合计	141	17.7	68.1	14.2	25	33.48	16.98	4.0	16.0	16.0	44.0	16.0	4.0
合计	男	141	32.6	39.7	27.7	46	38.11	14.64	2.2	13.0	21.7	47.8	13.0	2.2
	女	143	2.8	95.8	1.4	4	7.50	8.66	50.0	0.0	0.0	50.0	0.0	0.0
	合计	284	17.7	67.8	14.5	50	35.66	16.49	6.0	12.0	20.0	48.0	12.0	2.0

注：部分问卷回答不完整。

表4-173 深圳市35~44岁年龄组饮酒频率

		调查人数	每天喝/%	每周喝/%	很少喝/%	从不喝/%	已戒酒/%
经济+	男	76	2.7	10.7	42.7	38.7	5.3
	女	104	0.0	1.0	9.8	89.2	0.0
	合计	180	1.1	5.1	23.7	67.8	2.3
经济-	男	96	1.1	12.6	46.3	33.7	6.3
	女	107	0.0	4.7	15.0	80.4	0.0
	合计	203	0.5	8.4	29.7	58.4	3.0
合计	男	172	1.8	11.8	44.7	35.9	5.9
	女	211	0.0	2.9	12.4	84.7	0.0
	合计	383	0.8	6.9	26.9	62.8	2.6

表4-174 深圳市45~54岁年龄组饮酒频率

		调查人数	每天喝/%	每周喝/%	很少喝/%	从不喝/%	已戒酒/%
经济+	男	68	13.6	10.6	43.9	24.2	7.6
	女	92	2.2	0.0	16.5	80.2	1.1
	合计	160	7.0	4.5	28.0	56.7	3.8
经济-	男	63	3.2	11.1	39.7	39.7	6.3
	女	68	0.0	0.0	16.2	83.8	0.0

续表

		调查人数	每天喝/%	每周喝/%	很少喝/%	从不喝/%	已戒酒/%
	合计	131	1.5	5.3	27.5	62.6	3.1
合计	男	131	8.5	10.9	41.9	31.8	7.0
	女	160	1.3	0.0	16.4	81.8	0.6
	合计	291	4.5	4.9	27.8	59.4	3.5

表4-175　深圳市55~64岁年龄组饮酒频率

		调查人数	每天喝/%	每周喝/%	很少喝/%	从不喝/%	已戒酒/%
经济+	男	72	15.3	11.1	36.1	31.9	5.6
	女	87	0.0	0.0	9.2	88.5	2.3
	合计	159	6.9	5.0	21.4	62.9	3.8
经济−	男	54	7.5	7.5	39.6	37.7	7.5
	女	76	4.1	1.4	9.5	83.8	1.4
	合计	130	5.5	3.9	22.0	64.6	3.9
合计	男	126	12.0	9.6	37.6	34.4	6.4
	女	163	1.9	0.6	9.3	86.3	1.9
	合计	289	6.3	4.5	21.7	63.6	3.8

表4-176　深圳市65~74岁年龄组饮酒频率

		调查人数	每天喝/%	每周喝/%	很少喝/%	从不喝/%	已戒酒/%
经济＋	男	71	18.8	0.0	23.2	42.0	15.9
	女	72	0.0	0.0	8.5	91.5	0.0
	合计	143	9.3	0.0	15.7	67.1	7.9
经济－	男	70	11.9	1.5	19.4	50.7	16.4
	女	71	2.8	0.0	4.2	91.5	1.4
	合计	141	7.2	0.7	11.6	71.7	8.7
合计	男	141	15.4	0.7	21.3	46.3	16.2
	女	143	1.4	0.0	6.3	91.5	0.7
	合计	284	8.3	0.4	13.7	69.4	8.3

表4-177　深圳市35~44岁年龄组刷牙率、牙签使用率及牙线使用率

		调查人数	刷牙/%			牙签/%		牙线/%	
			每天刷牙	每天≥2次	每天1次	每天使用	每周使用	每天使用	每周使用
经济＋	男	76	100.0	56.8	43.2	33.8	14.9	9.3	1.3
	女	104	100.0	80.6	19.4	29.0	17.0	15.8	8.9
	合计	180	100.0	70.6	29.4	31.0	16.1	13.1	5.7
经济－	男	96	100.0	66.7	33.3	42.7	15.6	4.3	3.2
	女	107	99.1	83.2	15.9	42.9	7.6	10.9	5.0

续表

		调查人数	刷牙/%			牙签/%		牙线/%	
			每天刷牙	每天≥2次	每天1次	每天使用	每周使用	每天使用	每周使用
	合计	203	99.5	75.4	24.1	42.8	11.4	7.7	4.1
合计	男	172	100.0	62.4	37.6	38.8	15.3	6.5	2.4
	女	211	99.5	81.9	17.6	36.1	12.2	13.4	6.9
	合计	383	99.7	73.2	26.6	37.3	13.6	10.2	4.9

表4-178　深圳市45~54岁年龄组刷牙率、牙签使用率及牙线使用率

		调查人数	刷牙/%			牙签/%		牙线/%	
			每天刷牙	每天≥2次	每天1次	每天使用	每周使用	每天使用	每周使用
经济＋	男	68	98.5	46.3	52.2	59.1	12.1	1.5	4.6
	女	92	95.6	73.6	22.0	43.3	16.7	5.5	4.4
	合计	160	96.8	62.0	34.8	50.0	14.7	3.8	4.5
经济－	男	63	100.0	65.1	34.9	74.6	11.1	9.8	0.0
	女	68	97.1	72.1	25.0	49.3	13.4	4.5	0.0
	合计	131	98.5	68.7	29.8	61.5	12.3	7.0	0.0
合计	男	131	99.2	55.4	43.8	66.7	11.6	5.6	2.4
	女	160	96.2	73.0	23.3	45.9	15.3	5.1	2.5
	合计	291	97.6	65.1	32.5	55.2	13.6	5.3	2.5

表4-179　深圳市55~64岁年龄组刷牙率、牙签使用率及牙线使用率

		调查人数	刷牙/%			牙签/%		牙线/%	
			每天刷牙	每天≥2次	每天1次	每天使用	每周使用	每天使用	每周使用
经济＋	男	72	95.8	51.4	44.4	54.2	15.3	5.6	2.8
	女	87	98.9	64.4	34.5	41.9	27.9	3.5	5.8
	合计	159	97.5	58.5	39.0	47.5	22.2	4.4	4.4
经济－	男	54	98.1	40.7	57.4	61.1	1.9	1.9	0.0
	女	76	98.7	65.8	32.9	54.7	6.7	4.0	5.3
	合计	130	98.5	55.4	43.1	57.4	4.7	3.1	3.1
合计	男	126	96.8	46.8	50.0	57.1	9.5	4.0	1.6
	女	163	98.8	65.0	33.7	47.8	18.0	3.7	5.6
	合计	289	97.9	57.1	40.8	51.9	14.3	3.8	3.8

表4-180　深圳市65~74岁年龄组刷牙率、牙签使用率及牙线使用率

		调查人数	刷牙/%			牙签/%		牙线/%	
			每天刷牙	每天≥2次	每天1次	每天使用	每周使用	每天使用	每周使用
经济＋	男	71	95.8	59.2	36.6	47.1	15.7	2.8	2.8
	女	72	100.0	59.2	40.8	49.3	11.3	1.4	1.4
	合计	143	97.9	59.2	38.7	48.2	13.5	2.1	2.1
经济－	男	70	97.1	48.6	48.6	47.1	11.4	1.4	2.9
	女	71	98.6	60.6	38.0	46.5	7.0	1.4	0.0

续表

		调查人数	刷牙/%			牙签/%		牙线/%	
			每天刷牙	每天≥2次	每天1次	每天使用	每周使用	每天使用	每周使用
	合计	141	97.9	54.6	43.3	46.8	9.2	1.4	1.4
合计	男	141	96.5	53.9	42.6	47.1	13.6	2.1	2.8
	女	143	99.3	59.9	39.4	47.9	9.2	1.4	0.7
	合计	284	97.9	56.9	41.0	47.5	11.3	1.8	1.8

表4-181　深圳市35~44岁年龄组牙膏使用情况

		调查人数	每天刷牙人数	每天刷牙人群中牙膏使用率/%			使用牙膏人数	使用含氟牙膏/%			含氟牙膏使用率/%
				是	否	不知道		是	否	不知道	
经济＋	男	76	76	100.0	0.0	0.0	76	36.0	9.3	54.7	79.4
	女	104	104	100.0	0.0	0.0	104	39.8	6.8	53.4	85.4
	合计	180	180	100.0	0.0	0.0	180	38.2	7.9	53.9	82.9
经济－	男	96	96	97.9	0.0	2.1	94	27.7	7.4	64.9	78.8
	女	107	106	100.0	0.0	0.0	107	29.2	13.2	57.5	68.9
	合计	203	202	99.0	0.0	1.0	201	28.5	10.5	61.0	73.1
合计	男	172	172	98.8	0.0	1.2	180	31.4	8.3	60.4	79.1
	女	211	210	100.0	0.0	0.0	211	34.4	10.0	55.5	77.4
	合计	383	382	99.5	0.0	0.5	381	33.1	9.3	57.7	78.1

注：部分问卷回答不完整。

表4-182　深圳市45~54岁年龄组牙膏使用情况

		调查人数	每天刷牙人数	每天刷牙人群中牙膏使用率/%			使用牙膏人数	使用含氟牙膏/%			含氟牙膏使用率/%
				是	否	不知道		是	否	不知道	
经济＋	男	68	67	100.0	0.0	0.0	68	14.9	9.0	76.1	62.5
	女	92	88	100.0	0.0	0.0	92	21.1	2.2	76.7	90.5
	合计	160	155	100.0	0.0	0.0	160	18.5	5.1	76.4	78.4
经济－	男	63	63	98.4	1.6	0.0	62	26.2	9.8	63.9	72.7
	女	68	66	98.5	0.0	1.5	67	31.3	11.9	56.7	72.4
	合计	131	129	98.4	0.8	0.8	129	28.9	10.9	60.2	72.5
合计	男	131	130	99.2	0.8	0.0	130	20.3	9.4	70.3	68.4
	女	160	154	99.3	0.0	0.7	159	25.5	6.4	68.2	80.0
	合计	291	284	99.3	0.4	0.4	289	23.2	7.7	69.1	75.0

注：部分问卷回答不完整。

表4-183　深圳市55~64岁年龄组牙膏使用情况

		调查人数	每天刷牙人数	每天刷牙人群中牙膏使用率/%			使用牙膏人数	使用含氟牙膏/%			含氟牙膏使用率/%
				是	否	不知道		是	否	不知道	
经济＋	男	72	69	100.0	0.0	0.0	70	10.3	16.2	73.5	38.9
	女	87	86	100.0	0.0	0.0	87	11.5	6.9	81.6	62.5
	合计	159	155	100.0	0.0	0.0	157	11.0	11.0	78.1	50.0
经济－	男	54	53	90.6	9.4	0.0	49	14.3	4.1	81.6	77.8
	女	76	75	100.0	0.0	0.0	76	18.4	11.8	69.7	60.9

续表

		调查人数	每天刷牙人数	每天刷牙人群中牙膏使用率/%			使用牙膏人数	使用含氟牙膏/%			含氟牙膏使用率/%
				是	否	不知道		是	否	不知道	
	合计	130	128	96.1	3.9	0.0	125	16.8	8.8	74.4	65.6
合计	男	126	122	95.8	4.2	0.0	119	12.0	11.1	76.9	51.9
	女	163	161	100.0	0.0	0.0	163	14.7	9.2	76.1	61.5
	合计	289	283	98.2	1.8	0.0	282	13.6	10.0	76.4	57.6

注：部分问卷回答不完整。

表4-184　深圳市65~74岁年龄组牙膏使用情况

		调查人数	每天刷牙人数	每天刷牙人群中牙膏使用率/%			使用牙膏人数	使用含氟牙膏/%			含氟牙膏使用率/%
				是	否	不知道		是	否	不知道	
经济＋	男	71	68	98.5	1.5	0.0	70	4.3	7.1	88.6	37.5
	女	72	72	100.0	0.0	0.0	72	8.5	2.8	88.7	75.0
	合计	143	140	99.3	0.7	0.0	142	6.4	5.0	88.7	56.3
经济－	男	70	68	95.5	4.5	0.0	67	7.6	9.1	83.3	45.5
	女	71	70	100.0	0.0	0.0	71	12.7	7.0	80.3	64.3
	合计	141	138	97.8	2.2	0.0	138	10.2	8.0	81.8	56.0
合计	男	141	136	97.0	3.0	0.0	137	5.9	8.1	86.0	42.1
	女	143	142	100.0	0.0	0.0	143	10.6	4.9	84.5	68.2
	合计	284	278	98.6	1.4	0.0	280	8.3	6.5	85.3	56.1

注：部分问卷回答不完整。

表4-185 深圳市35~44岁年龄组就医率及末次看牙时间、原因

		调查人数	有就医经历		末次看牙时间分布/%			过去12个月内就医		末次看牙原因分布			
			人数	就医率/%	<6个月	6~12个月	>12个月	人数	就医率/%	咨询检查	预防	治疗	不知道
经济+	男	76	49	64.5	34.7	24.5	40.8	29	38.2	10.3	24.1	65.5	0.0
	女	104	80	76.9	27.5	10.0	62.5	30	28.8	13.3	23.3	63.3	0.0
	合计	180	129	71.7	30.2	15.5	54.3	59	32.8	11.9	23.7	64.4	0.0
经济−	男	96	63	65.6	19.0	15.9	65.1	22	22.9	4.8	19.0	76.2	0.0
	女	107	77	72.0	28.6	18.2	53.2	36	33.6	5.7	14.3	77.1	2.9
	合计	203	140	69.0	24.3	17.1	58.6	58	28.6	5.4	16.1	76.8	1.8
合计	男	172	112	65.1	25.9	20.5	53.6	52	30.2	8.0	22.0	70.0	0.0
	女	211	157	74.4	28.0	14.0	58.0	66	31.3	9.2	18.5	70.8	1.5
	合计	383	269	70.2	27.1	16.7	56.1	118	30.8	8.7	20.0	70.4	0.9

表4-186 深圳市45~54岁年龄组就医率及末次看牙时间、原因

		调查人数	有就医经历		末次看牙时间分布/%			过去12个月内就医		末次看牙原因分布			
			人数	就医率/%	<6个月	6~12个月	>12个月	人数	就医率/%	咨询检查	预防	治疗	不知道
经济+	男	68	49	72.1	18.4	14.3	67.3	16	23.5	12.5	12.5	68.8	6.3
	女	92	63	68.5	25.4	17.5	57.1	27	29.3	22.2	14.8	59.3	3.7
	合计	160	112	70.0	22.3	16.1	61.6	43	26.9	18.6	14.0	62.8	4.7
经济−	男	63	47	74.6	14.9	8.5	76.6	11	17.5	18.2	9.1	72.7	0.0
	女	68	52	76.5	26.9	11.5	61.5	20	29.4	5.0	5.0	85.0	5.0

续表

		调查人数	有就医经历		末次看牙时间分布/%			过去12个月内就医		末次看牙原因分布			
			人数	就医率/%	<6个月	6~12个月	>12个月	人数	就医率/%	咨询检查	预防	治疗	不知道
	合计	131	99	75.6	21.2	10.1	68.7	31	23.7	9.7	6.5	80.6	3.2
合计	男	131	96	73.3	16.7	11.5	71.9	27	20.6	14.8	11.1	70.4	3.7
	女	160	115	71.9	26.1	14.8	59.1	47	29.4	14.9	10.6	70.2	4.3
	合计	291	211	72.5	21.8	13.3	64.9	74	25.4	14.9	10.8	70.3	4.1

表4-187　深圳市55~64岁年龄组就医率及末次看牙时间、原因

		调查人数	有就医经历		末次看牙时间分布/%			过去12个月内就医		末次看牙原因分布			
			人数	就医率/%	<6个月	6~12个月	>12个月	人数	就医率/%	咨询检查	预防	治疗	不知道
经济＋	男	72	51	70.8	31.4	3.9	64.7	18	25.0	5.6	5.6	88.9	0.0
	女	87	63	72.4	17.5	7.9	74.6	16	18.4	0.0	6.3	93.8	0.0
	合计	159	114	71.7	23.7	6.1	70.2	34	21.4	2.9	5.9	91.2	0.0
经济－	男	54	40	74.1	27.5	5.0	67.5	13	24.1	7.7	0.0	92.3	0.0
	女	76	62	81.6	11.3	19.4	69.4	19	25.0	5.3	0.0	94.7	0.0
	合计	130	102	78.5	17.6	13.7	68.6	32	24.6	6.3	0.0	93.8	0.0
合计	男	126	91	72.2	30.8	4.4	64.8	32	25.4	6.5	3.2	90.3	0.0
	女	163	125	76.7	14.4	13.6	72.0	35	21.5	2.9	2.9	94.3	0.0
	合计	289	216	74.7	21.3	9.7	69.0	67	23.2	4.5	3.0	92.4	0.0

表4-188　深圳市65~74岁年龄组就医率及末次看牙时间、原因

		调查人数	有就医经历		末次看牙时间分布/%			过去12个月内就医		末次看牙原因分布			
			人数	就医率/%	<6个月	6~12个月	>12个月	人数	就医率/%	咨询检查	预防	治疗	不知道
经济+	男	71	56	78.9	14.3	10.7	75.0	14	19.7	21.4	7.1	64.3	7.1
	女	72	55	76.4	18.2	10.9	70.9	16	22.2	0.0	0.0	100.0	0.0
	合计	143	111	77.6	16.2	10.8	73.0	30	21.0	10.0	3.3	83.3	3.3
经济−	男	70	52	74.3	15.4	7.7	76.9	12	17.1	8.3	0.0	91.7	0.0
	女	71	62	87.3	22.6	9.7	67.7	20	28.2	10.0	0.0	90.0	0.0
	合计	141	114	80.9	19.3	8.8	71.9	32	22.7	9.4	0.0	90.6	0.0
合计	男	141	108	76.6	14.8	9.3	75.9	26	18.4	15.4	3.8	76.9	3.8
	女	143	117	81.8	20.5	10.3	69.2	36	25.2	5.6	0.0	94.4	0.0
	合计	284	225	79.2	17.8	9.8	72.4	62	21.8	9.7	1.6	87.1	1.6

表4-189　深圳市35~44岁年龄组过去12个月就医费用及末次看牙费用来源

		调查人数	过去12个月内就医人群中平均看牙总费用/%		个人支付比例/%		末次看牙费用来源/%#						
			$\bar{x}$	s	$\bar{x}$	s	城镇职工基本保险	城镇居民基本医疗保险	新型农村合作医疗	商业保险	公费医疗	其他途径报销	全自费
经济+	男	76	2 181.07	6 499.97	45.14	47.47	24.5	2.0	0.0	0.0	0.0	4.1	34.7
	女	104	1 267.17	3 634.74	51.50	48.16	15.0	7.5	1.3	0.0	1.3	1.3	23.8
	合计	180	1 716.37	5 216.74	48.37	47.52	18.6	5.4	0.8	0.0	0.8	2.3	27.9
经济−	男	96	1 807.14	4 328.63	69.05	46.03	7.9	3.2	1.6	0.0	0.0	1.6	23.8
	女	107	870.86	1 516.79	66.46	45.59	11.7	1.3	0.0	0.0	0.0	0.0	33.8
	合计	203	1 221.96	2 906.01	67.43	45.35	10.0	2.1	0.7	0.0	0.0	0.7	29.3

续表

		调查人数	过去12个月内就医人群中平均看牙总费用/%		个人支付比例/%		末次看牙费用来源/%#						
			$\bar{x}$	s	$\bar{x}$	s	城镇职工基本保险	城镇居民基本医疗保险	新型农村合作医疗	商业保险	公费医疗	其他途径报销	全自费
合计	男	172	2 024.02	5 641.38	55.18	47.90	15.2	2.7	0.9	0.0	0.0	2.7	28.6
	女	211	1 053.77	2 692.26	59.55	47.03	13.4	4.5	0.6	0.0	0.6	0.6	28.7
	合计	383	1 475.62	4 240.50	57.65	47.25	14.1	3.7	0.7	0.0	0.4	1.5	28.6

#：多项选择题结果。

表4-190　深圳市45~54岁年龄组过去12个月就医费用及末次看牙费用来源

		调查人数	过去12个月内就医人群中平均看牙总费用/%		个人支付比例/%		末次看牙费用来源/%#						
			$\bar{x}$	s	$\bar{x}$	s	城镇职工基本保险	城镇居民基本医疗保险	新型农村合作医疗	商业保险	公费医疗	其他途径报销	全自费
经济＋	男	68	437.50	600.07	45.00	47.47	16.3	2.0	0.0	0.0	0.0	0.0	18.4
	女	92	1 129.56	1 985.43	61.11	45.43	14.3	6.3	0.0	1.6	1.6	3.2	20.6
	合计	160	872.05	1 638.11	55.12	46.31	15.2	4.5	0.0	0.9	0.9	1.8	19.6
经济－	男	63	724.55	1 226.31	45.45	52.22	6.4	2.1	0.0	0.0	0.0	4.3	17.0
	女	68	732.50	1 331.03	67.75	45.49	13.5	0.0	0.0	0.0	0.0	0.0	28.8
	合计	131	729.68	1 274.10	59.84	48.35	10.1	1.0	0.0	0.0	0.0	2.0	23.2
合计	男	131	554.44	898.22	45.19	48.47	11.5	2.1	0.0	0.0	0.0	2.1	17.7
	女	160	960.60	1 731.82	63.94	45.08	13.9	3.5	0.0	0.9	0.9	1.7	24.3
	合计	291	812.41	1 488.63	57.09	46.90	12.8	2.8	0.0	0.5	0.5	1.9	21.3

#：多项选择题结果。

表4-191 深圳市55~64岁年龄组过去12个月就医费用及末次看牙费用来源

		调查人数	过去12个月内就医人群中平均看牙总费用/%		个人支付比例/%		末次看牙费用来源/%#						
			$\bar{x}$	s	$\bar{x}$	s	城镇职工基本保险	城镇居民基本医疗保险	新型农村合作医疗	商业保险	公费医疗	其他途径报销	全自费
经济+	男	72	3 652.22	11 659.70	51.67	49.02	13.7	3.9	0.0	0.0	0.0	0.0	17.6
	女	87	1 534.56	2 478.50	81.25	40.31	3.2	0.0	0.0	0.0	0.0	0.0	25.4
	合计	159	2 655.68	8 601.01	65.59	46.92	7.9	1.8	0.0	0.0	0.0	0.0	21.9
经济−	男	54	1 194.62	1 826.29	48.69	47.33	15.0	2.5	0.0	0.0	0.0	0.0	15.0
	女	76	1 521.05	2 939.88	68.95	47.01	3.2	0.0	1.6	0.0	0.0	0.0	29.0
	合计	130	1 388.44	2 517.16	60.72	47.46	7.8	1.0	1.0	0.0	0.0	0.0	23.5
合计	男	126	2 621.61	8 938.20	50.42	47.54	14.3	3.3	0.0	0.0	0.0	0.0	16.5
	女	163	1 527.23	2 699.22	74.57	43.88	3.2	0.0	0.8	0.0	0.0	0.0	27.2
	合计	289	2 041.26	6 402.10	63.23	46.88	7.9	1.4	0.5	0.0	0.0	0.0	22.7

#：多项选择题结果。

表4-192 深圳市65~74岁年龄组过去12个月就医费用及末次看牙费用来源

		调查人数	过去12个月内就医人群中平均看牙总费用/%		个人支付比例/%		末次看牙费用来源/%#						
			$\bar{x}$	s	$\bar{x}$	s	城镇职工基本保险	城镇居民基本医疗保险	新型农村合作医疗	商业保险	公费医疗	其他途径报销	全自费
经济+	男	71	4 332.14	13 249.03	67.86	46.44	5.4	1.8	1.8	1.8	0.0	1.8	17.9
	女	72	1 848.75	2 585.95	68.13	43.70	7.3	0.0	3.6	0.0	0.0	0.0	20.0
	合计	143	3 007.67	9 150.72	68.00	44.21	6.3	0.9	2.7	0.9	0.0	0.9	18.9
经济−	男	70	660.00	712.79	75.00	45.23	3.8	1.9	0.0	0.0	0.0	0.0	25.0

续表

		调查人数	过去12个月内就医人群中平均看牙总费用/%		个人支付比例/%		末次看牙费用来源/%#						
			$\bar{x}$	s	$\bar{x}$	s	城镇职工基本保险	城镇居民基本医疗保险	新型农村合作医疗	商业保险	公费医疗	其他途径报销	全自费
	女	71	1 274.50	2 746.27	46.55	49.91	1.6	9.7	0.0	0.0	0.0	0.0	29.0
	合计	141	1 044.06	2 212.27	57.22	49.48	2.6	6.1	0.0	0.0	0.0	0.0	27.2
合计	男	141	2 637.31	9 746.18	71.15	45.11	4.6	1.9	0.9	0.9	0.0	0.9	21.3
	女	143	1 529.72	2 654.03	56.14	47.84	4.3	5.1	1.7	0.0	0.0	0.0	24.8
	合计	284	1 994.19	6 578.35	62.44	46.93	4.4	3.6	1.3	0.4	0.0	0.4	23.1

#：多项选择题结果。

表4-193 深圳市35~44岁年龄组过去12个月未看牙的原因

		调查人数	过去12个月未就医的原因/%#										
			牙齿没有问题	牙病不重	没有时间	经济困难	看牙不能报销	附近没有牙医	害怕传染病	害怕看牙疼	难找到信得过的牙医	挂号难	其他
经济+	男	76	62.5	22.5	12.5	0.0	0.0	0.0	2.5	5.0	0.0	2.5	7.5
	女	104	63.6	21.2	15.2	1.5	1.5	3.0	1.5	1.5	1.5	1.5	7.6
	合计	180	63.2	21.7	14.2	0.9	0.9	1.9	1.9	2.8	0.9	1.9	7.5
经济−	男	96	65.3	25.3	17.3	4.0	0.0	2.7	1.3	2.7	2.7	6.7	1.3
	女	107	72.2	22.2	15.3	1.4	2.8	1.4	2.8	6.9	6.9	2.8	5.6
	合计	203	68.7	23.8	16.3	2.7	1.4	2.0	2.0	4.8	4.8	4.8	3.4
合计	男	172	64.3	24.3	15.7	2.6	0.0	1.7	1.7	3.5	1.7	5.2	3.5
	女	211	68.1	21.7	15.2	1.4	2.2	2.2	2.2	4.3	4.3	2.2	6.5
	合计	383	66.4	22.9	15.4	2.0	1.2	2.0	2.0	4.0	3.2	3.6	5.1

#：多项选择题结果。

表4-194　深圳市45~54岁年龄组过去12个月未看牙的原因

		调查人数	过去12个月未就医的原因/%#									
			牙齿没有问题	牙病不重	没有时间	经济困难	看牙不能报销	附近没有牙医	害怕传染病	害怕看牙疼	难找到信得过的牙医	挂号难	其他
经济+	男	68	80.0	18.0	4.0	0.0	0.0	2.0	0.0	2.0	2.0	0.0	10.0
	女	92	75.4	23.0	6.6	8.2	1.6	1.6	0.0	3.3	1.6	1.6	3.3
	合计	160	77.5	20.7	5.4	4.5	0.9	1.8	0.0	2.7	1.8	0.9	6.3
经济−	男	63	55.8	38.5	7.7	0.0	3.8	3.8	0.0	1.9	1.9	1.9	5.8
	女	68	59.6	29.8	6.4	4.3	0.0	0.0	0.0	4.3	2.1	2.1	6.4
	合计	131	57.6	34.3	7.1	2.0	2.0	2.0	0.0	3.0	2.0	2.0	6.1
合计	男	131	67.6	28.4	5.9	0.0	2.0	2.9	0.0	2.0	2.0	1.0	7.8
	女	160	68.5	25.9	6.5	6.5	0.9	0.9	0.0	3.7	1.9	1.9	4.6
	合计	291	68.1	27.1	6.2	3.3	1.4	1.9	0.0	2.9	1.9	1.4	6.2

#：多项选择题结果。

表4-195　深圳市55~64岁年龄组过去12个月未看牙的原因

		调查人数	过去12个月未就医的原因/%#									
			牙齿没有问题	牙病不重	没有时间	经济困难	看牙不能报销	附近没有牙医	害怕传染病	害怕看牙疼	难找到信得过的牙医	挂号难	其他
经济+	男	72	68.5	31.5	7.4	7.4	1.9	0.0	0.0	1.9	1.9	1.9	7.4
	女	87	74.6	19.7	8.5	5.6	0.0	0.0	0.0	0.0	1.4	4.2	1.4
	合计	159	72.0	24.8	8.0	6.4	0.8	0.0	0.0	0.8	1.6	3.2	4.0
经济−	男	54	58.5	31.7	4.9	9.8	7.3	2.4	0.0	0.0	4.9	0.0	7.3
	女	76	54.4	31.6	17.5	7.0	1.8	1.8	0.0	1.8	1.8	3.5	5.3

续表

		调查人数	过去12个月未就医的原因/%#										
			牙齿没有问题	牙病不重	没有时间	经济困难	看牙不能报销	附近没有牙医	害怕传染病	害怕看牙疼	难找到信得过的牙医	挂号难	其他
	合计	130	56.1	31.6	12.2	8.2	4.1	2.0	0.0	1.0	3.1	2.0	6.1
合计	男	126	64.2	31.6	6.3	8.4	4.2	1.1	0.0	1.1	3.2	1.1	7.4
	女	163	65.6	25.0	12.5	6.3	0.8	0.8	0.0	0.8	1.6	3.9	3.1
	合计	289	65.0	27.8	9.9	7.2	2.2	0.9	0.0	0.9	2.2	2.7	4.9

#：多项选择题结果。

表4-196　深圳市65~74岁年龄组过去12个月未看牙的原因

		调查人数	过去12个月未就医的原因/%#										
			牙齿没有问题	牙病不重	没有时间	经济困难	看牙不能报销	附近没有牙医	害怕传染病	害怕看牙疼	难找到信得过的牙医	挂号难	其他
经济+	男	71	63.6	29.1	3.6	9.1	0.0	0.0	0.0	0.0	1.8	1.8	9.1
	女	72	81.8	12.7	1.8	3.6	1.8	1.8	0.0	0.0	7.3	0.0	3.6
	合计	143	72.7	20.9	2.7	6.4	0.9	0.9	0.0	0.0	4.5	0.9	6.4
经济–	男	70	62.1	29.3	3.4	1.7	1.7	0.0	0.0	0.0	0.0	0.0	12.1
	女	71	64.7	37.3	0.0	3.9	2.0	2.0	0.0	0.0	0.0	3.9	5.9
	合计	141	63.3	33.0	1.8	2.8	1.8	0.9	0.0	0.0	0.0	1.8	9.2
合计	男	141	62.8	29.2	3.5	5.3	0.9	0.0	0.0	0.0	0.9	0.9	10.6
	女	143	73.6	24.5	0.9	3.8	1.9	1.9	0.0	0.0	3.8	1.9	4.7
	合计	284	68.0	26.9	2.3	4.6	1.4	0.9	0.0	0.0	2.3	1.4	7.8

#：多项选择题结果。

表4-197　深圳市35~44岁年龄组医疗保障情况

		调查人数	城镇职工基本保险/%	城镇居民基本医疗保险/%	新型农村合作医疗/%	商业保险/%	公费医疗/%
经济+	男	76	93.4	3.9	1.3	42.1	2.6
	女	104	64.4	18.3	14.4	28.8	1.0
	合计	180	76.7	12.2	8.9	34.4	1.7
经济-	男	96	75.0	10.4	9.4	15.6	0.0
	女	107	64.5	17.8	10.3	21.5	0.0
	合计	203	69.5	14.3	9.9	18.7	0.0
合计	男	172	83.1	7.6	5.8	27.3	1.2
	女	211	64.5	18.0	12.3	25.1	0.5
	合计	383	72.8	13.3	9.4	26.1	0.8

表4-198　深圳市45~54岁年龄组医疗保障情况

		调查人数	城镇职工基本保险/%	城镇居民基本医疗保险/%	新型农村合作医疗/%	商业保险/%	公费医疗/%
经济+	男	68	75.0	13.2	5.9	26.5	0.0
	女	92	43.5	18.5	25.0	23.9	1.1
	合计	160	56.9	16.3	16.9	25.0	0.6
经济-	男	63	57.1	27.0	7.9	11.1	0.0
	女	68	51.5	22.1	10.3	13.2	0.0

续表

		调查人数	城镇职工基本保险/%	城镇居民基本医疗保险/%	新型农村合作医疗/%	商业保险/%	公费医疗/%
	合计	131	54.2	24.4	9.2	12.2	0.0
合计	男	131	66.4	19.8	6.9	19.1	0.0
	女	160	46.9	20.0	18.8	19.4	0.6
	合计	291	55.7	19.9	13.4	19.2	0.3

表4-199 深圳市55~64岁年龄组医疗保障情况

		调查人数	城镇职工基本保险/%	城镇居民基本医疗保险/%	新型农村合作医疗/%	商业保险/%	公费医疗/%
经济+	男	72	59.7	20.8	13.9	19.4	1.4
	女	87	29.9	35.6	28.7	12.6	1.1
	合计	159	43.4	28.9	22.0	15.7	1.3
经济−	男	54	51.9	7.4	25.9	11.1	1.9
	女	76	30.3	25.0	30.3	5.3	0.0
	合计	130	39.2	17.7	28.5	7.7	0.8
合计	男	126	56.3	15.1	19.0	15.9	1.6
	女	163	30.1	30.7	29.4	9.2	0.6
	合计	289	41.5	23.9	24.9	12.1	1.0

表4-200　深圳市65~74岁年龄组医疗保障情况

		调查人数	城镇职工基本保险/%	城镇居民基本医疗保险/%	新型农村合作医疗/%	商业保险/%	公费医疗/%
经济＋	男	71	47.9	21.1	23.9	8.5	0.0
	女	72	30.6	19.4	33.3	5.6	0.0
	合计	143	39.2	20.3	28.7	7.0	0.0
经济－	男	70	31.4	30.0	18.6	2.9	0.0
	女	71	22.5	40.8	18.3	1.4	0.0
	合计	141	27.0	35.5	18.4	2.1	0.0
合计	男	141	39.7	25.5	21.3	5.7	0.0
	女	143	26.6	30.1	25.9	3.5	0.0
	合计	284	33.1	27.8	23.6	4.6	0.0

表4-201　深圳市35~44岁年龄组过去12个月洁治情况及费用来源

		调查人数	过去12个月洁治		洁治费用来源/%#						
			人数	占比率/%	城镇职工基本保险	城镇居民基本医疗保险	新型农村合作医疗	商业保险	公费医疗	其他途径报销	全自费
经济＋	男	76	16	21.1	12.5	6.3	0.0	0.0	0.0	6.3	75.0
	女	104	13	12.5	7.7	0.0	0.0	0.0	0.0	0.0	92.3
	合计	180	29	16.1	10.3	3.4	0.0	0.0	0.0	3.4	82.8
经济－	男	96	8	8.3	12.5	0.0	0.0	0.0	0.0	12.5	62.5
	女	107	18	16.8	5.6	0.0	0.0	0.0	0.0	0.0	94.4
	合计	203	26	12.8	7.7	0.0	0.0	0.0	0.0	3.8	84.6

续表

		调查人数	过去12个月洁治		洁治费用来源/%#						
			人数	占比率/%	城镇职工基本保险	城镇居民基本医疗保险	新型农村合作医疗	商业保险	公费医疗	其他途径报销	全自费
合计	男	172	24	14.0	12.5	4.2	0.0	0.0	0.0	8.3	70.8
	女	211	31	14.7	6.5	0.0	0.0	0.0	0.0	0.0	93.5
	合计	383	55	14.4	9.1	1.8	0.0	0.0	0.0	3.6	83.6

#：多项选择题结果。

表4-202　深圳市45~54岁年龄组过去12个月洁治情况及费用来源

		调查人数	过去12个月洁治		洁治费用来源/%#						
			人数	占比率/%	城镇职工基本保险	城镇居民基本医疗保险	新型农村合作医疗	商业保险	公费医疗	其他途径报销	全自费
经济+	男	68	4	5.9	50.0	0.0	0.0	0.0	0.0	0.0	25.0
	女	92	9	9.8	33.3	0.0	0.0	0.0	0.0	0.0	66.7
	合计	160	13	8.1	38.5	0.0	0.0	0.0	0.0	0.0	53.8
经济−	男	63	6	9.5	16.7	33.3	0.0	0.0	0.0	0.0	50.0
	女	68	6	8.8	16.7	16.7	0.0	0.0	0.0	0.0	66.7
	合计	131	12	9.2	16.7	25.0	0.0	0.0	0.0	0.0	58.3
合计	男	131	10	7.6	30.0	20.0	0.0	0.0	0.0	0.0	40.0
	女	160	15	9.4	26.7	6.7	0.0	0.0	0.0	0.0	66.7
	合计	291	25	8.6	28.0	12.0	0.0	0.0	0.0	0.0	56.0

#：多项选择题结果。

表4-203 深圳市55~64岁年龄组过去12个月洁治情况及费用来源

		调查人数	过去12个月洁治		洁治费用来源/%#						
			人数	占比率/%	城镇职工基本保险	城镇居民基本医疗保险	新型农村合作医疗	商业保险	公费医疗	其他途径报销	全自费
经济+	男	72	3	4.2	0.0	0.0	0.0	0.0	0.0	0.0	100.0
	女	87	4	4.6	0.0	0.0	0.0	0.0	0.0	0.0	100.0
	合计	159	7	4.4	0.0	0.0	0.0	0.0	0.0	0.0	100.0
经济−	男	54	9	16.7	22.2	11.1	0.0	0.0	0.0	0.0	66.7
	女	76	7	9.2	0.0	0.0	0.0	0.0	0.0	0.0	85.7
	合计	130	16	12.3	12.5	6.3	0.0	0.0	0.0	0.0	75.0
合计	男	126	12	9.5	16.7	8.3	0.0	0.0	0.0	0.0	75.0
	女	163	11	6.7	0.0	0.0	0.0	0.0	0.0	0.0	90.9
	合计	289	23	8.0	8.7	4.3	0.0	0.0	0.0	0.0	82.6

#：多项选择题结果。

表4-204 深圳市65~74岁年龄组过去12个月洁治情况及费用来源

		调查人数	过去12个月洁治		洁治费用来源/%#						
			人数	占比率/%	城镇职工基本保险	城镇居民基本医疗保险	新型农村合作医疗	商业保险	公费医疗	其他途径报销	全自费
经济+	男	71	6	8.5	0.0	0.0	0.0	16.7	0.0	0.0	83.3
	女	72	2	2.8	0.0	0.0	0.0	0.0	0.0	0.0	100.0
	合计	143	8	5.6	0.0	0.0	0.0	12.5	0.0	0.0	87.5
经济−	男	70	3	4.3	33.3	0.0	0.0	0.0	0.0	0.0	33.3

续表

		调查人数	过去12个月洁治		洁治费用来源/%#						
			人数	占比率/%	城镇职工基本保险	城镇居民基本医疗保险	新型农村合作医疗	商业保险	公费医疗	其他途径报销	全自费
	女	71	3	4.2	0.0	0.0	0.0	0.0	0.0	0.0	100.0
	合计	141	6	4.3	16.7	0.0	0.0	0.0	0.0	0.0	66.7
合计	男	141	9	6.4	11.1	0.0	0.0	11.1	0.0	0.0	66.7
	女	143	5	3.5	0.0	0.0	0.0	0.0	0.0	0.0	100.0
	合计	284	14	4.9	7.1	0.0	0.0	7.1	0.0	0.0	78.6

#：多项选择题结果。

表4-205　深圳市35~44岁年龄组自我评价口腔问题的影响（1）

		调查人数	限制食物数量和种类/%					咀嚼困难/%					吞咽困难/%				
			很经常	经常	有时	很少	无	很经常	经常	有时	很少	无	很经常	经常	有时	很少	无
经济＋	男	76	1.3	14.7	6.7	14.7	62.7	1.3	5.3	10.7	4.0	78.7	0.0	0.0	4.0	5.3	90.7
	女	104	0.0	4.9	19.4	20.4	55.3	0.0	3.9	8.7	15.5	71.8	1.0	0.0	3.9	5.8	89.3
	合计	180	0.6	9.0	14.0	18.0	58.4	0.6	4.5	9.6	10.7	74.7	0.6	0.0	3.9	5.6	89.9
经济－	男	96	1.0	3.1	11.5	6.3	78.1	2.1	2.1	11.5	5.2	79.2	0.0	0.0	3.1	6.3	90.6
	女	107	0.9	1.9	9.3	11.2	76.6	0.0	0.9	11.3	5.7	82.1	0.0	0.0	1.9	7.6	90.5
	合计	203	1.0	2.5	10.3	8.9	77.3	1.0	1.5	11.4	5.4	80.7	0.0	0.0	2.5	7.0	90.5
合计	男	172	1.2	8.2	9.4	9.9	71.3	1.8	3.5	11.1	4.7	78.9	0.0	0.0	3.5	5.8	90.6
	女	211	0.5	3.3	14.3	15.7	66.2	0.0	2.4	10.0	10.5	77.0	0.5	0.0	2.9	6.7	89.9
	合计	383	0.8	5.5	12.1	13.1	68.5	0.8	2.9	10.5	7.9	77.9	0.3	0.0	3.2	6.3	90.2

表4-206 深圳市35~44岁年龄组自我评价口腔问题的影响（2）

		调查人数	妨碍说话/%					进食时口腔不适/%					限制与他人交往/%				
			很经常	经常	有时	很少	无	很经常	经常	有时	很少	无	很经常	经常	有时	很少	无
经济+	男	76	0.0	0.0	1.3	1.3	97.3	0.0	1.3	4.0	5.3	89.3	0.0	1.4	1.4	2.7	94.6
	女	104	0.0	0.0	1.0	2.9	96.1	0.0	1.0	7.8	10.7	80.6	0.0	0.0	0.0	2.9	97.1
	合计	180	0.0	0.0	1.1	2.2	96.6	0.0	1.1	6.2	8.4	84.3	0.0	0.6	0.6	2.8	96.0
经济-	男	96	0.0	0.0	0.0	0.0	100.0	0.0	0.0	5.3	4.3	90.4	0.0	1.1	3.2	3.2	92.6
	女	107	0.0	0.0	0.9	3.8	95.3	1.0	1.9	4.8	10.5	81.9	0.0	0.0	2.9	3.8	93.3
	合计	203	0.0	0.0	0.5	2.0	97.5	0.5	1.0	5.0	7.5	85.9	0.0	0.5	3.0	3.5	93.0
合计	男	172	0.0	0.0	0.6	0.6	98.8	0.0	0.6	4.7	4.7	89.9	0.0	1.2	2.4	3.0	93.5
	女	211	0.0	0.0	1.0	3.3	95.7	0.5	1.4	6.3	10.6	81.3	0.0	0.0	1.4	3.4	95.2
	合计	383	0.0	0.0	0.8	2.1	97.1	0.3	1.1	5.6	8.0	85.1	0.0	0.5	1.9	3.2	94.4

表4-207 深圳市35~44岁年龄组自我评价口腔问题的影响（3）

		调查人数	外观不满意/%					用药缓解不适/%					担心或关注口腔问题/%				
			很经常	经常	有时	很少	无	很经常	经常	有时	很少	无	很经常	经常	有时	很少	无
经济+	男	76	1.3	4.0	6.7	16.0	72.0	0.0	1.3	8.0	9.3	81.3	4.0	14.7	24.0	6.7	50.7
	女	104	1.9	4.9	13.6	6.8	72.8	0.0	0.0	9.7	7.8	82.5	1.9	11.7	25.2	11.7	49.5
	合计	180	1.7	4.5	10.7	10.7	72.5	0.0	0.6	9.0	8.4	82.0	2.8	12.9	24.7	9.6	50.0
经济-	男	96	0.0	5.2	15.6	9.4	69.8	0.0	0.0	6.3	13.7	80.0	0.0	9.4	18.8	25.0	46.9

续表

		调查人数	外观不满意/%					用药缓解不适/%					担心或关注口腔问题/%				
			很经常	经常	有时	很少	无	很经常	经常	有时	很少	无	很经常	经常	有时	很少	无
	女	107	0.0	0.9	20.8	13.2	65.1	0.0	0.0	4.7	10.4	84.9	3.8	10.4	22.6	17.9	45.3
	合计	203	0.0	3.0	18.3	11.4	67.3	0.0	0.0	5.5	11.9	82.6	2.0	9.9	20.8	21.3	46.0
合计	男	172	0.6	4.7	11.7	12.3	70.8	0.0	0.6	7.1	11.8	80.6	1.8	11.7	21.1	17.0	48.5
	女	211	1.0	2.9	17.2	10.0	68.9	0.0	0.0	7.2	9.1	83.7	2.9	11.0	23.9	14.8	47.4
	合计	383	0.8	3.7	14.7	11.1	69.7	0.0	0.3	7.1	10.3	82.3	2.4	11.3	22.6	15.8	47.9

表4-208　深圳市35~44岁年龄组自我评价口腔问题的影响（4）

		调查人数	人前紧张或不自在/%					人前进食不适/%					对冷、热、甜敏感/%				
			很经常	经常	有时	很少	无	很经常	经常	有时	很少	无	很经常	经常	有时	很少	无
经济＋	男	76	0.0	1.3	5.3	2.7	90.7	0.0	2.7	1.3	2.7	93.3	4.0	12.0	26.7	10.7	46.7
	女	104	0.0	2.9	5.8	5.8	85.4	0.0	1.0	2.9	5.8	90.3	4.9	11.7	38.8	8.7	35.9
	合计	180	0.0	2.2	5.6	4.5	87.6	0.0	1.7	2.2	4.5	91.6	4.5	11.8	33.7	9.6	40.4
经济－	男	96	0.0	0.0	12.5	8.3	79.2	0.0	0.0	12.5	2.1	85.4	0.0	10.5	30.5	9.5	49.5
	女	107	0.0	0.0	6.6	12.3	81.1	0.0	0.0	3.8	9.4	86.8	0.0	5.7	22.6	25.5	46.2
	合计	203	0.0	0.0	9.4	10.4	80.2	0.0	0.0	7.9	5.9	86.1	0.0	8.0	26.4	17.9	47.8
合计	男	172	0.0	0.6	9.4	5.8	84.2	0.0	1.2	7.6	2.3	88.9	1.8	11.2	28.8	10.0	48.2
	女	211	0.0	1.4	6.2	9.1	83.3	0.0	0.5	3.3	7.7	88.5	2.4	8.6	30.6	17.2	41.1
	合计	383	0.0	1.1	7.6	7.6	83.7	0.0	0.8	5.3	5.3	88.7	2.1	9.8	29.8	14.0	44.3

表4-209 深圳市45~54岁年龄组自我评价口腔问题的影响（1）

		调查人数	限制食物数量和种类/%					咀嚼困难/%					吞咽困难/%				
			很经常	经常	有时	很少	无	很经常	经常	有时	很少	无	很经常	经常	有时	很少	无
经济＋	男	68	3.0	7.6	12.1	9.1	68.2	1.5	12.1	7.6	4.5	74.2	0.0	3.0	7.6	1.5	87.9
	女	92	4.4	8.9	11.1	10.0	65.6	1.1	6.7	13.3	8.9	70.0	0.0	1.1	7.8	2.2	88.9
	合计	160	3.8	8.3	11.5	9.6	66.7	1.3	9.0	10.9	7.1	71.8	0.0	1.9	7.7	1.9	88.5
经济－	男	63	3.2	6.3	9.5	14.3	66.7	0.0	6.3	17.5	11.1	65.1	0.0	1.6	1.6	14.5	82.3
	女	68	1.5	10.6	22.7	9.1	56.1	1.5	9.1	24.2	12.1	53.0	1.5	6.1	4.5	6.1	81.8
	合计	131	2.3	8.5	16.3	11.6	61.2	0.8	7.8	20.9	11.6	58.9	0.8	3.9	3.1	10.2	82.0
合计	男	131	3.1	7.0	10.9	11.6	67.4	0.8	9.3	12.4	7.8	69.8	0.0	2.3	4.7	7.8	85.2
	女	160	3.2	9.6	16.0	9.6	61.5	1.3	7.7	17.9	10.3	62.8	0.6	3.2	6.4	3.8	85.9
	合计	291	3.2	8.4	13.7	10.5	64.2	1.1	8.4	15.4	9.1	66.0	0.4	2.8	5.6	5.6	85.6

表4-210 深圳市45~54岁年龄组自我评价口腔问题的影响（2）

		调查人数	妨碍说话/%					进食时口腔不适/%					限制与他人交往/%				
			很经常	经常	有时	很少	无	很经常	经常	有时	很少	无	很经常	经常	有时	很少	无
经济＋	男	68	0.0	0.0	4.5	1.5	93.9	0.0	7.6	6.1	4.5	81.8	0.0	0.0	3.0	1.5	95.5
	女	92	0.0	0.0	2.2	0.0	97.8	0.0	2.2	5.6	11.1	81.1	0.0	0.0	1.1	1.1	97.8
	合计	160	0.0	0.0	3.2	0.6	96.2	0.0	4.5	5.8	8.3	81.4	0.0	0.0	1.9	1.3	96.8
经济－	男	63	0.0	0.0	3.2	9.5	87.3	0.0	1.6	7.9	11.1	79.4	0.0	1.6	6.3	6.3	85.7
	女	68	1.5	3.0	0.0	6.1	89.4	3.0	9.1	10.6	9.1	68.2	0.0	4.5	1.5	9.1	84.8

续表

		调查人数	妨碍说话/%					进食时口腔不适/%					限制与他人交往/%				
			很经常	经常	有时	很少	无	很经常	经常	有时	很少	无	很经常	经常	有时	很少	无
	合计	131	0.8	1.6	1.6	7.8	88.4	1.6	5.4	9.3	10.1	73.6	0.0	3.1	3.9	7.8	85.3
合计	男	131	0.0	0.0	3.9	5.4	90.7	0.0	4.7	7.0	7.8	80.6	0.0	0.8	4.7	3.9	90.7
	女	160	0.6	1.3	1.3	2.6	94.2	1.3	5.1	7.7	10.3	75.6	0.0	1.9	1.3	4.5	92.3
	合计	291	0.4	0.7	2.5	3.9	92.6	0.7	4.9	7.4	9.1	77.9	0.0	1.4	2.8	4.2	91.6

表4-211　深圳市45~54岁年龄组自我评价口腔问题的影响（3）

		调查人数	外观不满意/%					用药缓解不适/%					担心或关注口腔问题/%				
			很经常	经常	有时	很少	无	很经常	经常	有时	很少	无	很经常	经常	有时	很少	无
经济+	男	68	0.0	10.6	18.2	3.0	68.2	0.0	4.5	13.6	9.1	72.7	9.1	19.7	19.7	7.6	43.9
	女	92	3.3	2.2	17.8	5.6	71.1	0.0	1.1	12.2	12.2	74.4	4.4	14.4	18.9	10.0	52.2
	合计	160	1.9	5.8	17.9	4.5	69.9	0.0	2.6	12.8	10.9	73.7	6.4	16.7	19.2	9.0	48.7
经济−	男	63	1.6	6.3	14.3	19.0	58.7	1.6	0.0	6.3	12.7	79.4	1.6	4.8	27.0	15.9	50.8
	女	68	1.5	6.1	10.6	13.6	68.2	1.5	3.0	10.6	12.1	72.7	3.0	15.2	19.7	16.7	45.5
	合计	131	1.6	6.2	12.4	16.3	63.6	1.6	1.6	8.5	12.4	76.0	2.3	10.1	23.3	16.3	48.1
合计	男	131	0.8	8.5	16.3	10.9	63.6	0.8	2.3	10.1	10.9	76.0	5.4	12.4	23.3	11.6	47.3
	女	160	2.6	3.8	14.7	9.0	69.9	0.6	1.9	11.5	12.2	73.7	3.8	14.7	19.2	12.8	49.4
	合计	291	1.8	6.0	15.4	9.8	67.0	0.7	2.1	10.9	11.6	74.7	4.6	13.7	21.1	12.3	48.4

表4-212　深圳市45~54岁年龄组自我评价口腔问题的影响（4）

		调查人数	人前紧张或不自在/%					人前进食不适/%					对冷、热、甜敏感/%				
			很经常	经常	有时	很少	无	很经常	经常	有时	很少	无	很经常	经常	有时	很少	无
经济＋	男	68	0.0	1.5	7.6	3.0	87.9	0.0	0.0	10.4	3.0	86.6	9.0	13.4	23.9	3.0	50.7
	女	92	0.0	0.0	7.8	3.3	88.9	0.0	2.2	5.6	2.2	90.0	5.6	6.7	30.0	13.3	44.4
	合计	160	0.0	0.6	7.7	3.2	88.5	0.0	1.3	7.6	2.5	88.5	7.0	9.6	27.4	8.9	47.1
经济－	男	63	1.6	3.2	11.1	6.3	77.8	0.0	1.6	9.5	9.5	79.4	6.3	7.9	28.6	15.9	41.3
	女	68	0.0	6.1	4.5	12.1	77.3	1.5	4.5	7.6	12.1	74.2	7.5	6.0	34.3	11.9	40.3
	合计	131	0.8	4.7	7.8	9.3	77.5	0.8	3.1	8.5	10.9	76.7	6.9	6.9	31.5	13.8	40.8
合计	男	131	0.8	2.3	9.3	4.7	82.9	0.0	0.8	10.0	6.2	83.1	7.7	10.8	26.2	9.2	46.2
	女	160	0.0	2.6	6.4	7.1	84.0	0.6	3.2	6.4	6.4	83.3	6.4	6.4	31.8	12.7	42.7
	合计	291	0.4	2.5	7.7	6.0	83.5	0.3	2.1	8.0	6.3	83.2	7.0	8.4	29.3	11.1	44.3

表4-213　深圳市55~64岁年龄组自我评价口腔问题的影响（1）

		调查人数	限制食物数量和种类/%					咀嚼困难/%					吞咽困难/%				
			很经常	经常	有时	很少	无	很经常	经常	有时	很少	无	很经常	经常	有时	很少	无
经济＋	男	72	5.6	18.1	22.2	5.6	48.6	6.9	11.1	20.8	4.2	56.9	0.0	1.4	8.5	4.2	85.9
	女	87	9.2	13.8	19.5	3.4	54.0	9.2	14.9	11.5	4.6	59.8	2.3	5.8	4.7	5.8	81.4
	合计	159	7.5	15.7	20.8	4.4	51.6	8.2	13.2	15.7	4.4	58.5	1.3	3.8	6.4	5.1	83.4
经济－	男	54	5.6	24.1	11.1	11.1	48.1	1.9	16.7	22.2	5.6	53.7	1.9	1.9	0.0	5.7	90.6

续表

		调查人数	限制食物数量和种类/%					咀嚼困难/%					吞咽困难/%				
			很经常	经常	有时	很少	无	很经常	经常	有时	很少	无	很经常	经常	有时	很少	无
	女	76	1.3	23.7	19.7	11.8	43.4	5.3	9.2	22.4	11.8	51.3	0.0	1.3	9.2	5.3	84.2
	合计	130	3.1	23.8	16.2	11.5	45.4	3.8	12.3	22.3	9.2	52.3	0.8	1.6	5.4	5.4	86.8
合计	男	126	5.6	20.6	17.5	7.9	48.4	4.8	13.5	21.4	4.8	55.6	0.8	1.6	4.8	4.8	87.9
	女	163	5.5	18.4	19.6	7.4	49.1	7.4	12.3	16.6	8.0	55.8	1.2	3.7	6.8	5.6	82.7
	合计	289	5.5	19.4	18.7	7.6	48.8	6.2	12.8	18.7	6.6	55.7	1.0	2.8	5.9	5.2	85.0

表4-214　深圳市55~64岁年龄组自我评价口腔问题的影响（2）

		调查人数	妨碍说话/%					进食时口腔不适/%					限制与他人交往/%				
			很经常	经常	有时	很少	无	很经常	经常	有时	很少	无	很经常	经常	有时	很少	无
经济+	男	72	0.0	2.8	4.2	5.6	87.5	0.0	9.9	12.7	8.5	69.0	0.0	4.2	1.4	1.4	93.1
	女	87	1.2	4.7	1.2	2.3	90.7	1.2	5.8	8.1	4.7	80.2	1.2	2.3	2.3	3.5	90.7
	合计	159	0.6	3.8	2.5	3.8	89.2	0.6	7.6	10.2	6.4	75.2	0.6	3.2	1.9	2.5	91.8
经济−	男	54	5.8	0.0	7.7	0.0	86.5	2.0	0.0	13.7	2.0	82.4	1.9	3.8	1.9	1.9	90.6
	女	76	0.0	1.3	5.3	6.6	86.8	0.0	1.3	10.5	6.6	81.6	1.3	0.0	2.6	2.6	93.4
	合计	130	2.3	0.8	6.3	3.9	86.7	0.8	0.8	11.8	4.7	81.9	1.6	1.6	2.3	2.3	92.2
合计	男	126	2.4	1.6	5.6	3.2	87.1	0.8	5.7	13.1	5.7	74.6	0.8	4.0	1.6	1.6	92.0
	女	163	0.6	3.1	3.1	4.3	88.9	0.6	3.7	9.3	5.6	80.9	1.2	1.2	2.5	3.1	92.0
	合计	289	1.4	2.4	4.2	3.8	88.1	0.7	4.6	10.9	5.6	78.2	1.0	2.4	2.1	2.4	92.0

表4-215　深圳市55~64岁年龄组自我评价口腔问题的影响（3）

		调查人数	外观不满意/%					用药缓解不适/%					担心或关注口腔问题/%				
			很经常	经常	有时	很少	无	很经常	经常	有时	很少	无	很经常	经常	有时	很少	无
经济＋	男	72	4.2	8.3	13.9	4.2	69.4	0.0	4.2	16.7	9.7	69.4	6.9	22.2	13.9	1.4	55.6
	女	87	2.3	12.8	5.8	7.0	72.1	0.0	4.7	10.5	10.5	74.4	5.9	15.3	20.0	12.9	45.9
	合计	159	3.2	10.8	9.5	5.7	70.9	0.0	4.4	13.3	10.1	72.2	6.4	18.5	17.2	7.6	50.3
经济－	男	54	1.9	11.3	7.5	9.4	69.8	0.0	5.8	7.7	19.2	67.3	1.9	26.9	21.2	15.4	34.6
	女	76	0.0	7.9	17.1	7.9	67.1	0.0	0.0	9.2	15.8	75.0	0.0	19.7	28.9	5.3	46.1
	合计	130	0.8	9.3	13.2	8.5	68.2	0.0	2.3	8.6	17.2	71.9	0.8	22.7	25.8	9.4	41.4
合计	男	126	3.2	9.6	11.2	6.4	69.6	0.0	4.8	12.9	13.7	68.5	4.8	24.2	16.9	7.3	46.8
	女	163	1.2	10.5	11.1	7.4	69.8	0.0	2.5	9.9	13.0	74.7	3.1	17.4	24.2	9.3	46.0
	合计	289	2.1	10.1	11.1	7.0	69.7	0.0	3.5	11.2	13.3	72.0	3.9	20.4	21.1	8.4	46.3

表4-216　深圳市55~64岁年龄组自我评价口腔问题的影响（4）

		调查人数	人前紧张或不自在/%					人前进食不适/%					对冷、热、甜敏感/%				
			很经常	经常	有时	很少	无	很经常	经常	有时	很少	无	很经常	经常	有时	很少	无
经济＋	男	72	0.0	2.8	4.2	4.2	88.9	0.0	2.8	4.2	1.4	91.7	6.9	9.7	27.8	9.7	45.8
	女	87	2.3	1.2	4.7	1.2	90.7	1.2	1.2	3.5	2.3	91.9	12.6	14.9	24.1	3.4	44.8
	合计	159	1.3	1.9	4.4	2.5	89.9	0.6	1.9	3.8	1.9	91.8	10.1	12.6	25.8	6.3	45.3
经济－	男	54	0.0	7.7	3.8	3.9	84.6	0.0	3.8	9.6	5.8	80.8	3.8	17.3	34.6	9.6	34.6
	女	76	0.0	1.3	1.3	7.9	89.5	0.0	1.3	2.6	7.9	88.2	9.2	14.5	25.0	5.3	46.1

续表

		调查人数	人前紧张或不自在/%					人前进食不适/%					对冷、热、甜敏感/%				
			很经常	经常	有时	很少	无	很经常	经常	有时	很少	无	很经常	经常	有时	很少	无
	合计	130	0.0	3.9	2.3	6.3	87.5	0.0	2.3	5.5	7.0	85.2	7.0	15.6	28.9	7.0	41.4
合计	男	126	0.0	4.8	4.0	4.0	87.1	0.0	3.2	6.5	3.2	87.1	5.6	12.9	30.6	9.7	41.1
	女	163	1.2	1.2	3.1	4.3	90.1	0.6	1.2	3.1	4.9	90.1	11.0	14.7	24.5	4.3	45.4
	合计	289	0.7	2.8	3.5	4.2	88.8	0.3	2.1	4.5	4.2	88.8	8.7	13.9	27.2	6.6	43.6

表4-217　深圳市65~74岁年龄组自我评价口腔问题的影响（1）

		调查人数	限制食物数量和种类/%					咀嚼困难/%					吞咽困难/%				
			很经常	经常	有时	很少	无	很经常	经常	有时	很少	无	很经常	经常	有时	很少	无
经济+	男	71	7.0	16.9	14.1	7.0	54.9	8.5	11.3	19.7	4.2	56.3	1.4	1.4	9.9	1.4	85.9
	女	72	4.2	15.5	14.1	2.8	63.4	2.8	18.3	14.1	8.5	56.3	0.0	8.5	5.6	5.6	80.3
	合计	143	5.6	16.2	14.1	4.9	59.2	5.6	14.8	16.9	6.3	56.3	0.7	4.9	7.7	3.5	83.1
经济-	男	70	7.1	21.4	18.6	10.0	42.9	5.7	22.9	20.0	15.7	35.7	1.4	8.6	4.3	10.0	75.7
	女	71	9.9	14.1	11.3	11.3	53.5	9.9	9.9	18.3	9.9	52.1	1.4	5.6	5.6	7.0	80.3
	合计	141	8.5	17.7	14.9	10.6	48.2	7.8	16.3	19.1	12.8	44.0	1.4	7.1	5.0	8.5	78.0
合计	男	141	7.1	19.1	16.3	8.5	48.9	7.1	17.0	19.9	9.9	46.1	1.4	5.0	7.1	5.7	80.9
	女	143	7.0	14.8	12.7	7.0	58.5	6.3	14.1	16.2	9.2	54.2	0.7	7.0	5.6	6.3	80.3
	合计	284	7.1	17.0	14.5	7.8	53.7	6.7	15.5	18.0	9.5	50.2	1.1	6.0	6.4	6.0	80.6

表4-218 深圳市65~74岁年龄组自我评价口腔问题的影响（2）

		调查人数	妨碍说话/%					进食时口腔不适/%					限制与他人交往/%				
			很经常	经常	有时	很少	无	很经常	经常	有时	很少	无	很经常	经常	有时	很少	无
经济＋	男	71	0.0	1.4	1.4	1.4	95.8	1.4	8.5	5.6	2.8	81.7	0.0	1.4	1.4	1.4	95.7
	女	72	0.0	2.8	2.8	1.4	93.0	0.0	5.7	2.9	8.6	82.9	0.0	0.0	2.8	1.4	95.8
	合计	143	0.0	2.1	2.1	1.4	94.4	0.7	7.1	4.3	5.7	82.3	0.0	0.7	2.1	1.4	95.7
经济－	男	70	2.9	5.7	10.0	12.9	68.6	2.9	8.8	22.1	5.9	60.3	0.0	4.3	7.2	14.5	73.9
	女	71	0.0	4.2	1.4	2.8	91.5	0.0	2.9	4.3	8.6	84.3	0.0	1.4	1.4	5.6	91.5
	合计	141	1.4	5.0	5.7	7.8	80.1	1.4	5.8	13.0	7.2	72.5	0.0	2.9	4.3	10.0	82.9
合计	男	141	1.4	3.5	5.7	7.1	82.3	2.2	8.6	13.7	4.3	71.2	0.0	2.9	4.3	7.9	84.9
	女	143	0.0	3.5	2.1	2.1	92.3	0.0	4.3	3.6	8.6	83.6	0.0	0.7	2.1	3.5	93.7
	合计	284	0.7	3.5	3.9	4.6	87.3	1.1	6.5	8.6	6.5	77.4	0.0	1.8	3.2	5.7	89.3

表4-219 深圳市65~74岁年龄组自我评价口腔问题的影响（3）

		调查人数	外观不满意/%					用药缓解不适/%					担心或关注口腔问题/%				
			很经常	经常	有时	很少	无	很经常	经常	有时	很少	无	很经常	经常	有时	很少	无
经济＋	男	71	2.8	5.6	8.5	2.8	80.3	0.0	2.8	14.1	7.0	76.1	2.8	22.5	12.7	1.4	60.6
	女	72	2.8	2.8	9.9	2.8	81.7	0.0	1.4	11.3	8.5	78.9	2.9	17.1	8.6	5.7	65.7
	合计	143	2.8	4.2	9.2	2.8	81.0	0.0	2.1	12.7	7.7	77.5	2.8	19.9	10.6	3.5	63.1
经济－	男	70	2.9	24.3	12.9	8.6	51.4	1.4	4.3	15.7	8.6	70.0	2.9	24.3	8.6	14.3	50.0
	女	71	1.4	5.6	11.3	18.3	63.4	0.0	1.4	7.0	22.5	69.0	1.4	11.3	14.1	18.3	54.9

续表

		调查人数	外观不满意/%					用药缓解不适/%					担心或关注口腔问题/%				
			很经常	经常	有时	很少	无	很经常	经常	有时	很少	无	很经常	经常	有时	很少	无
	合计	141	2.1	14.9	12.1	13.5	57.4	0.7	2.8	11.3	15.6	67.5	2.1	17.7	11.3	16.3	52.5
合计	男	141	2.8	14.9	10.6	5.7	66.0	0.7	3.5	14.9	7.8	73.0	2.8	23.4	10.6	7.8	55.3
	女	143	2.1	4.2	10.6	10.6	72.5	0.0	1.4	9.2	15.5	73.9	2.1	14.2	11.3	12.1	60.3
	合计	284	2.5	9.5	10.6	8.1	69.3	0.4	2.5	12.0	11.7	73.5	2.5	18.8	11.0	9.9	57.8

表4-220　深圳市65~74岁年龄组自我评价口腔问题的影响（4）

		调查人数	人前紧张或不自在/%					人前进食不适/%					对冷、热、甜敏感/%				
			很经常	经常	有时	很少	无	很经常	经常	有时	很少	无	很经常	经常	有时	很少	无
经济+	男	71	0.0	1.4	0.0	0.0	98.6	0.0	4.2	1.4	0.0	94.4	7.0	23.9	21.1	5.6	42.3
	女	72	0.0	0.0	1.4	2.8	95.8	0.0	1.4	0.0	1.4	97.1	7.0	18.3	28.2	7.0	39.4
	合计	143	0.0	0.7	0.7	1.4	97.2	0.0	2.8	0.7	0.7	95.7	7.0	21.1	24.6	6.3	40.8
经济−	男	70	0.0	7.1	4.3	12.9	75.7	2.9	5.7	5.7	10.0	75.7	7.1	25.7	15.7	15.7	35.7
	女	71	0.0	1.4	2.8	16.9	78.9	0.0	1.4	0.0	18.3	80.3	2.8	11.3	21.1	15.5	49.3
	合计	141	0.0	4.3	3.5	14.9	77.3	1.4	3.5	2.8	14.2	78.0	5.0	18.4	18.4	15.6	42.6
合计	男	141	0.0	4.3	2.1	6.4	87.2	1.4	5.0	3.5	5.0	85.1	7.1	24.8	18.4	10.6	39.0
	女	143	0.0	0.7	2.1	9.9	87.3	0.0	1.4	0.0	9.9	88.7	4.9	14.8	24.6	11.3	44.4
	合计	284	0.0	2.5	2.1	8.1	87.3	0.7	3.2	1.8	7.4	86.9	6.0	19.8	21.6	11.0	41.7

表4-221　深圳市35~44岁年龄组对身体健康及口腔健康的自我评价

		调查人数	全身健康/%					牙齿及口腔健康/%				
			很好	较好	一般	较差	很差	很好	较好	一般	较差	很差
经济+	男	76	20.0	52.0	26.7	1.3	0.0	12.0	32.0	42.7	10.7	2.7
	女	104	14.6	44.7	39.8	1.0	0.0	6.8	28.2	52.4	11.7	1.0
	合计	180	16.9	47.8	34.3	1.1	0.0	9.0	29.8	48.3	11.2	1.7
经济−	男	96	19.8	49.0	30.2	1.0	0.0	5.2	37.5	45.8	9.4	2.1
	女	107	16.8	43.0	36.4	3.7	0.0	9.3	26.2	54.2	9.3	0.9
	合计	203	18.2	45.8	33.5	2.5	0.0	7.4	31.5	50.2	9.4	1.5
合计	男	172	19.9	50.3	28.7	1.2	0.0	8.2	35.1	44.4	9.9	2.3
	女	211	15.7	43.8	38.1	2.4	0.0	8.1	27.1	53.3	10.5	1.0
	合计	383	17.6	46.7	33.9	1.8	0.0	8.1	30.7	49.3	10.2	1.6

表4-222　深圳市45~54岁年龄组对身体健康及口腔健康的自我评价

		调查人数	全身健康/%					牙齿及口腔健康/%				
			很好	较好	一般	较差	很差	很好	较好	一般	较差	很差
经济+	男	68	19.4	38.8	35.8	6.0	0.0	16.4	19.4	40.3	22.4	1.5
	女	92	15.6	28.9	51.1	4.4	0.0	11.1	30.0	51.1	6.7	1.1
	合计	160	17.2	33.1	44.6	5.1	0.0	13.4	25.5	46.5	13.4	1.3
经济−	男	63	19.0	42.9	33.3	4.8	0.0	4.8	30.2	49.2	11.1	4.8
	女	68	20.6	29.4	47.1	1.5	1.5	7.4	36.8	42.6	11.8	1.5

续表

		调查人数	全身健康/%					牙齿及口腔健康/%				
			很好	较好	一般	较差	很差	很好	较好	一般	较差	很差
	合计	131	19.8	35.9	40.5	3.1	0.8	6.1	33.6	45.8	11.5	3.1
合计	男	131	19.2	40.8	34.6	5.4	0.0	10.8	24.6	44.6	16.9	3.1
	女	160	17.7	29.1	49.4	3.2	0.6	9.5	32.9	47.5	8.9	1.3
	合计	291	18.4	34.4	42.7	4.2	0.3	10.1	29.2	46.2	12.5	2.1

表4-223　深圳市55~64岁年龄组对身体健康及口腔健康的自我评价

		调查人数	全身健康/%					牙齿及口腔健康/%				
			很好	较好	一般	较差	很差	很好	较好	一般	较差	很差
经济＋	男	72	15.3	40.3	41.7	2.8	0.0	4.2	31.9	44.4	12.5	6.9
	女	87	14.9	25.3	50.6	9.2	0.0	8.0	28.7	51.7	11.5	0.0
	合计	159	15.1	32.1	46.5	6.3	0.0	6.3	30.2	48.4	11.9	3.1
经济－	男	54	20.4	38.9	35.2	5.6	0.0	11.1	29.6	38.9	14.8	5.6
	女	76	6.6	38.2	50.0	5.3	0.0	6.6	22.4	51.3	15.8	3.9
	合计	130	12.3	38.5	43.8	5.4	0.0	8.5	25.4	46.2	15.4	4.6
合计	男	126	17.5	39.7	38.9	4.0	0.0	7.1	31.0	42.1	13.5	6.3
	女	163	11.0	31.3	50.3	7.4	0.0	7.4	25.8	51.5	13.5	1.8
	合计	289	13.8	34.9	45.3	5.9	0.0	7.3	28.0	47.4	13.5	3.8

表4-224 深圳市65~74岁年龄组对身体健康及口腔健康的自我评价

		调查人数	全身健康/%					牙齿及口腔健康/%				
			很好	较好	一般	较差	很差	很好	较好	一般	较差	很差
经济+	男	71	15.5	28.2	45.1	9.9	1.4	4.2	31.0	40.8	21.1	2.8
	女	72	2.8	22.5	63.4	11.3	0.0	2.8	23.9	64.8	8.5	0.0
	合计	143	9.2	25.4	54.2	10.6	0.7	3.5	27.5	52.8	14.8	1.4
经济−	男	70	10.0	34.3	48.6	7.1	0.0	7.1	22.9	50.0	12.9	7.1
	女	71	9.9	35.2	46.5	5.6	2.8	4.2	25.4	57.7	11.3	1.4
	合计	141	9.9	34.8	47.5	6.4	1.4	5.7	24.1	53.9	12.1	4.3
合计	男	141	12.8	31.2	46.8	8.5	0.7	5.7	27.0	45.4	17.0	5.0
	女	143	6.3	28.9	54.9	8.5	1.4	3.5	24.6	61.3	9.9	0.7
	合计	284	9.5	30.0	50.9	8.5	1.1	4.6	25.8	53.4	13.4	2.8

表4-225 深圳市35~44岁年龄组口腔健康态度

		调查人数	口腔健康对生活很重要/%				定期口腔检查非常必要/%				牙齿好坏是天生的，与自身保护关系不大/%				预防牙病首先要靠自己/%			
			同意	不同意	无所谓	不知道	同意	不同意	无所谓	不知道	同意	不同意	无所谓	不知道	同意	不同意	无所谓	不知道
经济+	男	76	98.7	1.3	0.0	0.0	84.0	1.3	10.7	4.0	13.9	86.1	0.0	0.0	98.7	1.3	0.0	0.0
	女	104	99.0	0.0	1.0	0.0	89.3	0.0	7.8	2.9	9.8	87.3	0.0	2.9	99.0	1.0	0.0	0.0
	合计	180	98.9	0.6	0.6	0.0	87.1	0.6	9.0	3.4	11.5	86.8	0.0	1.7	98.9	1.1	0.0	0.0
经济−	男	96	95.8	0.0	2.1	2.1	86.5	3.1	8.3	2.1	15.6	82.3	2.1	0.0	92.6	5.3	1.1	1.1
	女	107	99.1	0.0	0.0	0.9	95.2	1.0	2.9	1.0	11.3	87.7	0.0	0.9	99.1	0.9	0.0	0.0

续表

		调查人数	口腔健康对生活很重要/%				定期口腔检查非常必要/%				牙齿好坏是天生的，与自身保护关系不大/%				预防牙病首先要靠自己/%			
			同意	不同意	无所谓	不知道	同意	不同意	无所谓	不知道	同意	不同意	无所谓	不知道	同意	不同意	无所谓	不知道
	合计	203	97.5	0.0	1.0	1.5	91.0	2.0	5.5	1.5	13.4	85.1	1.0	0.5	96.0	3.0	0.5	0.5
合计	男	172	97.1	0.6	1.2	1.2	85.4	2.3	9.4	2.9	14.9	83.9	1.2	0.0	95.3	3.5	0.6	0.6
	女	211	99.0	0.0	0.5	0.5	92.3	0.5	5.3	1.9	10.6	87.5	0.0	1.9	99.0	1.0	0.0	0.0
	合计	383	98.2	0.3	0.8	0.8	89.2	1.3	7.1	2.4	12.5	85.9	0.5	1.1	97.4	2.1	0.3	0.3

表4-226　深圳市45~54岁年龄组口腔健康态度

		调查人数	口腔健康对生活很重要/%				定期口腔检查非常必要/%				牙齿好坏是天生的，与自身保护关系不大/%				预防牙病首先要靠自己/%			
			同意	不同意	无所谓	不知道	同意	不同意	无所谓	不知道	同意	不同意	无所谓	不知道	同意	不同意	无所谓	不知道
经济+	男	68	97.0	0.0	3.0	0.0	83.6	7.5	7.5	1.5	10.4	88.1	0.0	1.5	98.5	0.0	1.5	0.0
	女	92	95.6	1.1	2.2	1.1	82.2	8.9	7.8	1.1	20.2	76.4	2.2	1.1	96.6	1.1	1.1	1.1
	合计	160	96.2	0.6	2.6	0.6	82.8	8.3	7.6	1.3	16.0	81.4	1.3	1.3	97.4	0.6	1.3	0.6
经济−	男	63	93.7	3.2	3.2	0.0	85.7	4.8	7.9	1.6	7.9	88.9	0.0	3.2	92.1	6.3	0.0	1.6
	女	68	98.5	0.0	1.5	0.0	83.8	4.4	8.8	2.9	16.2	80.9	2.9	0.0	89.7	5.9	4.4	0.0
	合计	131	96.2	1.5	2.3	0.0	84.7	4.6	8.4	2.3	12.2	84.7	1.5	1.5	90.8	6.1	2.3	0.8
合计	男	131	95.3	1.6	3.1	0.0	84.6	6.2	7.7	1.5	9.2	88.5	0.0	2.3	95.4	3.1	0.8	0.8
	女	160	96.8	0.6	1.9	0.6	82.9	7.0	8.2	1.9	18.5	78.3	2.5	0.6	93.6	3.2	2.5	0.6
	合计	291	96.2	1.0	2.4	0.3	83.7	6.6	8.0	1.7	14.3	82.9	1.4	1.4	94.4	3.1	1.7	0.7

表4-227　深圳市55~64岁年龄组口腔健康态度

		调查人数	口腔健康对生活很重要/%				定期口腔检查非常必要/%				牙齿好坏是天生的，与自身保护关系不大/%				预防牙病首先要靠自己/%			
			同意	不同意	无所谓	不知道	同意	不同意	无所谓	不知道	同意	不同意	无所谓	不知道	同意	不同意	无所谓	不知道
经济＋	男	72	94.4	4.2	0.0	1.4	75.0	12.5	8.3	4.2	22.2	77.8	0.0	0.0	95.8	4.2	0.0	0.0
	女	87	93.1	0.0	5.7	1.1	74.7	13.8	8.0	3.4	14.9	75.9	0.0	9.2	96.6	0.0	0.0	3.4
	合计	159	93.7	1.9	3.2	1.3	74.8	13.2	8.2	3.8	18.2	76.7	0.0	5.0	96.2	1.9	0.0	1.9
经济－	男	54	96.3	1.9	1.9	0.0	79.6	7.4	9.3	3.7	14.8	81.5	1.9	1.9	88.9	7.4	1.9	1.9
	女	76	96.1	2.6	0.0	1.3	80.3	5.3	10.5	3.9	10.7	81.3	2.7	5.3	93.2	1.4	1.4	4.1
	合计	130	96.2	2.3	0.8	0.8	80.0	6.2	10.0	3.8	12.4	81.4	2.3	3.9	91.4	3.9	1.6	3.1
合计	男	126	95.2	3.2	0.8	0.8	77.0	10.3	8.7	4.0	19.0	79.4	0.8	0.8	92.9	5.6	0.8	0.8
	女	163	94.5	1.2	3.1	1.2	77.3	9.8	9.2	3.7	13.0	78.4	1.2	7.4	95.0	0.6	0.6	3.7
	合计	289	94.8	2.1	2.1	1.0	77.2	10.0	9.0	3.8	15.6	78.8	1.0	4.5	94.1	2.8	0.7	2.4

表4-228　深圳市65~74岁年龄组口腔健康态度

		调查人数	口腔健康对生活很重要/%				定期口腔检查非常必要/%				牙齿好坏是天生的，与自身保护关系不大/%				预防牙病首先要靠自己/%			
			同意	不同意	无所谓	不知道	同意	不同意	无所谓	不知道	同意	不同意	无所谓	不知道	同意	不同意	无所谓	不知道
经济＋	男	71	88.7	1.4	8.5	1.4	73.2	8.5	12.7	5.6	14.1	78.9	4.2	2.8	93.0	1.4	2.8	2.8
	女	72	88.7	1.4	4.2	5.6	69.0	8.5	14.1	8.5	19.7	67.6	1.4	11.3	87.3	1.4	2.8	8.5
	合计	143	88.7	1.4	6.3	3.5	71.1	8.5	13.4	7.0	16.9	73.2	2.8	7.0	90.1	1.4	2.8	5.6
经济－	男	70	92.9	1.4	4.3	1.4	75.7	10.0	10.0	4.3	21.7	66.7	8.7	2.9	82.9	7.1	10.0	0.0

续表

		调查人数	口腔健康对生活很重要/%				定期口腔检查非常必要/%				牙齿好坏是天生的，与自身保护关系不大/%				预防牙病首先要靠自己/%			
			同意	不同意	无所谓	不知道	同意	不同意	无所谓	不知道	同意	不同意	无所谓	不知道	同意	不同意	无所谓	不知道
	女	71	91.5	7.0	0.0	1.4	75.7	15.7	7.1	1.4	14.3	80.0	2.9	2.9	88.6	5.7	4.3	1.4
	合计	141	92.2	4.3	2.1	1.4	75.7	12.9	8.6	2.9	18.0	73.4	5.8	2.9	85.7	6.4	7.1	0.7
合计	男	141	90.8	1.4	6.4	1.4	74.5	9.2	11.3	5.0	17.9	72.9	6.4	2.9	87.9	4.3	6.4	1.4
	女	143	90.1	4.2	2.1	3.5	72.3	12.1	10.6	5.0	17.0	73.8	2.1	7.1	87.9	3.5	3.5	5.0
	合计	284	90.5	2.8	4.2	2.5	73.4	10.6	11.0	5.0	17.4	73.3	4.3	5.0	87.9	3.9	5.0	3.2

表4-229 深圳市35~44岁年龄组口腔健康知识知晓情况（1）

		调查人数	刷牙出血是否正常/%			细菌可引起牙龈发炎/%			刷牙可预防牙龈出血/%			细菌可引起龋齿/%		
			回答正确	回答错误	不知道	回答正确	回答错误	不知道	回答正确	回答错误	不知道	回答正确	回答错误	不知道
经济+	男	76	85.1	8.1	6.8	90.7	2.7	6.7	67.6	13.5	18.9	84.0	6.7	9.3
	女	104	84.3	9.8	5.9	90.3	3.9	5.8	67.0	13.6	19.4	88.2	1.0	10.8
	合计	180	84.7	9.1	6.3	90.4	3.4	6.2	67.2	13.6	19.2	86.4	3.4	10.2
经济-	男	96	74.0	19.8	6.3	81.3	9.4	9.4	67.7	15.6	16.7	75.0	14.6	10.4
	女	107	89.7	6.5	3.7	90.6	3.8	5.7	53.8	19.8	26.4	75.5	7.5	17.0
	合计	203	82.3	12.8	4.9	86.1	6.4	7.4	60.4	17.8	21.8	75.2	10.9	13.9
合计	男	172	78.8	14.7	6.5	85.4	6.4	8.2	67.6	14.7	17.6	78.9	11.1	9.9
	女	211	87.1	8.1	4.8	90.4	3.8	5.7	60.3	16.7	23.0	81.7	4.3	13.9
	合计	383	83.4	11.1	5.5	88.2	5.0	6.8	63.6	15.8	20.6	80.5	7.4	12.1

表4-230 深圳市35~44岁年龄组口腔健康知识知晓情况（2）

		调查人数	吃糖可以导致龋齿/%			氟化物保护牙齿的作用/%			窝沟封闭可保护牙齿/%			口腔疾病会影响全身健康/%		
			回答正确	回答错误	不知道	回答正确	回答错误	不知道	回答正确	回答错误	不知道	回答正确	回答错误	不知道
经济＋	男	76	86.7	8.0	5.3	43.2	12.2	44.6	41.9	0.0	58.1	93.3	1.3	5.3
	女	104	93.2	1.0	5.8	44.7	10.7	44.7	44.7	6.8	48.5	86.4	2.9	10.7
	合计	180	90.4	3.9	5.6	44.1	11.3	44.6	43.5	4.0	52.5	89.3	2.2	8.4
经济－	男	96	86.5	6.3	7.3	43.8	13.5	42.7	21.9	8.3	69.8	85.4	1.0	13.5
	女	107	86.8	3.8	9.4	37.7	10.4	51.9	46.2	6.6	47.2	88.7	4.7	6.6
	合计	203	86.6	5.0	8.4	40.6	11.9	47.5	34.7	7.4	57.9	87.1	3.0	9.9
合计	男	172	86.5	7.0	6.4	43.5	12.9	43.5	30.6	4.7	64.7	88.9	1.2	9.9
	女	211	90.0	2.4	7.7	41.1	10.5	48.3	45.5	6.7	47.8	87.6	3.8	8.6
	合计	383	88.4	4.5	7.1	42.2	11.6	46.2	38.8	5.8	55.4	88.2	2.6	9.2

表4-231 深圳市45~54岁年龄组口腔健康知识知晓情况（1）

		调查人数	刷牙出血是否正常/%			细菌可引起牙龈发炎/%			刷牙可预防牙龈出血/%			细菌可引起龋齿/%		
			回答正确	回答错误	不知道	回答正确	回答错误	不知道	回答正确	回答错误	不知道	回答正确	回答错误	不知道
经济＋	男	68	77.6	14.9	7.5	79.1	3.0	17.9	59.7	13.4	26.9	76.1	7.5	16.4
	女	92	74.4	17.8	7.8	82.2	10.0	7.8	51.1	16.7	32.2	71.1	7.8	21.1
	合计	160	75.8	16.6	7.6	80.9	7.0	12.1	54.8	15.3	29.9	73.2	7.6	19.1
经济－	男	63	68.3	20.6	11.1	71.4	7.9	20.6	49.2	27.0	23.8	63.5	9.5	27.0
	女	68	72.1	20.6	7.4	77.9	11.8	10.3	54.4	20.6	25.0	79.4	7.4	13.2

续表

		调查人数	刷牙出血是否正常/%			细菌可引起牙龈发炎/%			刷牙可预防牙龈出血/%			细菌可引起龋齿/%		
			回答正确	回答错误	不知道	回答正确	回答错误	不知道	回答正确	回答错误	不知道	回答正确	回答错误	不知道
	合计	131	70.2	20.6	9.2	74.8	9.9	15.3	51.9	23.7	24.4	71.8	8.4	19.8
合计	男	131	73.1	17.7	9.2	75.4	5.4	19.2	54.6	20.0	25.4	70.0	8.5	21.5
	女	160	73.4	19.0	7.6	80.4	10.8	8.9	52.5	18.4	29.1	74.7	7.6	17.7
	合计	291	73.3	18.4	8.3	78.1	8.3	13.5	53.5	19.1	27.4	72.6	8.0	19.4

表4-232　深圳市45~54岁年龄组口腔健康知识知晓情况（2）

		调查人数	吃糖可以导致龋齿/%			氟化物保护牙齿的作用/%			窝沟封闭可保护牙齿/%			口腔疾病会影响全身健康/%		
			回答正确	回答错误	不知道	回答正确	回答错误	不知道	回答正确	回答错误	不知道	回答正确	回答错误	不知道
经济＋	男	68	88.1	3.0	9.0	29.9	6.0	64.2	7.5	4.5	88.1	84.8	4.5	10.6
	女	92	85.6	8.9	5.6	30.0	7.8	62.2	22.2	1.1	76.7	77.8	11.1	11.1
	合计	160	86.6	6.4	7.0	29.9	7.0	63.1	15.9	2.5	81.5	80.8	8.3	10.9
经济－	男	63	77.8	3.2	19.0	34.9	6.3	58.7	11.1	12.7	76.2	71.4	11.1	17.5
	女	68	89.7	2.9	7.4	36.8	8.8	54.4	19.1	7.4	73.5	86.8	7.4	5.9
	合计	131	84.0	3.1	13.0	35.9	7.6	56.5	15.3	9.9	74.8	79.4	9.2	11.5
合计	男	131	83.1	3.1	13.8	32.3	6.2	61.5	9.2	8.5	82.3	78.3	7.8	14.0
	女	160	87.3	6.3	6.3	32.9	8.2	58.9	20.9	3.8	75.3	81.6	9.5	8.9
	合计	291	85.4	4.9	9.7	32.6	7.3	60.1	15.6	5.9	78.5	80.1	8.7	11.1

表4-233　深圳市55~64岁年龄组口腔健康知识知晓情况（1）

		调查人数	刷牙出血是否正常/%			细菌可引起牙龈发炎/%			刷牙可预防牙龈出血/%			细菌可引起龋齿/%		
			回答正确	回答错误	不知道	回答正确	回答错误	不知道	回答正确	回答错误	不知道	回答正确	回答错误	不知道
经济＋	男	72	83.3	8.3	8.3	75.0	8.3	16.7	56.9	18.1	25.0	70.8	6.9	22.2
	女	87	66.7	20.7	12.6	78.2	8.0	13.8	50.6	19.5	29.9	79.3	3.4	17.2
	合计	159	74.2	15.1	10.7	76.7	8.2	15.1	53.5	18.9	27.7	75.5	5.0	19.5
经济－	男	54	64.8	24.1	11.1	77.8	9.3	13.0	55.6	20.4	24.1	74.1	9.3	16.7
	女	76	53.9	30.3	15.8	73.3	5.3	21.3	52.6	17.1	30.3	77.3	8.0	14.7
	合计	130	58.5	27.7	13.8	75.2	7.0	17.8	53.8	18.5	27.7	76.0	8.5	15.5
合计	男	126	75.4	15.1	9.5	76.2	8.7	15.1	56.3	19.0	24.6	72.2	7.9	19.8
	女	163	60.7	25.2	14.1	75.9	6.8	17.3	51.5	18.4	30.1	78.4	5.6	16.0
	合计	289	67.1	20.8	12.1	76.0	7.6	16.3	53.6	18.7	27.7	75.7	6.6	17.7

表4-234　深圳市55~64岁年龄组口腔健康知识知晓情况（2）

		调查人数	吃糖可以导致龋齿/%			氟化物保护牙齿的作用/%			窝沟封闭可保护牙齿/%			口腔疾病会影响全身健康/%		
			回答正确	回答错误	不知道	回答正确	回答错误	不知道	回答正确	回答错误	不知道	回答正确	回答错误	不知道
经济＋	男	72	86.1	1.4	12.5	18.1	12.5	69.4	5.6	2.8	91.7	84.7	2.8	12.5
	女	87	86.2	4.6	9.2	11.5	11.5	77.0	8.0	2.3	89.7	80.5	4.6	14.9
	合计	159	86.2	3.1	10.7	14.5	11.9	73.6	6.9	2.5	90.6	82.4	3.8	13.8
经济－	男	54	79.6	11.1	9.3	27.8	11.1	61.1	11.3	9.4	79.2	81.5	9.3	9.3

续表

		调查人数	吃糖可以导致龋齿/%			氟化物保护牙齿的作用/%			窝沟封闭可保护牙齿/%			口腔疾病会影响全身健康/%		
			回答正确	回答错误	不知道	回答正确	回答错误	不知道	回答正确	回答错误	不知道	回答正确	回答错误	不知道
	女	76	86.7	1.3	12.0	21.3	4.0	74.7	6.6	10.5	82.9	84.0	5.3	10.7
	合计	130	83.7	5.4	10.9	24.0	7.0	69.0	8.5	10.1	81.4	82.9	7.0	10.1
合计	男	126	83.3	5.6	11.1	22.2	11.9	65.9	8.0	5.6	86.4	83.3	5.6	11.1
	女	163	86.4	3.1	10.5	16.0	8.0	75.9	7.4	6.1	86.5	82.1	4.9	13.0
	合计	289	85.1	4.2	10.8	18.8	9.7	71.5	7.6	5.9	86.5	82.6	5.2	12.2

表4-235 深圳市65~74岁年龄组口腔健康知识知晓情况（1）

		调查人数	刷牙出血是否正常/%			细菌可引起牙龈发炎/%			刷牙可预防牙龈出血/%			细菌可引起龋齿/%		
			回答正确	回答错误	不知道	回答正确	回答错误	不知道	回答正确	回答错误	不知道	回答正确	回答错误	不知道
经济＋	男	71	81.7	12.7	5.6	69.0	8.5	22.5	59.2	16.9	23.9	76.1	4.2	19.7
	女	72	62.0	21.1	16.9	77.5	2.8	19.7	41.4	21.4	37.1	77.5	0.0	22.5
	合计	143	71.8	16.9	11.3	73.2	5.6	21.1	50.4	19.1	30.5	76.8	2.1	21.1
经济－	男	70	57.1	25.7	17.1	69.6	11.6	18.8	38.6	25.7	35.7	59.4	11.6	29.0
	女	71	58.6	20.0	21.4	62.0	15.5	22.5	36.6	21.1	42.3	69.0	8.5	22.5
	合计	141	57.9	22.9	19.3	65.7	13.6	20.7	37.6	23.4	39.0	64.3	10.0	25.7
合计	男	141	19.1	69.5	11.3	69.3	10.0	20.7	48.9	21.3	29.8	67.9	7.9	24.3
	女	143	20.6	60.3	19.1	69.7	9.2	21.1	39.0	21.3	39.7	73.2	4.2	22.5
	合计	284	64.9	19.9	15.2	69.5	9.6	20.9	44.0	21.3	34.8	70.6	6.0	23.4

表4-236　深圳市65~74岁年龄组口腔健康知识知晓情况（2）

		调查人数	吃糖可以导致龋齿/%			氟化物保护牙齿的作用/%			窝沟封闭可保护牙齿/%			口腔疾病会影响全身健康/%		
			回答正确	回答错误	不知道	回答正确	回答错误	不知道	回答正确	回答错误	不知道	回答正确	回答错误	不知道
经济＋	男	71	78.9	8.5	12.7	12.7	7.0	80.3	12.7	0.0	87.3	84.5	7.0	8.5
	女	72	80.3	2.8	16.9	15.5	4.2	80.3	9.9	1.4	88.7	76.1	2.8	21.1
	合计	143	79.6	5.6	14.8	14.1	5.6	80.3	11.3	0.7	88.0	80.3	4.9	14.8
经济－	男	70	81.2	10.1	8.7	12.9	17.1	70.0	8.6	10.0	81.4	75.0	8.8	16.2
	女	71	76.1	8.5	15.5	18.3	7.0	74.6	12.7	5.6	81.7	67.1	14.3	18.6
	合计	141	78.6	9.3	12.1	15.6	12.1	72.3	10.6	7.8	81.6	71.0	11.6	17.4
合计	男	141	80.0	9.3	10.7	12.8	12.1	75.2	10.6	5.0	84.4	79.9	7.9	12.2
	女	143	78.2	5.6	16.2	16.9	5.6	77.5	11.3	3.5	85.2	71.6	8.5	19.9
	合计	284	79.1	7.4	13.5	14.8	8.8	76.3	11.0	4.2	84.8	75.7	8.2	16.1

表4-237　深圳市35~44岁年龄组自我报告的慢性病患病情况

		调查人数	卒中/%	糖尿病/%	高血压/%	心脏病/%	慢性阻塞性肺病/%	其他/%	没有/%	不知道/%
经济＋	男	76	0.0	2.7	5.4	0.0	0.0	2.7	88.0	0.0
	女	104	1.0	1.9	1.0	1.9	0.0	2.9	87.4	3.9
	合计	180	0.6	2.2	2.8	1.1	0.0	2.8	87.6	2.3
经济－	男	96	2.1	1.0	11.5	0.0	0.0	2.1	82.3	2.1

续表

		调查人数	卒中/%	糖尿病/%	高血压/%	心脏病/%	慢性阻塞性肺病/%	其他/%	没有/%	不知道/%
	女	107	0.0	0.0	1.9	0.0	0.0	0.9	94.3	3.7
	合计	203	1.0	0.5	6.4	0.0	0.0	1.5	88.6	3.0
合计	男	172	1.2	1.8	8.8	0.0	0.0	2.3	84.8	1.2
	女	211	0.5	1.0	1.4	1.0	0.0	1.9	90.9	3.8
	合计	383	0.8	1.3	4.7	0.5	0.0	2.1	88.2	2.6

表4-238　深圳市45~54岁年龄组自我报告的慢性病患病情况

		调查人数	卒中/%	糖尿病/%	高血压/%	心脏病/%	慢性阻塞性肺病/%	其他/%	没有/%	不知道/%
经济+	男	68	0.0	10.4	15.2	3.0	0.0	1.5	67.2	1.5
	女	92	0.0	2.2	9.9	1.1	0.0	3.3	79.1	1.1
	合计	160	0.0	5.8	12.1	1.9	0.0	2.5	74.1	1.3
经济−	男	63	0.0	9.5	16.1	3.2	1.6	1.6	54.8	12.7
	女	68	0.0	4.4	5.9	0.0	0.0	4.4	75.0	8.8
	合计	131	0.0	6.9	10.8	1.5	0.8	3.1	65.4	10.7
合计	男	131	0.0	10.0	15.6	3.1	0.8	1.5	61.2	6.9
	女	160	0.0	3.2	8.2	0.6	0.0	3.8	77.4	4.4
	合计	291	0.0	6.3	11.5	1.7	0.3	2.8	70.1	5.5

表4-239　深圳市55~64岁年龄组自我报告的慢性病患病情况

		调查人数	卒中/%	糖尿病/%	高血压/%	心脏病/%	慢性阻塞性肺病/%	其他/%	没有/%	不知道/%
经济+	男	72	0.0	15.3	18.1	6.9	2.8	2.8	63.9	1.4
	女	87	1.1	12.6	24.1	9.2	1.1	3.4	60.9	0.0
	合计	159	0.6	13.8	21.4	8.2	1.9	3.1	62.3	0.6
经济-	男	54	0.0	18.5	25.9	3.7	0.0	5.6	56.6	0.0
	女	76	2.6	17.1	21.1	6.6	0.0	2.6	60.5	0.0
	合计	130	1.5	17.7	23.1	5.4	0.0	3.8	58.9	0.0
合计	男	126	0.0	16.7	21.4	5.6	1.6	4.0	60.8	0.8
	女	163	1.8	14.7	22.7	8.0	0.6	3.1	60.7	0.0
	合计	289	1.0	15.6	22.1	6.9	1.0	3.5	60.8	0.3

表4-240　深圳市65~74岁年龄组自我报告的慢性病患病情况

		调查人数	卒中/%	糖尿病/%	高血压/%	心脏病/%	慢性阻塞性肺病/%	其他/%	没有/%	不知道/%
经济+	男	71	7.0	16.9	28.2	11.3	1.4	8.5	46.5	0.0
	女	72	0.0	15.3	44.3	12.5	0.0	6.9	34.7	2.8
	合计	143	3.5	16.1	36.2	11.9	0.7	7.7	40.6	1.4
经济-	男	70	2.9	18.6	31.4	7.1	0.0	7.1	50.0	0.0
	女	71	0.0	12.7	33.8	4.2	0.0	5.6	46.5	4.2
	合计	141	1.4	15.6	32.6	5.7	0.0	6.4	48.2	2.1
合计	男	141	5.0	17.7	29.8	9.2	0.7	7.8	48.2	0.0
	女	143	0.0	14.0	39.0	8.4	0.0	6.3	40.6	3.5
	合计	284	2.5	15.8	34.4	8.8	0.4	7.0	44.4	1.8

附录

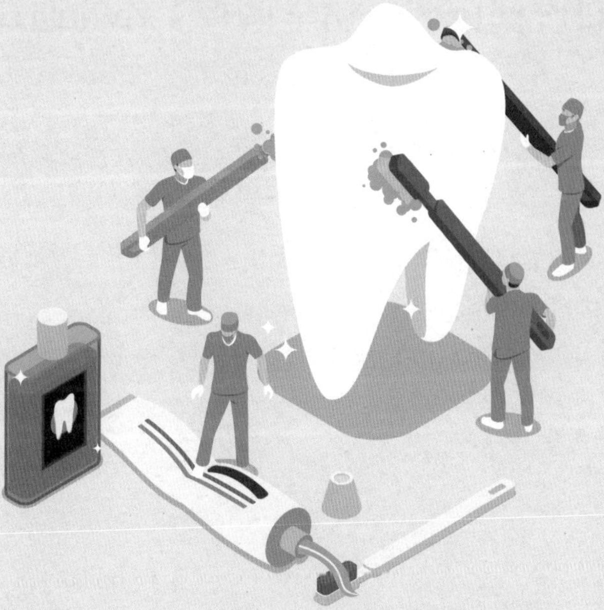

附录一　相关文件

深圳市卫生和计划生育委员会
深　圳　市　教　育　局 文件

深卫计公卫〔2018〕41号

市卫生计生委市教育局关于开展深圳市儿童口腔健康流行病学调查工作的通知

市医管中心，各区（新区）卫生计生行政部门、各区教育行政部门，市局直属各学校：

为掌握我市儿童的口腔健康流行状况及相关影响因素，为制订我市口腔健康相关政策和措施提供科学依据，经研究，抽取南山区、罗湖区、龙岗区和龙华区作为调查地，定于2018年开展深圳市儿童口腔健康流行病学调查。其他区可参照健康深圳行动计划和国家慢性病综合防控示范区建设的有关要求自行组织调查。现将《深圳市儿童口腔健康流行病学调查实施方案》印发给你们，请认真组织实施。

市卫生计生委　　　　　　　　　　　　市教育局

2018年4月8日

深圳市儿童口腔健康流行病学调查实施方案

为了解我市儿童口腔健康现状及口腔疾病流行主要影响因素，参照第四次全国口腔健康流行病学调查方案，特制定本实施方案。

一、调查目的

1．掌握我市儿童的口腔健康状况及影响因素，监测龋病和牙周疾病等口腔常见疾病的患病状况。

2．掌握我市儿童口腔卫生保健的知识、态度和行为状况。

3．为监测和评价我市现有口腔公共卫生政策提供信息支持。

二、调查对象与调查内容

调查对象包括2个年龄组，分别为3～5岁和12～15岁。

调查内容：口腔健康检查及口腔健康问卷调查。

年龄组	调查项目	不调查项目
3～5岁	牙状况（只检查牙冠情况）	牙状况（牙根情况）；牙周状况（包括牙龈出血、牙石情况、牙周袋深度、附着丧失）；氟牙症；义齿修复状况
12～15岁	牙状况（只检查牙冠情况）；牙周状况（全口牙齿）：牙龈出血、牙石情况（15岁还需查牙周袋深度和附着丧失）；氟牙症（仅检查12岁年龄组学生）	牙状况（牙根情况）；牙周状况（12岁不查牙周袋深度、附着丧失）；义齿修复状况

三、抽样设计

（一）抽样原则与方法

深圳市儿童口腔健康流行病学调查遵循科学、有效、可行的原则，采用分层、多阶段、等容量的抽样方法。本次调查随机抽取4个区，每区随机抽取3所中学、3所幼儿园，每所调查单位随机抽取调查个体。

（二）样本量

本次调查全市理论样本总量为8 200人，为便于实施，样本量在各调查区实行等容量分配，每区实际应调查样本量2 064人，实际调查总人数8 256人。

（三）抽样结果

经市项目办随机抽样，南山区、罗湖区、龙岗区及龙华区为此次调查区。中学、托幼机构及调查对象的抽取待各区相关机构提供名单，由市项目办抽取。

四、调查的组织与实施

（一）组织保障

1．深圳市卫生计生委、市教育局协调全市工作实施，保障流行病学调查（以下简称“流调”）工作的顺利推进。

2．各区（新区）卫生计生行政部门、教育行政部门负责协调辖区调查工作开展。各区（新区）卫生计生行政部门指定辖区内符合条件的医院负责口腔检查器械的消毒工作。

3．深圳市慢性病防治中心（市项目办）负责推进此次调查各项工作的实施，负责日常管理工作、抽样工作、提供现场调查技术指导、质量控制、督导培训、数据分析及撰写调查报告等。

4．各调查区慢病机构（区项目办）协助市项目办组织协调现场检查、问卷调查工作，每区派1名医生、1名护士、1名公共卫生医生组成项目调查队。

5．受调查中学　提供目标年龄段学生名单，在调查前组织学生家长签署知情同意书，调查时提供临床检查及问卷调查场地，组织学生有序接受检查，配合完成现场调查工作。

6．受调查幼儿园　提供目标年龄儿童名单、临床检查及问卷调查场地，召开家长会，集中儿童家长签署知情同意书、接受问卷调查，组织儿童参与临床检查。

（二）调查实施

1．口腔健康调查　各区项目办联系人负责调查现场的联络和准备，调查队负责健康调查的具体实施。

2．现场布置及流程　调查现场应设置在基层调查单位的中心位置，方便调查对象到达调查现场。现场由3个区组成：登记区（同时在该区回收问卷和检查表格）、问卷调查区、临床检查区。调查原则上在室内进行，调查现场要有专人维持秩序，避免拥挤和喧哗。所有受检者在调查开始前均需在知情同意书上签名。场内可有“深圳市口腔健康流行病学调查”字样的横幅，并张贴本次流调宣传画。

（三）感染控制

检查时使用一次性口镜、镊子、一次性手套。CPI 探针等非一次性的器械使用后应冲洗、干燥并进行高温高压消毒，检查者每次检查完一个人更换一副手套。一次性器械及污物的处理按医疗垃圾管理办法执行。

（四）记录工作日志

现场技术负责人应每天记录流调现场调查工作日志。在工作日志上记录每日的检查地点、受检人数、存在的问题及解决办法，以及每个调查点的有关资料。

（五）经费保障

由口腔防治项目经费支付，包括区项目联系人下基层联系工作劳务费、联络组联络工作费用、调查队完成现场调查工作的差旅费、学校及幼儿园配合调查工作的劳务费等，由项目专项经费按项目相关财务规定支付。

（六）进度安排

项目年度目标和考核指标

年度	年度任务	年度考核指标	时间安排
2018	开始培训、预调查	培训、预调查	3—4月
	完成现场调查、数据录入和分析	1. 完成现场调查 2. 完成资料录入上交	5—10月 11月
	完成统计分析	完成数据统计和分析	12月
2019	撰写调查报告	完成调查报告初稿	1—3月
	完成调查报告	完成调查报告修改和出版	4—6月

五、质量控制

（一）复查

为确保口腔健康调查的质量，收集到准确、可靠的信息，必须由调查现场技术负责人进行口腔健康调查的质量控制。在口腔健康检查中，调查对象按照5%的复查率，接受另一位检查者的复查。

（二）调查的一致性

整个调查过程做到统一调查方案；统一调查中需使用的器材，如探针、检查椅、照明灯等；统一现场调查流程，包括口腔检查和口腔问卷调查现场的布置和程序安排；统一资料录入和质量审核。市项目办组织专家对现场口腔检查医生进行技术培训，统一现场检查标准和程序，并对所有参与口腔检查的医生进行一致性检验，不合格者进行进一步培训，直到合格为止。对调查员进行培训，制定统一的填写规则，规范问卷的填写标准。

（三）人员的选择和培训

临床检查者应具有一定业务水平，口腔本科毕业从事口腔临床工作3年以上，具有口腔执业医师资格，且能认真、严格、耐心地进行临床检查，有团队精神、身体健康、能吃苦耐劳。应选择工作认真负责、耐心细致、有一定社会交往能力的口腔医务人员或卫生人员为记录员及问卷调查员。

（四）数据录入

数据录入人员需要参加专门的培训；对变量设置取值范围，在录入过程中进行逻辑检错，尽量降低录入错误；录入完成后按照统一方法进行核查，发现问题即刻溯源整改。

六、加强培训

为保证深圳市儿童口腔健康流行病学调查质量，提高项目技术负责人和检查者对方案的理解，统一检查方法和标准，需对项目技术负责人和临床检查员进行临床检查技术培训。临床检查技术培训包括对口腔疾病检查标准的理解、校正和对龋病、牙周袋深度的标准一致性检验。

为保证此次流调问卷完成质量，对参加此次流调工作的问卷调查工作人员进行统一培训。培训内容包括：介绍调查指导用语、介绍题型、解析调查问题及注意事项。

七、数据的管理与利用

市项目办作为数据管理的责任单位，遵循医学伦理原则，负责组织落实各辖区相应的信息收集、管理、利用、安全和隐私保护要求。

八、工作要求

（一）高度重视，加强协作

各单位要充分认识到此次调查工作的重要意义，加强沟通，密切合作，认真组织落实各项工作。各相关医疗机构和学校要积极给予支持和配合，保障参与工作的医务人员待遇，提供适宜的工作场所，保证现场调查工作顺利开展。

（二）加强培训，保证质量

市慢性病防治中心要尽快组织开展全市调查技术培训，统一调查程序和标准。调查全过程要注意质量控制和清洁消毒工作，保证调查质量和卫生安全。

（三）及时报送相关信息，以便工作开展

为确保抽样工作顺利进行，各区教育行政部门负责提供辖区中学及托幼机构名单（相关信息于4月13日前发送至联系人邮箱，张紫阳，电话：25503749）。

附件：深圳市口腔健康流行病学调查领导小组、项目办、专家组、调查组成员名单

附件

深圳市口腔健康流行病学调查
领导小组、项目办、专家组、调查组成员名单

一、领导小组

组　长：刘　堃　深圳市卫生计生委副主任

副组长：李　创　深圳市卫生计生委公卫处处长

　　　　张　玲　深圳市教育局德体卫艺处副调研员

成　员：张　欣　深圳市卫生计生委公卫处副处长

　　　　余卫业　深圳市慢性病防治中心主任

　　　　冯铁建　深圳市慢性病防治中心副主任

二、项目办公室

主　任：冯铁建　深圳市慢性病防治中心副主任

副主任：熊静帆　深圳市慢性病防治中心业务科主任

　　　　李菊红　深圳市慢性病防治中心口腔疾病防治科副主任

成　员：陈晓春　深圳市慢性病防治中心口腔科主治医师

　　　　张紫阳　深圳市慢性病防治中心口腔疾病防治科医师

　　　　龚　玲　深圳市慢性病防治中心口腔疾病防治科医师

三、专家组

组　长：阮世红　深圳市慢性病防治中心口腔科主任医师

顾　问：黄少宏　广东省牙病防治指导中心主任医师

　　　　范卫华　广东省牙病防治指导中心主任医师

　　　　李剑波　广东省牙病防治指导中心主治医师

成　员：李菊红　深圳市慢性病防治中心副主任医师

　　　　王金东　深圳市妇幼保健院主任医师

　　　　袁　理　深圳市人民医院主任医师

　　　　武　剑　深圳市慢性病防治中心副主任技师

余红兵　南山区慢性病防治院副主任医师

张紫阳　深圳市慢性病防治中心医师

四、调查组

负责人：李菊红　深圳市慢性病防治中心口腔疾病防治科副主任医师

余红兵　南山区慢性病防治院慢病科副主任医师

检查者：乌　兰　深圳市慢性病防治中心口腔科医师

黄　恬　龙华区慢性病防治中心口腔科医师

刘　艳　南山区慢性病防治院口腔科医师

阚　旋　光明新区医疗集团口腔科医师

记录员：李文静　龙华区慢性病防治中心口腔科医师

尹术兰　南山区慢性病防治院口腔科医师

谢　华　龙岗区慢性病防治院慢病科医师

问卷员：苏　静　南山区慢性病防治院慢病科医师

李慧娜　龙华区慢性病防治中心慢病科医师

邓　珊　罗湖区慢性病防治中心慢病科医师

录入员：邓　玲　罗湖区慢性病防治院慢病科医师

张元昊　龙岗区慢性病防治院慢病科医师

深圳市卫生和计划生育委员会秘书处　　2018年4月8日印发

校对人：杨军华

深圳市慢性病防治中心

深卫慢函〔2018〕23号

市慢性病防治中心关于举办深圳市口腔健康流行病学调查培训班的通知

各区慢性病防治机构、各相关单位：

为贯彻落实《市卫生计生委 市教育局关于开展深圳市儿童口腔健康流行病学调查工作的通知》（深卫计公卫〔2018〕41号）精神，进一步提高我市口腔疾病防治能力，确保深圳市口腔健康流行病学调查工作高质量地完成，经研究，拟举办深圳市口腔健康流行病学调查培训班，现将有关事项通知如下：

一、培训时间

2018年5月9—11日，9日上午8:30报到，9:00正式开始。

二、培训地点

深圳市雅兰大梅沙酒店。

三、培训内容

1. 第四次全国口腔健康流行病学调查介绍。
2. 广东省第四次口腔健康流行病学调查结果介绍。
3. 口腔健康流行病学调查问卷介绍。
4. 口腔健康流行病学调查临床检查方法及标准。
5. 深圳市口腔健康流行病学调查方案介绍。
6. 口腔健康流行病学调查质量控制。
7. 流行病学调查方法介绍。

四、参会人员

1. 特邀第四次全国口腔健康流行病学调查技术组成员及中华口腔医学会专家前来授课。

2．深圳市口腔健康流行病学领导小组、项目办公室、专家组及调查组成员。

3．各区慢性病防治机构分管领导、慢性非传染性疾病防治科（口腔科）主任、口腔科医生及口腔防治专干。

五、注意事项

1．请参会人员自行携带继续教育学分卡，完成培训后将授予市级Ⅱ类继续教育学分2分。

2．请各有关单位于5月2日前将参会回执上报至联系人处。（联系人：张紫阳，25503749，784692533@qq.com）

附件：深圳市口腔健康流行病学调查培训班回执

深圳市慢性病防治中心

2018年4月28日

附件

深圳市口腔健康流行病学调查培训班回执

姓名	性别	单位	职务/职称	电话

深圳市慢性病防治中心办公室 2018年4月28日印发

深圳市卫生和计划生育委员会文件

深卫计公卫〔2018〕58号

市卫生计生委关于做好2018年深圳市慢性病监测现场调查工作的通知

各区（新区）卫生计生行政部门，市慢性病防治中心：

根据《中国疾病预防控制中心关于做好2018年中国成人慢性病与营养监测现场调查工作的通知》（中疾控慢社发〔2018〕47 号）和《深圳市2018年公共卫生工作要点》（深卫计公卫〔2018〕15号）要求，为顺利完成我市相关监测任务，并获取具有城市代表性的慢性病及其危险因素流行情况数据，定于2018年6月起在全市开展深圳市慢性病监测现场调查工作。现将相关事项通知如下，请各单位认真组织落实。

一、组织领导

为加强对监测工作的组织管理，我委指定市慢性病防治中心负责牵头组织开展现场调查工作。市慢性病防治中心成立深圳市慢性病监测现场调查工作领导小组及专项工作组。

各区（新区）卫生计生行政部门要牵头组建区级项目工作组，确定各专项工作组负责人并报市慢性病防治中心。

二、调查监测方案

根据国家相关调查监测方案的要求，结合我市实际情况，我委已组织专家制定了《深圳市慢性病及其危险因素监测方案》《深圳市慢性阻塞性肺病监测方案》和《深圳市成人口腔健康流行病学调查方案》，具体方案由市慢性病防治中心另行印发。

三、培训准备

为保证监测工作的顺利开展，市慢性病防治中心将择期举办市级培训班，对市级及区级慢性病监测工作骨干人员进行统一培训。市级培训后，各区（新区）卫生计生行政部门应按照市级工作方案要求，组织本辖区监测点的区级培训，培训应覆盖参加监测点技术工作的所有调查员，并确保培训质量。具体培训时间由市慢性病防治中心另行通知。

四、物资准备

为保证监测工作质量，调查工具、调查表及实验室耗材等物资由市慢性病防治中心统一采购配发。所有实验室检测接受市级项目工作组质控，质控品由市级项目工作组统一采购。

五、伦理学要求

根据《深圳市慢性病防治中心伦理委员会工作管理办法（试行）》和《中国疾病预防控制中心慢性非传染性疾病预防控制中心伦理委员会工作实施细则（试行）》要求，由市慢性病防治中心对本项目进行伦理审核。明确本次监测过程中，对全部成人调查对象每人采集10mL血液。请各区（新区）严格遵守生物样品采集要求，做好调查对象组织动员、现场伦理告知及签署知情同意书，按照伦理学要求制定现场应急预案，并及时向调查对象反馈医学体检结果。

六、实验室工作要求

由市慢性病防治中心按照国家技术方案要求，建立实验室工作组，组织完成全市各监测点质控考核和生物样本各项指标的检测工作，以及数据清理、上传和向被调查对象反馈结果。各区（新区）应指定符合资质的实验室负责本辖区生物样本各项指标的检测工作。实验室需通过卫生部临床检验中心2017、2018年室间质评。所有实验室应通过市级项目工作组提出的相关检测项目质量考核，同意接受市级项目工作组对其检测过程进行督查，并按项目技术要求修改检测流程。各监测点应确保将生物样本及时运到指定的实验室进行检测，并按要求将部分生物样本运送到市级项目工作组进行部分样品的复检和长期保存。

七、现场组织实施

各区（新区）应在2018年9月底前完成全部现场工作。市、区项目工作组应加强现场组织实施，积极推进现场调查工作，督促监测点尽快组建调查队伍，保证所有调查员参加区级培训考核合格后参加现场工作。组织市级技术骨干对各区（新区）监测点进行督导和技术指导。

八、市级项目工作组联系人及联系方式

市慢性病防治中心业务科负责监测工作总体协调，具体技术问题由各监测任务牵头部门负责解决。

（一）总体管理

熊静帆（市慢性病防治中心业务科），电话：25618791，13510866799。

（二）现场工作组织实施

彭绩（市慢性病防治中心慢病防治科），电话：25531340，13602658282。

谭卫国（市慢性病防治中心结核病防治科），电话：25104721，13602562156。

李菊红（市慢性病防治中心口腔疾病防治科），电话：25109446，15007556356。

刘涛（市慢性病防治中心实验室研究所），电话：25503861，13501580109。

九、其他事项

请各区（新区）卫生计生行政部门尽快落实有关工作，并将区级项目工作组负责人联系方式于2018年6月6日前报市慢性病防治中心业务科。

市卫生计生委

2018年6月4日

深圳市卫生和计划生育委员会秘书处　　　　2018年6月1日印发

校对人：杨军华

深圳市慢性病防治中心

深卫慢函〔2018〕51号

市慢性病防治中心关于开展深圳市口腔健康流行病学调查现场督导的通知

各调查区慢性病防治机构，各有关调查点：

为贯彻落实《市卫生计生委关于做好2018年深圳市慢性病监测现场调查工作的通知》（深卫计公卫〔2018〕58号）《市卫生计生委市教育局关于开展深圳市儿童口腔健康流行病学调查工作的通知》（深卫计公卫〔2018〕41号）精神，确保深圳市口腔健康流行病学调查工作高质量完成，经研究决定开展项目督导工作，请相关单位积极配合项目督导工作，现将有关事项通知如下：

一、督导时间

2018年8月2日。

二、督导地点

龙岗区荷坳社区党群服务中心。

三、督导内容

深圳市口腔健康流行病学调查现场。

四、督导组成员

深圳市口腔健康流行病学调查专家组。

附件：深圳市口腔健康流行病学调查专家组名单

深圳市慢性病防治中心

2018年7月31日

（联系人：张紫阳；联系电话：15112361106）

附件

深圳市口腔健康流行病学调查专家组成员名单

组　长：阮世红　深圳市慢性病防治中心口腔科主任医师
顾　问：黄少宏　广东省牙病防治指导中心主任医师
　　　　范卫华　广东省牙病防治指导中心主任医师
　　　　李剑波　广东省牙病防治指导中心主治医师
成　员：李菊红　深圳市慢性病防治中心副主任医师
　　　　王金东　深圳市妇幼保健院主任医师
　　　　袁　理　深圳市人民医院主任医师
　　　　武　剑　深圳市慢性病防治中心副主任技师
　　　　余红兵　南山区慢性病防治院副主任医师
　　　　张紫阳　深圳市慢性病防治中心医师

深圳市慢性病防治中心办公室　　　　2018年7月31日印发

深圳市慢性病防治中心文件

深卫慢〔2020〕4号

市慢性病防治中心关于印发《深圳市口腔健康流行病学调查报告》的通知

各区（新区）慢性病防治机构、各相关定点医疗机构：

为贯彻落实《“健康中国2030”规划纲要》及《中国防治慢性病中长期规划（2017—2025）》，深入推进“三减三健”专项行动，掌握我市居民的口腔健康状况及相关知识、态度和行为情况，2018年我中心开展了深圳市口腔健康流行病学调查，现将调查报告印发给你们，请认真学习，针对我市居民口腔健康状况及危险因素，积极开展健康口腔专项行动，提升市民口腔健康水平。

深圳市慢性病防治中心

2020年1月18日

（联系人：张紫阳，电话：25503749）

深圳市口腔健康流行病学调查报告

口腔健康是全身健康的重要组成部分，是反映一个国家或地区居民身心健康、文明水平的重要标志。口腔疾病也是影响居民健康的常见病与多发病，不仅影响口腔咀嚼、发音等生理功能，还与脑卒中、心脏病、糖尿病、消化系统疾病等全身疾病有密切关系。为贯彻落实《“健康中国2030”规划纲要》及《中国防治慢性病中长期规划（2017—2025）》，深入推进“三减三健”专项行动，掌握我市居民的口腔健康状况，了解口腔健康知识、态度和行为情况，为我市未来口腔疾病防治工作提供科学依据，2018年7—11月，由深圳市卫生健康委牵头，深圳市慢性病防治中心具体实施，开展了深圳市口腔健康流行病学调查，主要结果报告如下：

一、调查目的

1. 掌握我市不同人群的口腔健康状况及影响因素，监测龋病和牙周疾病等口腔常见疾病的患病状况。

2. 掌握我市不同人群口腔卫生保健的知识、态度和行为状况。

3. 为监测和评价我市现有口腔公共卫生政策提供信息支持。

二、调查内容和方法

（一）调查时间

2018年7—11月。

（二）调查对象

为3～5岁、12～15岁、35～44岁、45～54岁、55～64岁和65～74岁人群的常住人口。

（三）调查内容

口腔健康状况检查和口腔健康问卷调查。

1. 口腔健康状况检查　主要包括：3～5岁儿童的乳牙状况；12～15岁儿童的恒牙状况及牙周状况；35～44岁、45～54岁、55～64岁和65～74岁人群的牙状况、牙周状况及义齿修复状况。

2. 口腔健康问卷调查　主要包括：儿童父母的问卷重点收集关于儿童生活习惯、喂养方式、家长发现的口腔健康问题、儿童口腔就医方面，以及家长的口腔保健知识的情况；12～15岁学生的问卷重点是口腔健康知、信、行现状，口腔就医行为和自我感觉到的口腔健康问题；中年人和老年人的问卷是口腔健康知、信、行现状，口腔问题和口腔卫生服务利用的情况。

（四）抽样设计

深圳市口腔健康流行病学调查遵循科学、有效、可行的原则，采用分层、多阶段、等容量的抽样方法。根据深圳市各区居民社会经济水平（2016年人均GDP）高低及性别分为4层，各调查区实行等额分配。抽取罗湖区、南山区、龙岗区、龙华区作为调查区，每个区随机抽取3所幼儿园、3所学校、3个社区居委会作为调查单位，在每个调查单位随机抽取符合相应年龄组所需样本量的调查对象。全市理论所需最低样本量为6 990人，为保障有足够的有效样本，抽样计算20%无应答率，共抽取8 800人作为本次调查人数，每区2 200人。

三、组织实施

深圳市卫生健康委协调全市工作实施，保障调查工作的顺利推进；各调查区卫生健康委负责协调辖区调查工作开展；深圳市慢性病防治中心（市项目办）负责推进此次调查各项工作的实施，负责日常管理工作、抽样工作、组建调查队进行现场实施、提供现场调查技术指导、质量控制、督导培训、数据分析及撰写调查报告等。各调查区慢病机构（区项目办）协助市项目办组织协调现场检查、问卷调查工作。项目调查点负责提供目标年龄人员名单，落实项目开展所需场地，组织维持调查现场秩序，配合完成现场调查。

四、质量控制

1．人员的选择和培训　临床检查者应具有一定业务水平，口腔本科毕业从事口腔临床工作3年以上，具有口腔执业医师资格，且能认真、严格、耐心地进行临床检查，有团队精神、身体健康、能吃苦耐劳。选择工作认真负责、耐心细致、有一定社会交往能力的口腔医务人员或卫生人员为记录员及问卷调查员。

2．调查的一致性　整个调查过程做到统一调查方案，统一调查中需使用的器材，统一现场调查流程，统一资料录入和质量审核。市项目办组织专家对口腔检查医生进行技术培训，进行一致性检验，通过龋病和牙周病一致性检验后的医生才能参加调查。对调查员培训，制定统一的填写规则，规范问卷填写标准。

3．复查　在口腔健康检查中，调查对象按照5%的复查率，接受另一位检查者的复查。

4．数据录入　数据录入人员需要参加专门的培训；对变量设置取值范围，在录入过程中进行逻辑检错，尽量降低录入错误；录入完成后按照统一方法进行核查，发现问题即刻溯源整改。

五、主要结果

本次计划调查8 880人，实际调查8 662，总体应答率97.5%。有效样本量8 590人，有效应答率99.2%。其中男性4 455人（占51.9%），女性4 135人（占48.1%），南山区和罗湖区（经济水平较高）4 449人（占51.8%），龙岗区和龙华区（经济水平相对较低）4 151人（占48.2%）。3～5岁调查人数1 834人，12～15岁共调查5 509人，35～44岁调查383人，45～54岁调查291人，55～64岁调查289人，65～74岁调查284人。

（一）3～5岁年龄组

1．口腔检查结果

深圳市3～5岁年龄组乳牙患龋率为56.4%，乳牙龋均为3.0。深圳市3岁、4岁、5岁年龄组的乳牙患龋率分别为47.5%、58.8%、72.3%，乳牙龋均分别为2.1、3.3、4.5，乳牙患龋状况随年龄增长而加重。深圳市3～5岁儿童组的龋补充填比为8.0%，3岁、4岁、5岁年龄组的龋补充填比分别为2.7%、6.1%、15.0%，随着年龄增加而升高。

仅根据龋坏牙数（dt）计算的龋患率在5岁年龄组为68.4%。5岁年龄组龋齿好发的牙位依次为上颌乳中切牙、下颌第一乳磨牙、下颌第二乳磨牙、上颌乳磨牙。

2．问卷调查结果

（1）儿童家长口腔健康知识和态度

深圳市儿童家长口腔健康知识知晓率为73.6%，多数家长对口腔疾病有所了解，但对窝沟封闭和氟化物等预防龋病的措施认知水平较低。绝大多数家长对口腔健康持积极态度。

（2）儿童口腔卫生行为

有良好的口腔卫生习惯的人群所占比例较低。69.8%的儿童每天刷牙，34.0%儿童每天刷牙2次及以上，只有31.4%的家长每天帮孩子刷牙，9.0%的家长从来没帮孩子刷过牙，儿童含氟牙膏使用率为48.1%。

（3）儿童口腔卫生服务利用

口腔卫生服务利用水平较低，以治疗为主。有就医经历的占31.2%，12个月内的就医率为26.4%，在过去12个月内有过牙痛或不适经历的儿童为19.2%，这些儿童中63.4%的人有就医经历。末次就医原因按比例从高到低分别为咨询检查41.8%、治疗36.8%、预防20.2%，不知道1.3%。

（二）12～15岁年龄组

1. 口腔检查结果

（1）牙列状况

深圳市12～15岁年龄组的恒牙患龋率为43.9%，恒牙龋均为1.3，龋补充填比为33.0%。深圳市12岁年龄组恒牙患龋率、恒牙龋均、龋补充填比分别为40.0%、1.0和31.1%。深圳市15岁年龄组恒牙患龋率、恒牙龋均、龋补充填比分别为49.9%、1.6和31.6%。

仅根据龋坏牙数（DT）计算的龋患率在12岁是30.9%。12岁和15岁年龄组的龋齿好发牙位相似，前三位均为下颌第一恒磨牙、上颌第一恒磨牙、下颌第二恒磨牙。

（2）牙周状况

12岁年龄组和15岁年龄组的牙周健康率分别为57.7%和57.7%，牙龈出血检出率分别为42.3%和42.1%，牙石检出率分别为40.1%和48.7%，15岁浅牙周袋检出率为0.6%，两个年龄组均未检出深牙周袋及附着丧失≥4mm。

（3）氟牙症状况

深圳市12岁年龄组氟牙症患病率为0.7%（DI≥1），其中85.7%为极轻度氟牙症（DI=1）。

2. 问卷调查结果

（1）口腔健康知识和态度

深圳市12～15岁年龄组口腔健康知识知晓率为65.7%，多数对口腔疾病有所了解，但是对于窝沟封闭和氟化物等预防龋齿适宜技术的认知水平较低。绝大部分人对口腔健康持积极态度。

（2）口腔卫生行为

有良好的口腔卫生行为习惯的人群所占比例较低。94.9%的人每天刷牙，56.4%的人每天刷牙2次及以上，55.2%的人使用含氟牙膏，仅2.1%的人每天使用牙线。

（3）口腔卫生服务利用

口腔卫生服务利用水平尚可，以治疗为主。有就医经历的人为71.7%，过去12个月内就医人群比例只有36.6%，末次就医原因按比例从高到低分别为治疗48.5%、咨询检查29.1%、预防13.2%、不知道9.2%。

（三）35～44岁年龄组

1. 口腔检查结果

（1）牙列状况

深圳市35～44岁年龄组恒牙患龋率为63.5%，恒牙龋均为2.3，龋补充填比为56.7%。35～44岁年龄组恒牙根龋的患病率为15.1%，恒牙根龋龋均为0.3。

（2）牙周状况

深圳市35～44岁年龄组的牙周健康率为16.2%，牙龈出血的检出率为74.2%，人均有牙龈出血的牙数为5.1颗。牙石检出率为97.9%，人均有牙石的牙数为22.6颗。深牙周袋的检出率为2.1%，人均有6mm及以上牙周袋的牙数为0.04颗。附着丧失≥4mm的检出率为17.2%，人均有4mm及以上附着丧失的牙数为0.6颗。

（3）存留牙数及无牙颌

深圳市35～44岁年龄组平均存留牙数为30.0颗。深圳市35～44岁年龄组无牙颌率小于0.01%。

（4）义齿修复

深圳市35～44岁年龄组中，77.3%的人牙列完整（不包括第三磨牙），14.6%有未修复的缺失牙，1.0%有种植义齿，21.1%有固定义齿，0.8%有可摘局部义齿，全口义齿率小于0.01%，0.5%有非正规义齿。

2. 问卷调查结果

（1）口腔健康知识和态度

深圳市35～44岁年龄组口腔健康知识知晓率为71.7%，多数人对口腔疾病有所了解，但对窝沟封闭和氟化物等预防龋齿技术的作用认知水平偏低。绝大部分人对口腔健康持积极态度。

（2）口腔健康行为

有良好的口腔卫生习惯的人群所占比例较高。99.7%的人每天刷牙，73.2%的人每天刷牙2次及以上，78.1%的人使用含氟牙膏，37.3%的人每天使用牙签，10.2%的人每天使用牙线。

（3）卫生服务利用

口腔卫生服务利用水平尚可，以治疗为主。有就医经历的人为70.2%，过去12

个月内就医人群比例为30.8%，只有14.4%的人过去12个月接受过洁治。末次就医原因按比例从高到低分别为治疗70.4%、预防20.0%、咨询检查8.7%。

（四）45～54岁年龄组

1．口腔检查结果

（1）牙列状况

深圳市45～54岁年龄组恒牙患龋率为76.0%，恒牙龋均为3.4，龋补充填比为37.3%。45～54岁年龄组恒牙根龋的患病率为29.9%，恒牙根龋龋均为0.7。

（2）牙周状况

深圳市45～54岁年龄组的牙周健康率为12.0%。牙龈出血的检出率为76.3%，人均有牙龈出血的牙数为6.2颗。牙石检出率为99.3%，人均有牙石的牙数为23.0颗。深牙周袋的检出率为3.4%，人均有6mm及以上牙周袋的牙数为0.1颗。附着丧失≥4mm的检出率为36.8%，人均有4mm及以上附着丧失的牙数为1.6颗。

（3）存留牙数及无牙颌

深圳市45～54岁年龄组平均存留牙数为29.0颗。深圳市45～54岁年龄组无牙颌率为0.3%。

（4）义齿修复

深圳市45～54岁年龄组中，55.7%的人牙列完整（不包括第三磨牙），27.8%有未修复的缺失牙，1.0%有种植义齿，26.5%有固定义齿，1.7%有可摘局部义齿，0.3%有全口义齿，2.1%有非正规义齿。

2．问卷调查结果

（1）口腔健康知识和态度

深圳市45～54岁年龄组口腔健康知识知晓率为61.4%，多数人对口腔疾病有所了解，但对氟化物的作用认知水平偏低，对窝沟封闭的作用认知水平较低。绝大部分人对口腔健康持积极态度。

（2）口腔健康行为

有良好的口腔卫生习惯的人群所占比例较高。97.6%的人每天刷牙，65.1%的人每天刷牙2次及以上，75.0%的人使用含氟牙膏，55.2%的人每天使用牙签，5.3%的人每天使用牙线。

（3）卫生服务利用

口腔卫生服务利用水平尚可，以治疗为主。有就医经历的人为72.5%，在有就医经历的人中，过去12个月内就医人群比例为25.4%，只有8.6%的人过去12个月接受过洁治。末次就医原因按比例从高到低分别为治疗70.3%、咨询检查14.9%、预防10.8%。

（五）55～64岁年龄组

1．口腔检查结果

（1）牙列状况

深圳市55～64岁年龄组恒牙患龋率为85.8%，恒牙龋均为5.5，龋补充填比为33.5%。55～64岁年龄组恒牙根龋的患病率为43.6%，恒牙根龋龋均为1.4。

（2）牙周状况

深圳市55～64岁年龄组的牙周健康率为7.6%。牙龈出血的检出率为80.3%，人均有牙龈出血的牙数为6.9颗。牙石检出率为95.5%，人均有牙石的牙数为20.8颗。深牙周袋的检出率为5.5%，人均有6mm及以上牙周袋的牙数为0.1颗。附着丧失≥4mm的检出率为53.3%，人均有4mm及以上附着丧失的牙数为2.7颗。

（3）存留牙数及无牙颌

深圳市55～64岁年龄组平均存留牙数为27.5颗。深圳市55～64岁年龄组无牙颌率为0.7%。

（4）义齿修复

深圳市55～64岁年龄组中，44.6%的人牙列完整（不包括第三磨牙），35.3%有未修复的缺失牙，0.7%有种植义齿，35.3%有固定义齿，10.7%有可摘局部义齿，1.0%有全口义齿，4.2%有非正规义齿。

2．问卷调查结果

（1）口腔健康知识和态度

深圳市55～64岁年龄组口腔健康知识知晓率为58.3%，除“刷牙对预防牙龈出血的作用”的知晓率偏低外，多数对口腔疾病有所了解，但对氟化物及窝沟封闭的作用认知水平较低。绝大部分人对口腔健康持积极态度。

（2）口腔健康行为

有良好的口腔卫生习惯的人群所占比例尚可。97.9%的人每天刷牙，57.1%的人每天刷牙2次及以上，57.6%的人使用含氟牙膏，51.9%的人每天使用牙签，3.8%的人每天使用牙线。

（3）卫生服务利用

口腔卫生服务利用水平尚可，以治疗为主。有就医经历的人为74.7%，过去12个月内就医人群比例为23.2%，只有8.0%的人过去12个月接受过洁治。末次就医原因按比例从高到低分别为治疗92.4%、咨询检查4.5%、预防3.0%。

（六）65～74岁年龄组

1. 口腔检查结果

（1）牙列状况

深圳市65～74岁年龄组恒牙患龋率为91.6%，恒牙龋均为8.2，龋补充填比为30.9%。65～74岁年龄组恒牙根龋的患病率为55.3%，恒牙根龋龋均为1.7。

（2）牙周状况

深圳市65～74岁年龄组的牙周健康率为8.8%。牙龈出血的检出率为77.1%，人均有牙龈出血的牙数为5.0颗。牙石检出率为94.7%，人均有牙石的牙数为17.6颗。深牙周袋的检出率为9.5%，人均有6mm及以上牙周袋的牙数为0.1颗。附着丧失≥4mm的检出率为63.4%，人均有4mm及以上附着丧失的牙数为3.1颗。

（3）存留牙数及无牙颌

深圳市65～74岁年龄组平均存留牙数为24.6颗。深圳市65～74岁年龄组无牙颌率为2.5%。

（4）义齿修复

深圳市65～74岁年龄组中，28.5%的人牙列完整（不包括第三磨牙），37.7%有未修复的缺失牙，2.1%有种植义齿，39.4%有固定义齿，16.5%有可摘局部义齿，3.5%有全口义齿，7.0%有非正规义齿。

2. 问卷调查结果

（1）口腔健康知识和态度

深圳市65～74岁年龄组口腔健康知识知晓率为53.6%，对“刷牙对预防牙龈出血的作用”的知晓率偏低，对氟化物及窝沟封闭的作用认知水平较低。绝大部分人对口腔健康持积极态度。

（2）口腔卫生行为

有良好的口腔卫生习惯的人群所占比例尚可。97.9%的人每天刷牙，56.9%的人每天刷牙2次及以上，56.1%的人使用含氟牙膏，47.5%的人每天使用牙签，1.8%的人每天使用牙线。

（3）卫生服务利用

口腔卫生服务利用水平尚可，以治疗为主。有就医经历的人为79.2%，过去12个月内就医人群比例为21.8%，只有4.9%的人过去12个月接受过洁治。末次就医原因按比例从高到低分别为治疗87.1%、咨询检查9.7%、预防1.6%。

六、结果分析与发现

（一）深圳市儿童患龋状况呈好转态势，但仍处于较高水平

在过去的20年间，我市5岁年龄组乳牙和12岁年龄组恒牙龋病患病水平都呈现出明显的下降趋势，充填率所有上升。其中5岁年龄组乳牙患龋率从79.5%下降到72.3%，下降了7.2%个百分点，龋均从4.8下降到4.5，下降了0.3，充填率从2.6%上升到15.0%，上升了12.4个百分点。12岁年龄组恒牙患龋率从56.7%下降到40.0%，下降了16.7个百分点，龋均从1.5下降到1.0，下降0.5，充填率从7.6%上升到31.0%，上升了23.4个百分点（表1）。

表1　1997—2018年深圳市儿童龋病患病状况变化趋势

年龄组	患龋率/%		龋均/颗		充填率/%	
	1997	2018	1997	2018	1997	2018
5岁	79.5	72.3	4.8	4.5	2.6	15.0
12岁	56.7	40.0	1.5	1.0	7.6	31.0

从全国范围来看，深圳市5岁儿童乳牙和12岁儿童恒牙患龋率及龋均都低于广东省调查结果，但高于第四次全国口腔健康流行病学调查结果（表2）。世界卫生组织将12岁年龄组恒牙龋均作为衡量龋病患病水平的重要标准，我市12岁儿童龋均为1.0，在世界范围内尚属于较低水平。国务院办公厅印发《中国防治慢性病中长期规划（2017—2025年）》中提出“12岁儿童患龋率控制在30%以内”的目标，我市较此目标仍有一定差距，应引起高度重视。

表2　深圳市、广东省、全国儿童患龋情况比较

年龄组	患龋率/%			龋均/颗			充填率/%		
	深圳	广东	全国	深圳	广东	全国	深圳	广东	全国
5岁	72.3	78.5	71.9	4.5	5.7	4.2	15.0	1.3	4.1
12岁	40.0	43.1	38.5	1.0	1.1	0.9	31.0	20.2	16.2

注：深圳市调查时间2018年，广东省调查时间2016年，全国调查时间2015年。

（二）中老年人牙周健康状况有待提升

我市成年人牙龈出血检出率和牙周袋检出率均低于广东省和全国水平，整体牙周健康率情况也相对优于全国水平（表3）。

表3　深圳市、广东省、全国中老年人牙周状况比较

年龄组	牙龈出血检出率/%			牙周袋检出率/%			牙周健康率/%		
	深圳	广东	全国	深圳	广东	全国	深圳	广东	全国
35~44岁	74.2	81.9	87.4	32.1	42.0	52.7	16.2	–	9.1
55~64岁	80.3	91.0	88.4	47.1	65.6	69.3	7.6	–	5.0
65~74岁	77.1	84.0	82.6	48.2	56.3	64.6	8.8	–	9.3

注：深圳市调查时间2018年，广东省调查时间2016年，全国调查时间2015年。

（三）我市老年人存留牙情况较好

在全国范围内，深圳市老年人存留牙情况较好，65~74岁老人存留牙数为24.6颗，较广东省平均存留牙数高1.7颗，较全国水平高2.1颗（表4）。

表4　深圳市、广东省、全国中老年人存留牙数比较　颗

	55~64岁			65~74岁		
	深圳	广东	全国	深圳	广东	全国
男	28.1	25.8	26.14	24.9	24.0	22.5
女	27.0	26.3	26.40	24.4	21.9	22.5
合计	27.5	26.1	26.27	24.6	22.9	22.5

注：深圳市调查时间2018年，广东省调查时间2016年，全国调查时间2015年。

（四）居民口腔卫生服务利用有所改善

深圳市各年龄组龋补充填比均明显高于广东省和全国调查结果（图1）。12岁

年龄组的窝沟封闭率为14.2%，高于全国水平6.9%，随着我市窝沟封闭全面覆盖，窝沟封闭率有望进一步提升。

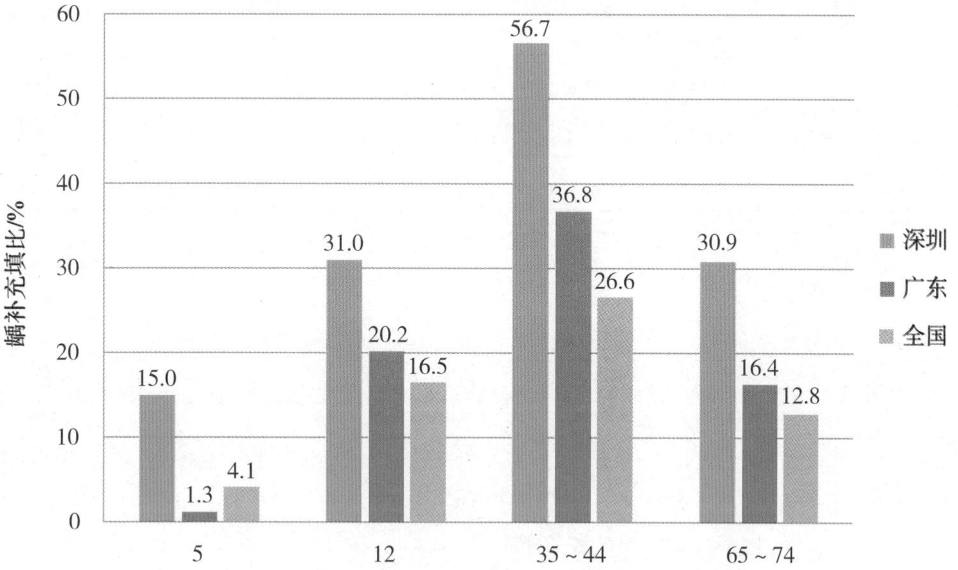

图1　深圳市、广东省、全国各年龄组龋补充填比比较

（五）我市居民口腔健康知识水平和口腔健康行为有所提高

本次调查显示我市居民口腔健康知识水平好于全国调查结果，我市居民总体口腔健康知识知晓率为67.0%，在调查人群中87.2%的人对口腔保健持积极态度。

在1997—2018年，我市居民口腔健康行为状况没有发生明显改善，除15岁年龄组每天2次刷牙率有所提升，12岁和15岁年龄组其他刷牙频率指标均稍有下降，含氟牙膏使用率及牙线使用率总体上有所提升（表5）。从全国范围看，我市居民各年龄组口腔卫生习惯好于全国调查结果（表6）。

表5　1997—2018年深圳市中学组口腔卫生习惯的变化趋势　%

	刷牙率		每天2次刷牙率		含氟牙膏使用率		牙线使用率	
	1997	2018	1997	2018	1997	2018	1997	2018
12岁	96.0	94.9	60.6	57.8	40.4	56.8	2.9	4.4
15岁	97.3	95.2	49.3	56.3	61.4	49.7	0.2	3.6

注：牙线使用率1997年以“经常用”计算，2018年按“每天用”或“每周用”计算。

表6　深圳市与全国各年龄组口腔卫生习惯比较　　%

	刷牙率		每天2次刷牙率		含氟牙膏使用率		牙线使用率	
	深圳	全国	深圳	全国	深圳	全国	深圳	全国
5岁	75.7	66.7	30.4	24.1	47.7	42.1	–	–
12岁	94.3	82.8	57.8	31.9	56.8	55.0	4.4	0.6
35~44岁	99.7	93.2	73.2	47.8	78.1	72.8	15.1	2.0
65~74岁	97.9	80.9	56.9	30.1	56.1	45.7	3.6	0.8

注：深圳市调查时间2018年，全国调查时间2015年。

七、政策建议

口腔健康是全身健康的重要组成部分，是反映一个地区居民身心健康、文化水平的重要标准。为深入推进健康深圳战略，切实维护我市居民口腔健康与全身健康，满足市民日益增长的口腔健康需求，结合本次深圳市口腔健康流行病学调查结果主要发现，对我市的口腔卫生工作提出如下建议：

（一）完善口腔疾病防控体系建设

1．在政府主导下，加强卫生行政部门、财政、教育、社保、民政等相关部门协作，促进口腔健康融入多部门政策，形成口腔疾病防治工作合力。口腔疾病防治技术指导中心、公共卫生机构、口腔专业机构及妇幼保健机构等建立分工合作机制，各司其职，优势互补，协同开展口腔疾病防治工作。

2．加强市、区两级口腔疾病防治技术指导中心建设，明确公立口腔医疗机构参与口腔疾病防治项目工作责任，引导、鼓励社会办口腔医疗机构参与口腔疾病防治工作。加强基层口腔疾病防治网络的建设，强化我市社区健康服务中心提供口腔卫生服务能力，逐步实现社区健康服务中心作为居民获取口腔健康保健服务的基层阵地，建立居民口腔健康档案、开展口腔健康教育和口腔疾病预防干预。

（二）加强口腔人力资源建设

1．加强口腔健康教育、口腔疾病防治和口腔护理等实用型、复合型人才培养培训。以需求为导向，充分利用信息技术优化继续教育实施方式，加大对基层的扶植力度，全面提高基层在职在岗人员能力素质和工作水平，更好地为广大居民服务，提高居民的口腔健康水平。

2．加大力度为我市引进优秀口腔相关人才，着力优化口腔卫生人力结构，加强牙科辅助人员和助手的训练和准入，积极在我市推进口腔卫生士试点工作，解决我市在口腔预防处理、口腔诊疗辅助和口腔保健指导工作人力不足的问题，以适应我市口腔疾病控制和防治的实际需求。

（三）统筹资源，努力营造口腔健康环境

1. 开展“减糖”专项行动。结合健康校园建设，中小学校及托幼机构限制销售高糖饮料和零食，食堂减少含糖饮料和高糖食品供应。向居民传授健康食品选择和健康烹任技巧，鼓励企业进行“低糖”或者“无糖”的声称，提高消费者正确认读食品营养标签添加糖的能力。

2. 实施口腔疾病高危行为干预。加强无烟环境建设，全面推进公共场所禁烟工作，严格公共场所控烟监督执法。以长期咀嚼槟榔对口腔健康的危害为重点，针对性地开展宣传教育和口腔健康检查，促进牙周、口腔黏膜病变等疾病早诊早治。

3. 加大对口腔健康工作的投入，逐步建立政府、社会和个人多元化资金筹措机制，完善现有的居民医疗保险和社会保障制度，满足人们基本的口腔保健需求，将龋病、牙周病等重点口腔疾病防治，尤其是口腔疾病的基本预防措施纳入基本医疗保险中，提高口腔疾病就医率。

（四）加强口腔健康教育

1. 广泛、深入、持久地开展口腔健康教育活动，做好全市口腔健康教育的统筹规划工作，整合口腔健康教育资源，编制与推广规范化口腔健康教育教材，在我市口腔医务工作者、口腔专业学生、公卫医生、护士、中小学教师等群体中开展口腔健康教育师资培养，积极开展覆盖全人群、贯彻全生命周期的口腔健康教育，提高我市居民口腔健康意识，普及口腔保健知识，引导市民树立正确的口腔健康观念，养成科学的口腔健康行为。

2. 以9.20“全国爱牙日”为契机，将口腔健康教育集中宣传与日常宣传相结合，创新宣传形式和载体，积极运用新媒体平台，扩大受众人群范围，提高口腔健康教育的可及性，引导群众形成自主自律的健康生活方式。

（五）加强动态监测，科学评估口腔健康状况

1. 推进我市口腔疾病网络建设，加强口腔疾病防治信息的收集、分析及利用，将口腔健康流行病学的核心指标纳入我市居民健康指标的常规监测体系，逐步建立覆盖全市互联互通的口腔健康监测网络及报告机制，及时掌握居民口腔健康基

本状况、口腔卫生服务资源配置与利用及口腔疾病防治工作进展，并有效评价防治措施效果和成本效益，逐步实现居民口腔健康基本状况和防治信息的定期更新与发布。

2．将口腔健康流行病学调查制度化，每10年开展一次，动态监测我市居民口腔疾病及发病特征以及变化趋势，为制定我市口腔疾病防控规划、具体措施、调整防治策略以及评价规划的实施效果提供科学依据。

（六）推进口腔健康与疾病的科学研究

重视全身慢性疾病与口腔疾病联系的研究及应用，聚焦口腔科技发展，加强口腔疾病防治应用研究和转化医学研究，推动我市前沿口腔防治技术发展，加快适宜技术和创新产品遴选、转化和应用，积极与国内外口腔健康组织及科研院所开展技术交流与合作，将最新最优的口腔健康适宜技术应用于深圳市民。

（七）针对重点人群开展口腔疾病综合防控策略

1．孕妇和婴幼儿

充分发挥妇幼、社区健康服务中心等机构的作用，让准妈妈了解正确的口腔健康知识，将口腔健康知识作为孕产妇健康管理和孕妇学校课程重点内容，强化家长是孩子口腔健康第一责任人的理念，强化医疗保健人员和儿童养护人婴幼儿科学喂养知识和技能，做好儿童的定期口腔检查，从源头预防龋病的发生。

2．学龄前儿童

以托幼机构为学龄前儿童口腔保健阵地，充分发挥妇幼机构的作用，继续推进学龄前儿童涂氟防龋项目，并通过对儿童家长进行口腔健康教育，促使儿童养成良好的口腔清洁习惯和饮食习惯，定期检查和治疗乳牙龋。

3．学龄儿童

联合教育部门组织开展学校儿童口腔健康促进工作，把口腔健康教育的内容纳入健康教育课程，使儿童养成良好的口腔卫生习惯。借鉴《深圳市二年级小学生六龄牙免费窝沟封闭项目》实施经验，探索学龄儿童开展口腔健康检查、局部用氟、非创伤性修复治疗技术、洁治等口腔疾病干预模式作为公共卫生项目推广的可能性，提高我市学龄儿童综合防龋效果。拓展我市学生体检中口腔健康检查内容，提高口腔检查完成质量及数据利用率。

4．中老年人

中老年人以牙周疾病防治为重点，倡导全方位口腔清洁，正确使用牙线、牙间隙刷，将口腔洁治纳入医保，倡导定期口腔洁治，维护牙周健康。提倡中老年人定期口腔检查，及时修复失牙，恢复口腔功能，有效提升老年生活质量。

倡导老年人关注口腔健康与全身健康的关系，对高血压、糖尿病等老年慢性病患者，加强口腔健康管理，积极开展龋病、牙周疾病和口腔黏膜疾病的防治及义齿修复等服务。

抄送：市卫生健康委、各区（新区）卫生健康行政部门

深圳市慢性病防治中心办公室　　　　2020年1月18日印发

附录二　深圳市口腔健康调查表

深圳市口腔健康调查表（3～5岁）

ID号 □□□□□□□□　　姓名 ____________

性别 □　男=1 女=2　　民族 □□　　户口类型 □　深户=1 非深户=2

出生日期 □□□□ □□ □□

检查日期 □□□□ □□ □□　　检查者编号 □

牙状况

		55	54	53	52	51	61	62	63	64	65	
	16	15	14	13	12	11	21	22	23	24	25	26
牙冠	□	□	□	□	□	□	□	□	□	□	□	□
		85	84	83	82	81	71	72	73	74	75	
	46	45	44	43	42	41	31	32	33	34	35	36
牙冠	□	□	□	□	□	□	□	□	□	□	□	□

牙冠符号

乳牙	恒牙	
A	0	无龋
B	1	冠龋
C	2	已充填有龋
D	3	已充填无龋
E	4	因龋缺失
X	5	因其他原因失牙
F	6	窝沟封闭
G	7	桥基牙，特殊冠或贴面
X	8	未萌牙
T	T	外伤
N	9	不作记录

需要立即处理和安排治疗的情况说明

有=1
无=0　□

表格类型

原始表=1
复查表=0　□

深圳市口腔健康调查表（12～14岁）

ID号 □□□□□□□　　姓名 ＿＿＿＿＿＿

性别 □ 男=1 女=2　　民族 □□　　户口类型 □ 深户=1 非深户=2

爱教育年限 □□　　出生日期 □□□□ □□ □□

检查日期 □□□□ □□ □□　　检查者编号 □

牙状况

			55	54	53	52	51	61	62	63	64	65		
	17	16	15	14	13	12	11	21	22	23	24	25	26	27
牙冠	□	□	□	□	□	□	□	□	□	□	□	□	□	□
			85	84	83	82	81	71	72	73	74	75		
	47	46	45	44	43	42	41	31	32	33	34	35	36	37
牙冠	□	□	□	□	□	□	□	□	□	□	□	□	□	□

牙冠符号

乳牙	恒牙		乳牙	恒牙		乳牙	恒牙	
A	0	无龋	E	4	因龋缺失	X	8	未萌牙
B	1	冠龋	X	5	因其他原因失牙	T	T	外伤
C	2	已充填有龋	F	6	窝沟封闭	N	9	不作记录
D	3	已充填无龋	G	7	桥基牙，特殊冠或贴面			

牙周状况

			55	54	53	52	51	61	62	63	64	65		
	17	16	15	14	13	12	11	21	22	23	24	25	26	27
牙龈出血	□	□	□	□	□	□	□	□	□	□	□	□	□	□
牙结石	□	□	□	□	□	□	□	□	□	□	□	□	□	□
			85	84	83	82	81	71	72	73	74	75		
	47	46	45	44	43	42	41	31	32	33	34	35	36	37
牙结石	□	□	□	□	□	□	□	□	□	□	□	□	□	□
牙龈出血	□	□	□	□	□	□	□	□	□	□	□	□	□	□

牙龈出血

0 无　9 不作记录
1 有　X 缺失牙

牙结石

0 无　9 不作记录
1 有　X 缺失牙

氟牙症

0 正常
1 可疑
2 很轻
3 轻度
4 中度
5 重度
9 不作记录
□

需要立即处理和安排治疗的情况说明

有=1 □

表格类型

原始表=1
复查表=2 □

深圳市口腔健康调查表（15岁）

ID号 □□□□□□□ 姓名 ________

性别 □ 男=1 女=2 民族 □□ 户口类型 □ 深户=1 非深户=2

爱教育年限 □□ 出生日期 □□□□ □□ □□

检查日期 □□□□ □□ □□ 检查者编号 □

牙状况

			55	54	53	52	51	61	62	63	64	65		
	17	16	15	14	13	12	11	21	22	23	24	25	26	27
牙冠	□	□	□	□	□	□	□	□	□	□	□	□	□	□
			85	84	83	82	81	71	72	73	74	75		
	47	46	45	44	43	42	41	31	32	33	34	35	36	37
牙冠	□	□	□	□	□	□	□	□	□	□	□	□	□	□

牙冠符号

乳牙	恒牙		乳牙	恒牙		乳牙	恒牙	
A	0	无龋	E	4	因龋缺失	X	8	未萌牙
B	1	冠龋	X	5	因其他原因失牙	T	T	外伤
C	2	已充填有龋	F	6	窝沟封闭	N	9	不作记录
D	3	已充填无龋	G	7	桥基牙，特殊冠或贴面			

牙周状况

			55	54	53	52	51	61	62	63	64	65		
	17	16	15	14	13	12	11	21	22	23	24	25	26	27
牙龈出血	□	□	□	□	□	□	□	□	□	□	□	□	□	□
牙石	□	□	□	□	□	□	□	□	□	□	□	□	□	□
牙周袋	□	□	□	□	□	□	□	□	□	□	□	□	□	□
附着丧失	□	□	□	□	□	□	□	□	□	□	□	□	□	□
			85	84	83	82	81	71	72	73	74	75		
	47	46	45	44	43	42	41	31	32	33	34	35	36	37
牙龈出血	□	□	□	□	□	□	□	□	□	□	□	□	□	□
牙石	□	□	□	□	□	□	□	□	□	□	□	□	□	□
牙周袋	□	□	□	□	□	□	□	□	□	□	□	□	□	□
附着丧失	□	□	□	□	□	□	□	□	□	□	□	□	□	□

牙龈出血

0	无	9	不作记录
1	有	X	缺失牙

牙石

0	探诊后没有牙石	9	不作记录
1	探诊后有牙石	X	缺失牙

牙周袋	牙周附着丧失
0　无 1　牙周袋4~5mm（龈缘在第一个黑区内） 2　牙周袋≥6mm（龈缘超过第一个黑区的上限） 9　不作记录 X　缺失牙	0　0~3mm 1　4~5mm（釉牙骨质界在第一个黑区内） 2　6~8mm（釉牙骨质界在两个黑区之间） 3　9~11mm（釉牙骨质界在第二个黑区内） 4　≥12mm（釉牙骨质界超过第二个黑区的上限） 9　不作记录 X　缺失牙
需要立即处理和安排治疗的情况说明	表格类型
有=1 无=0　□	原始表=1 复查表=2　□

深圳市口腔健康调查表（成人）

ID号 □□□□□□□　　　姓名 ____________

性别 □ 男=1 女=2　职业 □□　民族 □□　户口类型 □ 深户=1 非深户=2

爱教育年限 □□　　出生日期 □□□□ □□ □□

检查日期 □□□□ □□ □□　　检查者编号 □

牙状况

				55	54	53	52	51	61	62	63	64	65			
	18	17	16	15	14	13	12	11	21	22	23	24	25	26	27	28
牙冠	□	□	□	□	□	□	□	□	□	□	□	□	□	□	□	□
牙根	□	□	□	□	□	□	□	□	□	□	□	□	□	□	□	□

				85	84	83	82	81	71	72	73	74	75			
	48	47	46	45	44	43	42	41	31	32	33	34	35	36	37	38
牙冠	□	□	□	□	□	□	□	□	□	□	□	□	□	□	□	□
牙根	□	□	□	□	□	□	□	□	□	□	□	□	□	□	□	□

牙冠符号

乳牙	恒牙冠		恒牙根	
A	0	无龋	0	无龋
B	1	冠龋	1	根龋
C	2	已充填有龋	2	已充填有龋
D	3	已充填无龋	3	已充填无龋
E	4	因龋缺失	6	残根
X	5	因其他原因失牙	7	种植牙
F	6	窝沟封闭	8	牙根未暴露
G	7	桥基牙，特殊冠或贴面	9	不作记录
X	8	未萌牙		
T	T	外伤		
N	9	不作记录		

牙周状况

	18	17	16	15	14	13	12	11	21	22	23	24	25	26	27	28
牙龈出血																
牙石																
牙周袋																
附着丧失																

	48	47	46	45	44	43	42	41	31	32	33	34	35	36	37	38
牙龈出血																
牙石																
牙周袋																
附着丧失																

牙龈出血

0 无　9 不作记录
1 有　X 缺失牙

牙石

0 探诊后没有牙石　9 不作记录
1 探诊后有牙石　X 缺失牙

牙周袋

0 无
1 牙周袋4~5mm（龈缘在第一个黑区内）
2 牙周袋≥6mm（龈缘超过第一个黑区的上限）
9 不作记录
X 缺失牙

牙周附着丧失

0 0~3mm
1 4~5mm（釉牙骨质界在第一个黑区内）
2 6~8mm（釉牙骨质界在两个黑区之间）
3 9~11mm（釉牙骨质界在第二个黑区内）
4 ≥12mm（釉牙骨质界超过第二个黑区的上限）
9 不作记录
X 缺失牙

义齿修复状况

种植义齿	
固定义齿	
可摘局部义齿	
全口义齿	
非正规义齿	
有缺失未修复	

0=无上述状况
1=有上述状况

需要立即处理和安排治疗的情况说明

有=1
无=0

表格类型

原始表=1
复查表=2

附录三　深圳市口腔健康调查问卷

深圳市口腔健康调查问卷（儿童家长）

被调查者ID号：□□□□□□□　　被检查儿童姓名：________

调查日期：2018年□□月□□日　　被检查儿童性别：□男　□女

出生日期：201□年□□月□□日　　调查员编号：□

注意：只有孩子的父母和祖父母/外祖父母才能完成本问卷！

要求：请在选择题相应选项前面的“□”内划“√”。

1. 您是孩子的？（只选一个答案）

1）□父亲　2）□母亲　3）□祖父/外祖父　4）□祖母/外祖母

2. 您孩子出生时的体重是________千克（或“斤”）。（使用“斤”为单位的，请保留一位小数，不知道或拒绝回答的填写“N”）

3. 您孩子出生后6个月内喂养的方式？（只选一个答案）

1）□完全母乳喂养　2）□母乳喂养为主

3）□完全人工喂养　4）□人工喂养为主

5）□母乳喂养和人工喂养各半

4. 您孩子平时进食以下食品或饮料的频率如何？（每小题选一个答案）

	6 每天≥2次	5 每天1次	4 每周2~6次	3 每周1次	2 每月1~3次	1 很少/从不
1）甜点心（饼干、蛋糕、面包）及糖果（巧克力、含糖口香糖）	□	□	□	□	□	□
2）甜饮料（糖水、可乐等碳酸饮料，橙汁、苹果汁等果汁，柠檬水等非鲜榨果汁）	□	□	□	□	□	□
3）加糖的牛奶、酸奶、奶粉、茶、豆浆、咖啡	□	□	□	□	□	□

5. 您孩子在晚上睡前吃甜点或喝甜饮料吗？（只选一个答案）

1）□经常　2）□偶尔　3）□从不

6. 您孩子刷牙吗？（只选一个答案）

1）□刷牙　2）□偶尔刷或从不刷（选2项者不回答第7至11题）

7. 您孩子从几岁开始刷牙？（只选一个答案）

1）□半岁　2）□1岁　3）□2岁

4）□3岁　5）□4岁　6）□5岁　7）□不记得

8. 您孩子每天刷几次牙？（只选一个答案）

1）□2次及以上　2）□1次　3）□不是每天刷

9. 您帮助孩子刷牙吗？（只选一个答案）

1）□每天　2）□每周　3）□有时

4）□偶尔　5）□从没做过

10. 您孩子刷牙时用牙膏吗？（只选一个答案）

1）□是　2）□否　3）□不知道（选2或3项者不回答第11题）

11. 您孩子刷牙时用含氟牙膏吗？（只选一个答案）

1）□是　2）□否　3）□不知道

12. 在过去的12个月内，您孩子是否有过牙痛或不适？（只选一个答案）

1）□从来没有　2）□有时候有　3）□经常有　4）□不清楚

13. 您孩子去医院看过牙吗？（只选一个答案）

1）□看过　2）□从来没看过（选2项者不回答第14~17题）

14．您孩子最近一次去医院看牙距离现在多长时间？（只选一个答案）

1）□6个月以内　　　2）□6~12个月（选1或2项者不回答第18题）

3）□12个月以上（选3项者不回答第15~17题）

15．您孩子最近一次去医院看牙的主要原因是什么？（只选一个答案）

1）□咨询检查　　2）□预防　　3）□治疗　　4）□不知道

16．在过去的一年内您孩子去医院看牙的总费用是________元？（请填一个整数，不知道或拒绝回答的填写“N”）

17．在上述看牙费用中，您个人需要支付的比例是________%。（请填一个整数，不知道或拒绝回答的填写“N”）

18．您孩子在过去12个月里没有看牙的原因是？（可选多个答案）

1）□孩子的牙没问题　　2）□孩子的牙坏得不严重

3）□乳牙要替换，不需要看　　4）□因为经济困难，看不起牙

5）□看牙不方便　　6）□太忙、没时间

7）□孩子害怕看牙疼痛　　8）□附近没有牙医

9）□害怕传染病　　10）□很难找到信得过的牙医

11）□挂号太难　　12）□在幼儿园看牙　　13）□其他原因

19．您对孩子的全身健康状况评价如何？（只选一个答案）

1）□很好　　2）□较好　　3）□一般

4）□较差　　5）□很差

20．您对孩子的牙齿和口腔状况评价如何？（只选一个答案）

1）□很好　　2）□较好　　3）□一般

4）□较差　　5）□很差

21. 您对以下说法的看法如何？（每小题选一个答案）

	1 同意	2 不同意	3 无所谓	4 不知道
1）口腔健康对自己的生活很重要	□	□	□	□
2）定期口腔检查是十分必要的	□	□	□	□
3）牙齿的好坏是天生的，与自己的保护关系不大	□	□	□	□
4）预防牙病首先靠自己	□	□	□	□
5）保护孩子六龄牙很重要	□	□	□	□
6）母亲牙齿不好会影响孩子的牙齿	□	□	□	□

22. 您认为下面的说法是否正确？（每小题选一个答案）

	1 正确	2 不正确	3 不知道
1）刷牙时牙龈出血是正常的	□	□	□
2）细菌可以引起牙龈发炎	□	□	□
3）刷牙对预防牙龈出血没有用	□	□	□
4）细菌可以引起龋齿	□	□	□
5）吃糖可以导致龋齿	□	□	□
6）乳牙坏了不用治疗	□	□	□
7）窝沟封闭能预防儿童龋齿	□	□	□
8）氟化物对保护牙齿没有用	□	□	□

23. 您获得的最高学历是什么？（只选一个答案）

1）□没有上过学　2）□小学　3）□初中　4）□高中

5）□中专　6）□大专　7）□本科　8）□硕士及以上

24. 您家里共同生活的有几口人？__________人（请填一个整数，不知道或拒绝回答的填写“N”）

25. 您家共同生活的人在过去的12个月内的总收入是多少？__________万元/年（请填一个整数，不知道或拒绝回答的填写“N”）

26. 请根据您孩子对以下事件的感受选择一个选项？（每小题选一个答案）

	1 一点不怕	2 有一点怕	3 有一些怕	4 很怕	5 非常怕
1）牙医	□	□	□	□	□
2）医生	□	□	□	□	□
3）注射、打针	□	□	□	□	□
4）有人在检查你的口腔	□	□	□	□	□
5）必须打开你的嘴巴	□	□	□	□	□
6）被陌生人碰触	□	□	□	□	□
7）有人在看着你	□	□	□	□	□
8）牙医在钻你的牙齿	□	□	□	□	□
9）看着牙医在钻牙齿时的样子	□	□	□	□	□
10）听到牙医钻牙时的声音	□	□	□	□	□
11）医生把工具放在你的口腔里	□	□	□	□	□
12）进行牙科治疗时的呼吸困难	□	□	□	□	□
13）必须去医院	□	□	□	□	□
14）穿着白色制服的人	□	□	□	□	□
15）牙医清洁你的牙齿	□	□	□	□	□

十分感谢您的合作！

深圳市口腔健康调查问卷（学生）

被调查者ID号：□□□□□□□

学校：________年级：________班级：________被调查者姓名：________

调查日期：2018年□□月□□日　　　　被调查者性别：□男　□女

出生日期：200□年□□月□□日　　　　调查员编号：□

同学们：

你们好！为进一步做好儿童、青少年的口腔保健工作，我们很想知道你对口腔保健的想法和做法，本调查与你们的学习成绩无关，调查结果也不会告诉家长和老师。希望你们按题目的要求如实回答。谢谢！

要求：请在选择题相应选项前面的“□”内划“√”。

1．你是独生子女吗？**（只选一个答案）**

1）□是　　2）□不是

2．你父亲的最高学历是？**（只选一个答案）**

1）□没有上过学　2）□小学　3）□初中　4）□高中

5）□中专　6）□大专　7）□本科　8）□硕士及以上

9）□没有父亲或者不知道

3．你母亲的最高学历是？**（只选一个答案）**

1）□没有上过学　2）□小学　3）□初中　4）□高中

5）□中专　6）□大专　7）□本科　8）□硕士及以上

9）□没有母亲或者不知道

4．你刷牙吗？**（只选一个答案）**

1）□刷牙　　2）□偶尔刷或从不刷**（选2项者不回答第5~7题）**

5．你每天刷几次牙？**（只选一个答案）**

1）□2次及以上　2）□1次　3）□不是每天刷

6. 你刷牙时用牙膏吗？（只选一个答案）

1）□是　　2）□否　　3）□不知道（选2或3项者不回答第7题）

7. 你刷牙时用含氟牙膏吗？（只选一个答案）

1）□是　　2）□否　　3）□不知道

8. 你使用牙线吗？（只选一个答案）

1）□不用　　2）□偶尔用　　3）□每周用　　4）□每天用

9. 你平时进食以下食品或饮料的情况如何？（每小题选一个答案）

	6 每天 ≥2次	5 每天 1次	4 每周 2~6次	3 每周 1次	2 每月 1~3次	1 很少/ 从不
1）甜点心（饼干、蛋糕、面包）及糖果（巧克力、含糖口香糖）	□	□	□	□	□	□
2）甜饮料（糖水、可乐等碳酸饮料，橙汁、苹果汁等果汁，柠檬水等非鲜榨果汁）	□	□	□	□	□	□
3）加糖的牛奶、酸奶、奶粉、茶、豆浆、咖啡	□	□	□	□	□	□

10. 你抽烟吗？（只选一个答案）

1）□每天抽　　2）□每周抽　　3）□很少或曾经抽　　4）□从不抽

11. 你对自己的全身健康状况评价如何？（只选一个答案）

1）□很好　　2）□较好　　3）□一般

4）□较差　　5）□很差

12. 你对自己的牙齿和口腔状况评价如何？（只选一个答案）

1）□很好　　2）□较好　　3）□一般

4）□较差　　5）□很差

13. 你的牙齿碰伤或摔伤过吗？（只选一个答案）

1）□伤过　2）□没伤过　3）□记不清（选2或3项者不回答第14题）

14. 你的牙齿是在什么地方受伤的？（可选多个答案）

1）□在校园内　2）□在校园外

15. 在过去的12个月里，你是否有过牙疼？（只选一个答案）

1）□经常有　2）□偶尔有　3）□从来没有　4）□记不清

16. 你看过牙吗？（只选一个答案）

1）□看过　2）□从来没看过（选2项者不回答第17、18题）

17. 你最近一次看牙距现在多长时间？（只选一个答案）

1）□6个月以内　2）□6~12个月

3）□12个月以上（选3项者不回答第18题）

18. 你最近一次看牙的主要原因是什么？（只选一个答案）

1）□咨询检查　2）□预防　3）□治疗　4）□不知道

19. 你认为下面的说法是否正确？（每小题选一个答案）

	1 正确	2 不正确	3 不知道
1）刷牙时牙龈出血是正常的	□	□	□
2）细菌可以引起牙龈发炎	□	□	□
3）刷牙对预防牙龈发炎没有用	□	□	□
4）细菌可以引起龋齿	□	□	□
5）吃糖可以导致龋齿	□	□	□
6）氟化物对保护牙齿没有用	□	□	□
7）窝沟封闭可保护牙齿	□	□	□
8）口腔疾病可能会影响全身健康	□	□	□

20. 你对以下说法的看法如何？（**每小题选一个答案**）

	1 同意	2 不同意	3 无所谓	4 不知道
1）口腔健康对自己的生活很重要	□	□	□	□
2）定期口腔检查是十分必要的	□	□	□	□
3）牙齿的好坏是天生的，与自己的保护关系不大	□	□	□	□
4）预防牙病首先靠自己	□	□	□	□

21. 在过去的6个月内，口腔的问题对你以下方面的影响有多大？（**每小题选一个答案**）

	1 严重影响	2 一般影响	3 轻微影响	4 不影响	5 不清楚
1）吃东西	□	□	□	□	□
2）发音	□	□	□	□	□
3）刷牙或漱口	□	□	□	□	□
4）做家务	□	□	□	□	□
5）上学	□	□	□	□	□
6）睡眠	□	□	□	□	□
7）露牙微笑	□	□	□	□	□
8）容易烦恼	□	□	□	□	□
9）人际交往	□	□	□	□	□

22. 上学期，你在学校上过几次有口腔保健内容的课？________次（**请填写一个整数，不知道或拒绝回答的填写“N”**）

23．请根据您对以下事件的感受选择一个选项？（**每小题选一个答案**）

	1 一点不怕	2 有一点怕	3 有一些怕	4 很怕	5 非常怕
1）牙医	☐	☐	☐	☐	☐
2）医生	☐	☐	☐	☐	☐
3）注射、打针	☐	☐	☐	☐	☐
4）有人在检查你的口腔	☐	☐	☐	☐	☐
5）必须打开你的嘴巴	☐	☐	☐	☐	☐
6）被陌生人碰触	☐	☐	☐	☐	☐
7）有人在看着你	☐	☐	☐	☐	☐
8）牙医在钻你的牙齿	☐	☐	☐	☐	☐
9）看着牙医在钻牙齿时的样子	☐	☐	☐	☐	☐
10）听到牙医钻牙时的声音	☐	☐	☐	☐	☐
11）医生把工具放在你的口腔里	☐	☐	☐	☐	☐
12）进行牙科治疗时的呼吸困难	☐	☐	☐	☐	☐
13）必须去医院	☐	☐	☐	☐	☐
14）穿着白色制服的人	☐	☐	☐	☐	☐
15）牙医清洁你的牙齿	☐	☐	☐	☐	☐

十分感谢您的合作!

深圳市口腔健康调查问卷（成人）

被调查者ID号：□□□□□□□ 被调查者姓名：________

调查日期：2018年□□月□□日 性别：□男 □女

出生日期：19□□年□□月□□ 调查员编号：□

要求：请在选择题相应选项前面的“□”内划“√”。

1. 您的最高学历是？**（只选一个答案）**

1）□没有上过学 2）□小学 3）□初中 4）□高中

5）□中专 6）□大专 7）□本科 8）□硕士及以上

2. 您平时进食以下食品或饮料的频率如何？**（每小题选一个答案）**

	6 每天 ≥2次	5 每天 1次	4 每周 2~6次	3 每周 1次	2 每月 1~3次	1 很少/ 从不
1）甜点心（饼干、蛋糕、面包）及糖果（巧克力、含糖口香糖）	□	□	□	□	□	□
2）甜饮料（糖水、可乐等碳酸饮料，橙汁、苹果汁等果汁，柠檬水等非鲜榨果汁）	□	□	□	□	□	□
3）加糖的牛奶、酸奶、奶粉、茶、豆浆、咖啡	□	□	□	□	□	□

3. 您吸烟吗？**（只选一个答案）**

1）□吸烟 2）□从不吸 3）□已戒烟**（选2或3项者不回答第4、5题）**

4. 您吸烟多少年了？________年。**（请填一个整数，不知道或拒绝回答的填写“N”）**

5. 最近一个月内，您平均每天吸多少支烟？**（只选一个答案）**

1）□≤1支/天 2）□1~5支/天 3）□6~10支/天

4）□11~20支/天 5）□21~40支/天 6）□≥41支/天

6. 您喝白酒吗？**（只选一个答案）**

1）□每天喝　　2）□每周喝　　3）□很少喝

4）□从不喝　　5）□已戒酒

7. 您使用下列方法清洁牙齿吗？**（每小题选一个答案）**

	6 每天 ≥2次	5 每天 1次	4 每周 2~6次	3 每周 1次	2 每月 1~3次	1 很少/ 从不
1）刷牙	□	□	□	□	□	□
2）牙签	□	□	□	□	□	□
3）牙线	□	□	□	□	□	□

8. 您使用牙膏刷牙吗？**（只选一个答案）**

1）□是　　2）□否　　3）□不知道**（选2或3项者不回答第9题）**

9. 您使用含氟牙膏刷牙吗？**（只选一个答案）**

1）□是　　2）□否　　3）□不知道

10. 您看过牙吗？**（只选一个答案）**

1）□看过　　2）□从没看过牙**（选2项者不回答第11~15题）**

11. 您最近一次看牙距现在多长时间？**（只选一个答案）**

1）□6个月以内　　2）□6~12个月**（选1或2项者不回答第16题）**

3）□12个月以上**（选3项者不回答第12~15题）**

12. 您最近一次看牙的主要原因是什么？**（只选一个答案）**

1）□咨询检查　　2）□预防　　3）□治疗　　4）□不知道

13. 在过去的一年内您看牙的总费用是________元？**（请填一个整数，不知道或拒绝回答的填写“N”）**

14. 在上述看牙费用中，您个人需要支付的比例是________%。（请填一个整数，不知道或拒绝回答的填写“N”）

15. 您上一次看牙，费用是否可报销？（可多选）

1）□城镇职工基本保险　2）□城镇居民基本医疗保险
3）□新型农村合作医疗　4）□商业保险
5）□公费医疗　6）□其他途径报销
7）□全部自费（没有报销）

16. 您过去12个月内没有看过牙的原因是？（可多选）

1）□牙齿没有问题　2）□牙病不重
3）□没有时间　4）□经济困难，看不起牙
5）□看牙不能报销　6）□附近没有牙医
7）□害怕传染病　8）□害怕看牙疼痛
9）□很难找到信得过的牙医　10）□挂号太难
11）□其他原因

17. 您是否有以下的医疗保障？（每小题选一个答案）

	是 1	否 2
1）城镇职工基本医疗保险	□	□
2）城镇居民基本医疗保险	□	□
3）新型农村合作医疗	□	□
4）商业保险	□	□
5）公费医疗	□	□

18. 在过去的12个月内，您洗过牙吗？

1）□是　2）□否（选2项者不回答第19题）

19. 您洗牙费用的报销方式是（可多选）

1）□城镇职工基本保险　2）□城镇居民基本医疗保险

3）☐新型农村合作医疗　　4）☐商业保险
5）☐公费医疗　　6）☐其他途径报销
7）☐全部自费（没有报销）

20. 口腔问题对您以下方面的影响有多大？**（每小题选一个答案）**

	1 很经常	2 经常	3 有时	4 很少	5 无
1）您经常因为牙齿或假牙的原因限制所吃食物的种类和数量吗？	☐	☐	☐	☐	☐
2）您在咬或咀嚼食物时有困难吗？	☐	☐	☐	☐	☐
3）您吞咽食物时经常会感到不舒服或困难吗？	☐	☐	☐	☐	☐
4）您的牙齿或假牙妨碍您说话吗？	☐	☐	☐	☐	☐
5）您吃东西时经常感到口腔内不舒服吗？	☐	☐	☐	☐	☐
6）您经常因为牙齿或假牙的原因而限制自己与他人的交往吗？	☐	☐	☐	☐	☐
7）您经常对您牙齿、牙龈或假牙的外观感到不满意或不愉快吗？	☐	☐	☐	☐	☐
8）您经常用药物缓解口腔的疼痛或不适吗？	☐	☐	☐	☐	☐
9）您经常担心或关注您的牙齿、牙龈或假牙的问题吗？	☐	☐	☐	☐	☐
10）您经常因为牙齿、牙龈或假牙的问题而在别人面前感到紧张或不自在吗？	☐	☐	☐	☐	☐
11）您经常因为牙齿或假牙的问题而在别人面前吃东西时感到不舒服吗？	☐	☐	☐	☐	☐
12）您的牙齿或牙龈对冷、热或甜刺激敏感吗？	☐	☐	☐	☐	☐

21. 您对自己的全身健康状况评价如何？**（只选一个答案）**

1）☐很好　　2）☐较好　　3）☐一般
4）☐较差　　5）☐很差

22. 您对自己的牙齿和口腔状况评价如何？（**只选一个答案**）

1）□很好　　2）□较好　　3）□一般

4）□较差　　5）□很差

23. 您对以下说法的看法如何？（**每小题选一个答案**）

	1 同意	2 不同意	8 无所谓	9 不知道
1）口腔健康对自己的生活很重要	□	□	□	□
2）定期口腔检查是十分必要的	□	□	□	□
3）牙齿的好坏是天生的，与自己的保护关系不大	□	□	□	□
4）预防牙病首先靠自己	□	□	□	□

24. 您认为下面的说法是否正确？（**每小题选一个答案**）

	1 正确	2 不正确	8 不知道
1）刷牙时牙龈出血是正常的	□	□	□
2）细菌可以引起牙龈发炎	□	□	□
3）刷牙对预防牙龈出血没有用	□	□	□
4）细菌可以引起龋齿	□	□	□
5）吃糖可以导致龋齿	□	□	□
6）氟化物对保护牙齿没有用	□	□	□
7）窝沟封闭可保护牙齿	□	□	□
8）口腔疾病可能会影响全身健康	□	□	□

25. 你是否曾经患过由医生确诊过的下列慢性病？（**可多选**）

1）□卒中（中风）　　2）□糖尿病　　3）□高血压

4）□心脏病　　5）□慢性阻塞性肺部疾病

6）□其他，请注明________________

7）□没有　　8）□不知道

26. 您家里共同生活的有几口人？________人（请填一个整数，拒绝回答的填写“N”）

27. 您家在过去的12个月内的总收入大约是多少？________万元/年（请填一个整数，拒绝回答的填写“N”）。

28. 请选择最符合您自身感受的选项（每小题选一个答案）

	1 轻松	2 不安	3 紧张	4 害怕	5 非常害怕
1）假设今天您要去看牙，您在家里的感觉如何？	☐	☐	☐	☐	☐
2）假设现在您正在口腔医院候诊室候诊，您的感觉如何？	☐	☐	☐	☐	☐
3）假设您正躺在牙科治疗椅上，当听到牙钻转动的声音时，您的感觉如何？	☐	☐	☐	☐	☐
4）假设您正躺在牙科治疗椅上，当医生准备开始治疗，把器械放在您的口腔里时，您的感觉如何？	☐	☐	☐	☐	☐

十分感谢您的合作！

附录四　项目照片

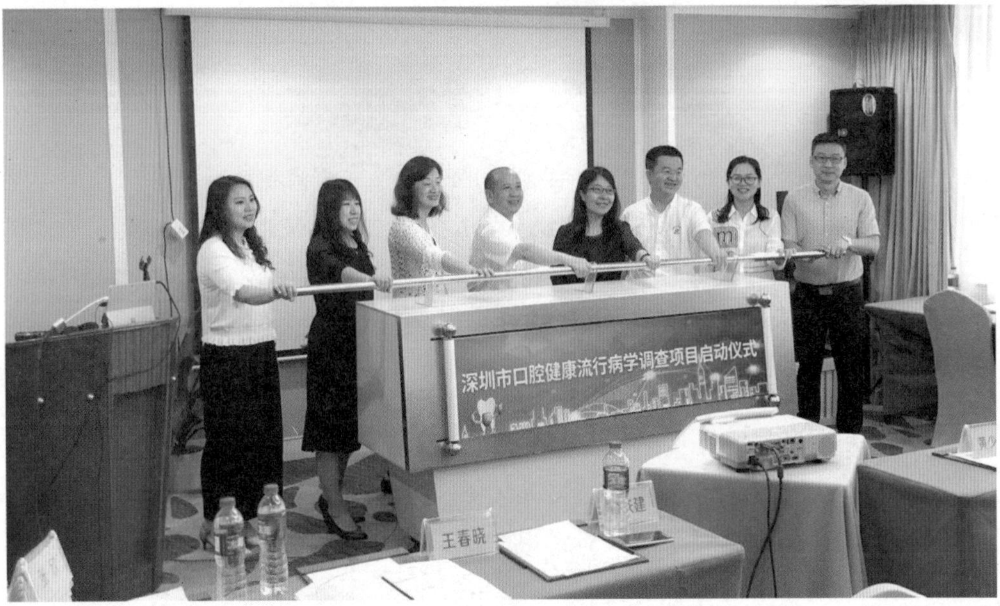

深圳市口腔健康流行病学调查启动仪式

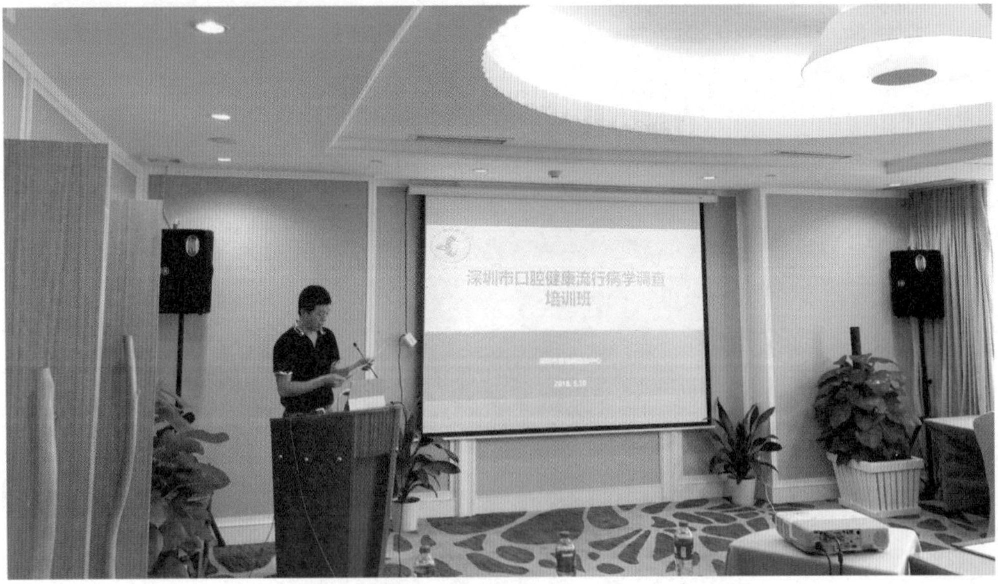

深圳市口腔健康流行病学调查培训班现场

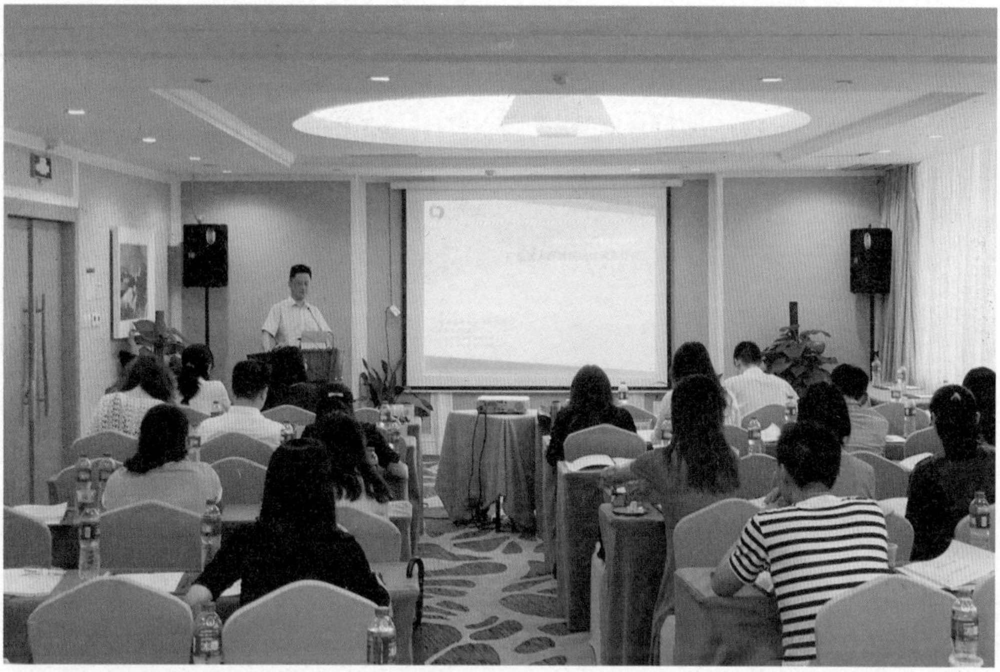

调查理论培训现场

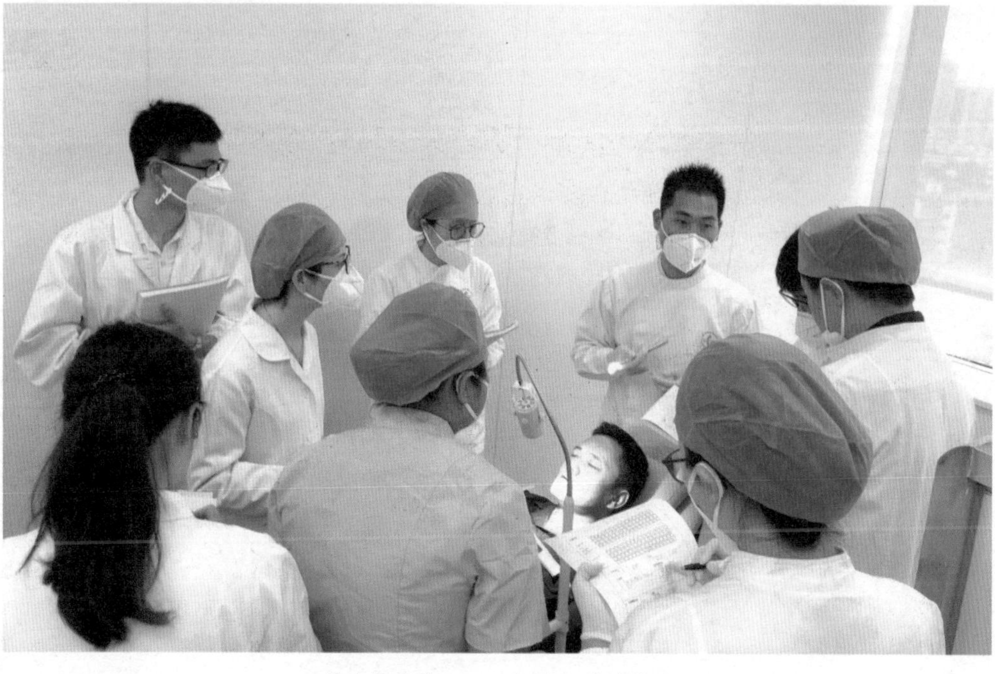

临床操作培训——标准一致性检验

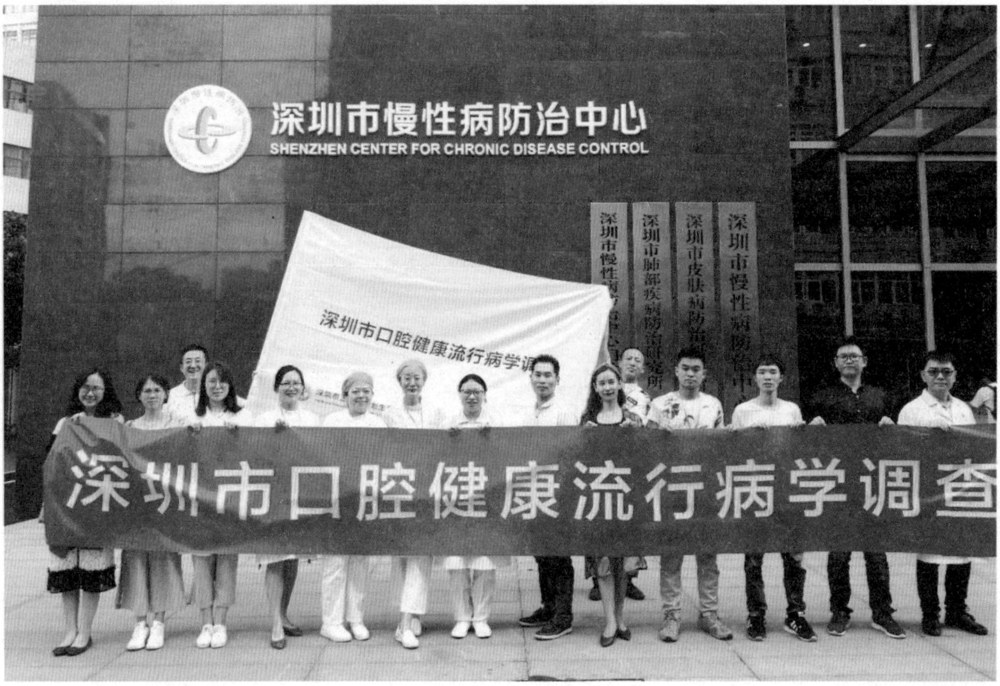

出征前调查队合影

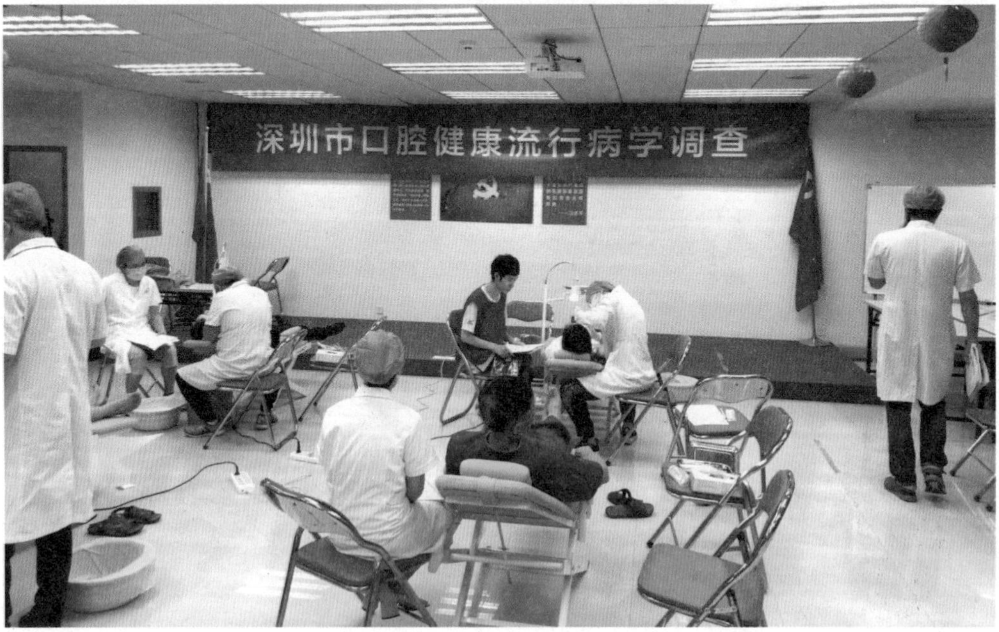

成人组健康检查现场

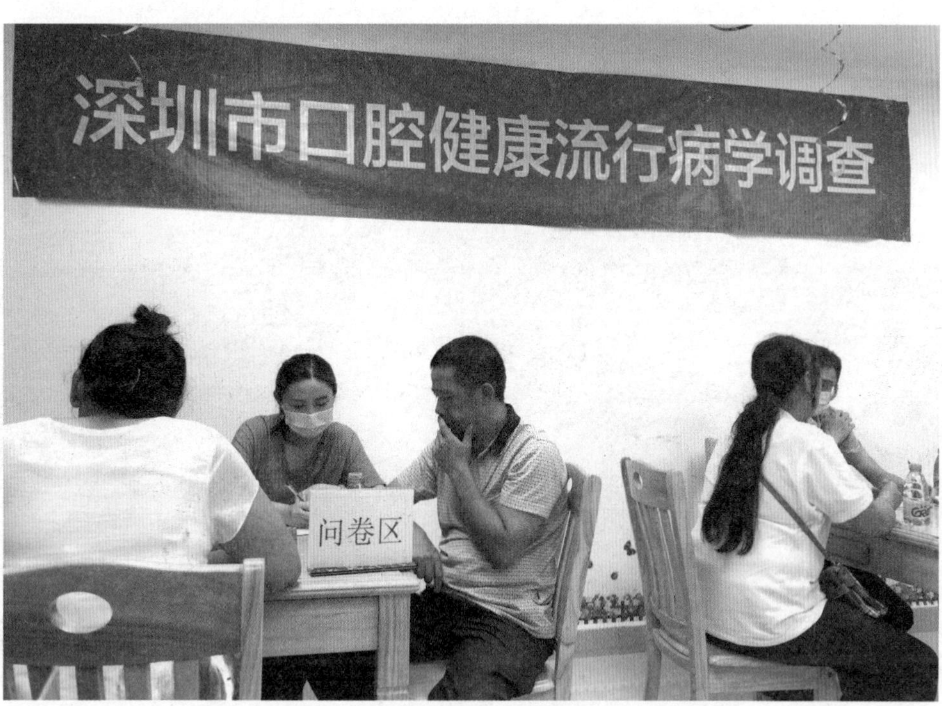

成人组问卷调查现场

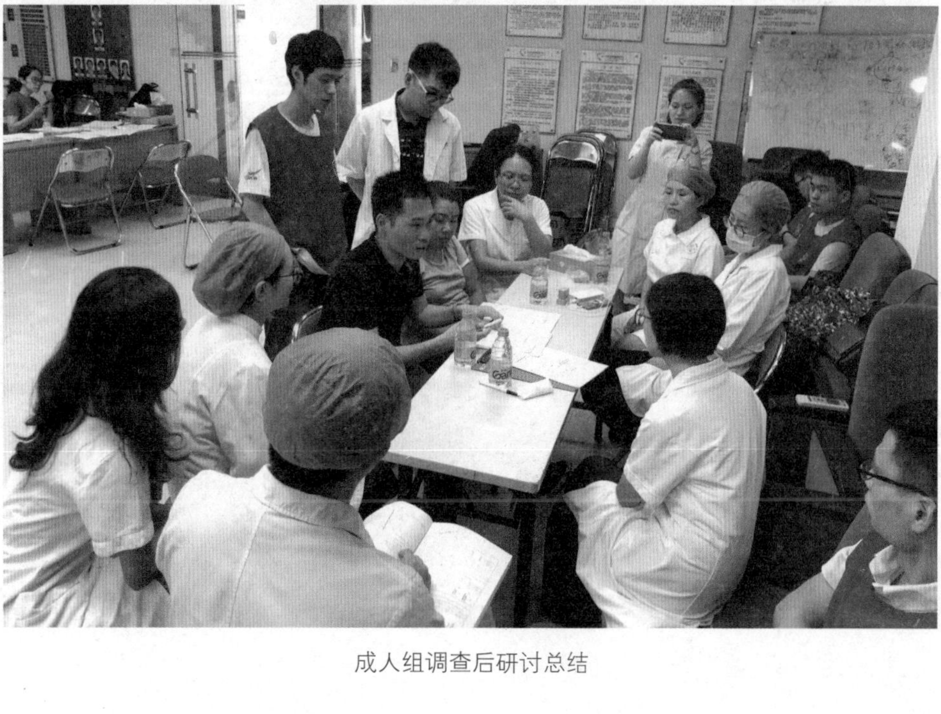

成人组调查后研讨总结

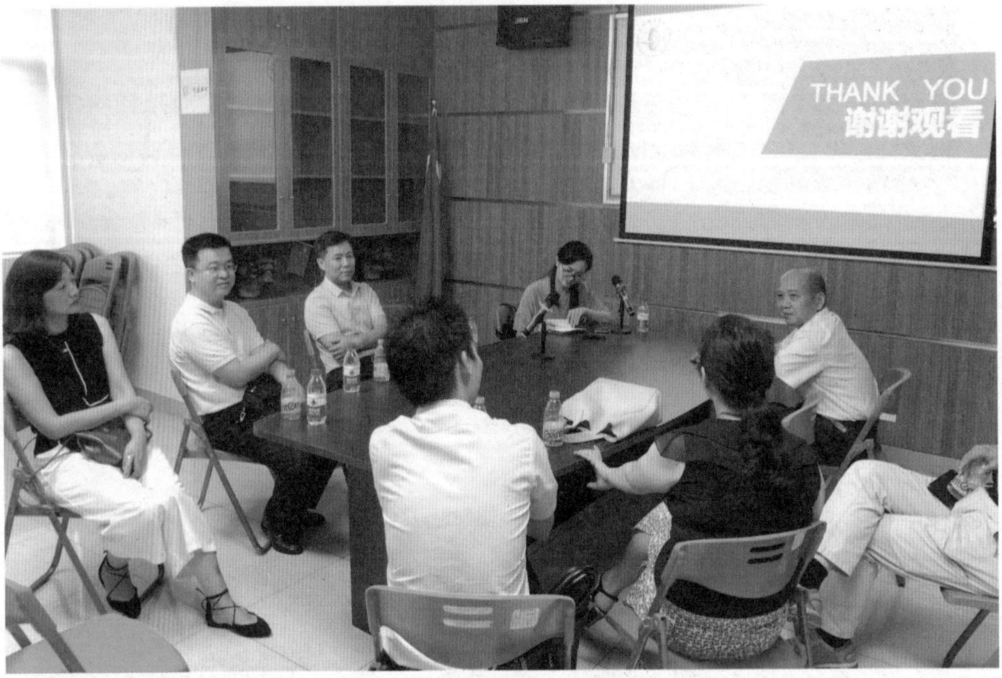

专家督导现场

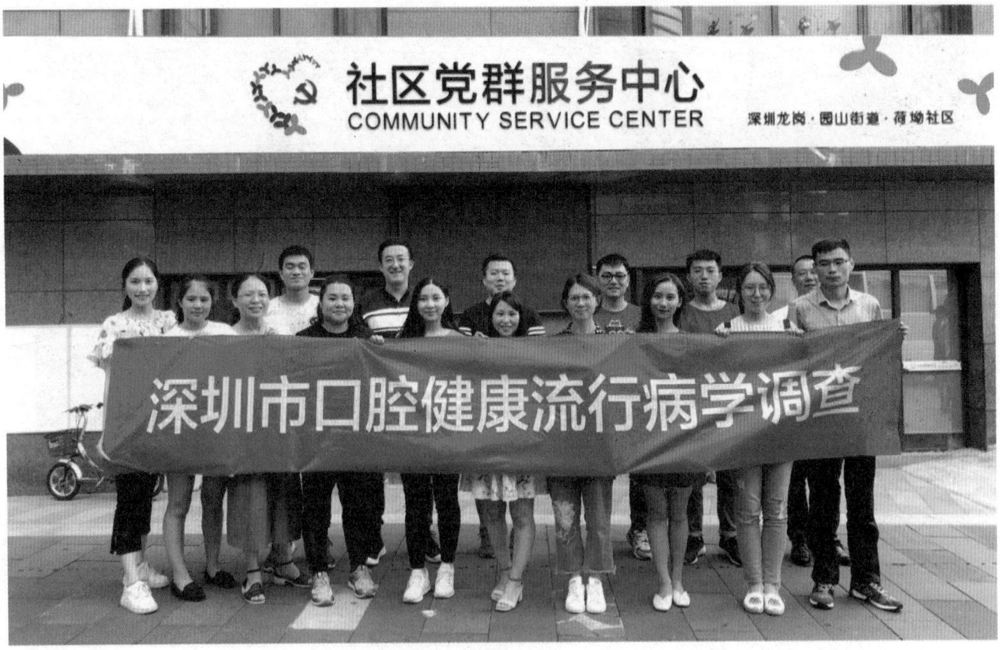

成人组调查队合影

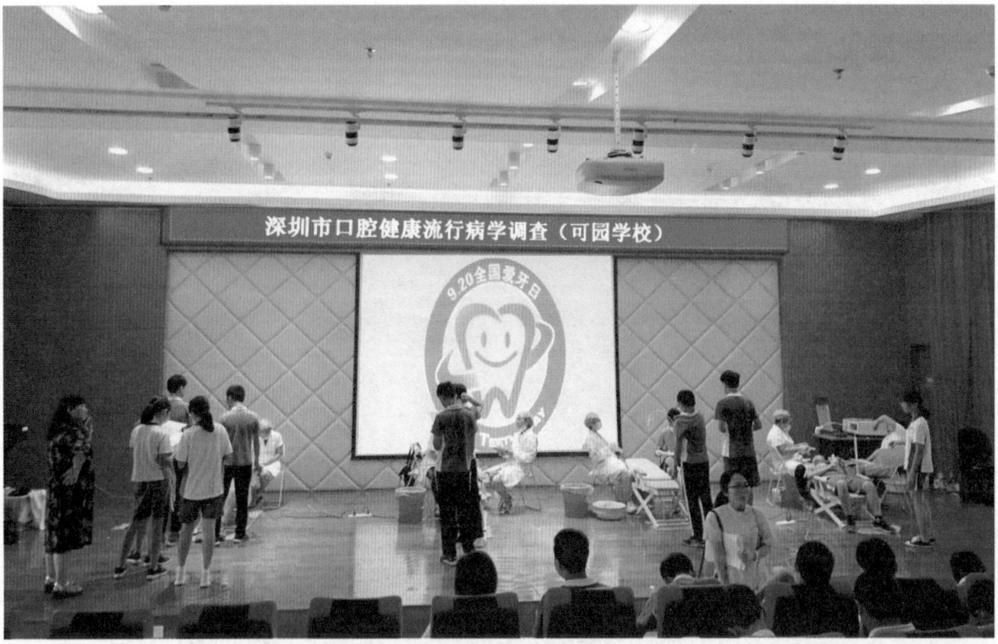

12~15 岁儿童组健康检查现场

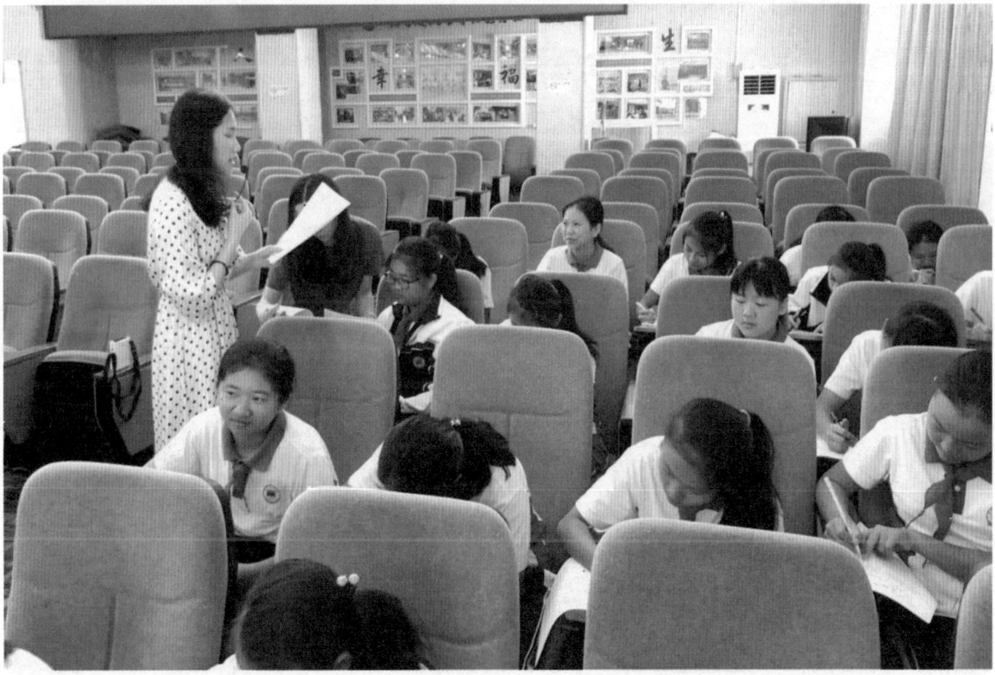

12~15 岁儿童组问卷调查现场

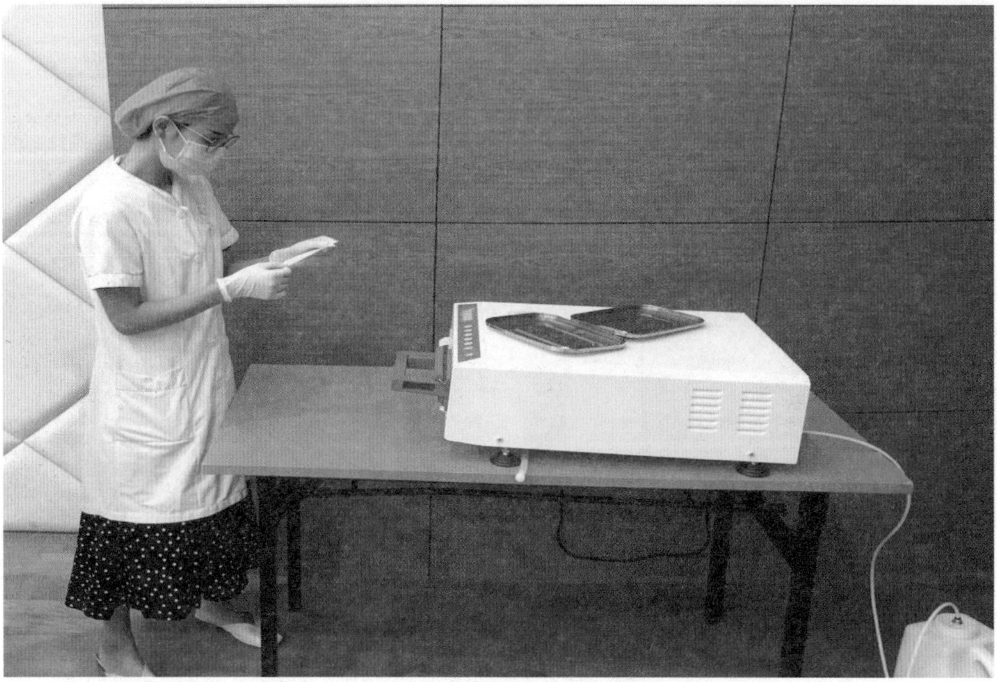

12~15 岁儿童组检查工具消毒现场

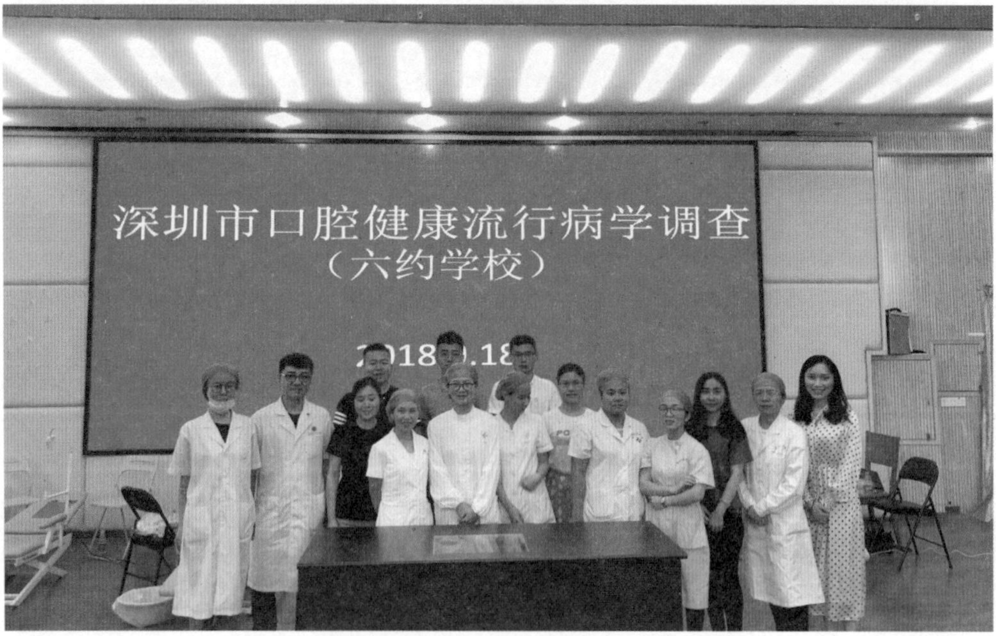

12~15 岁儿童组调查队合影

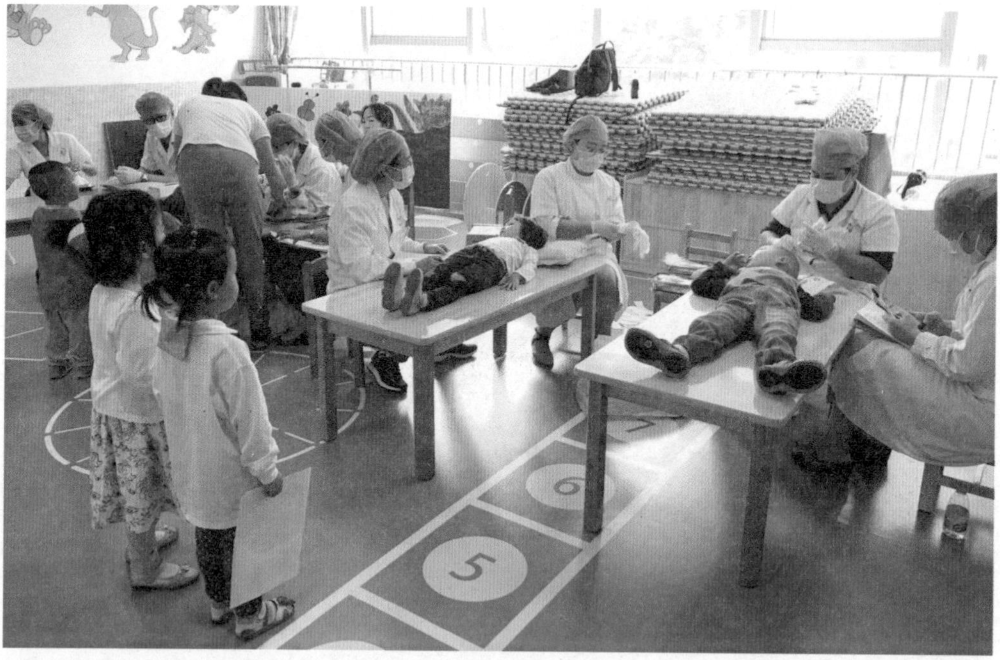

3~5 岁儿童组健康检查现场

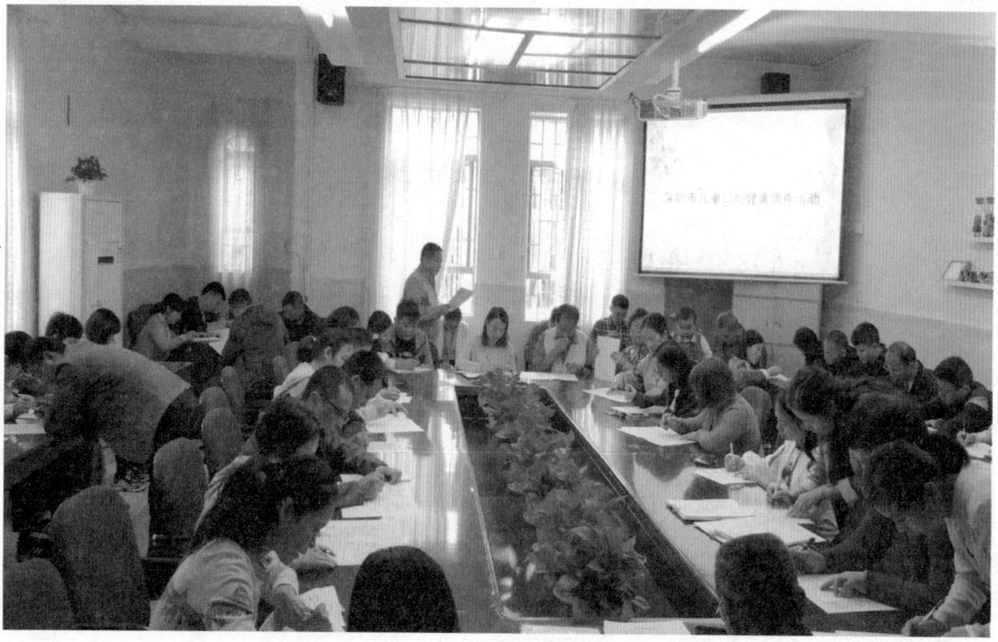

3~5 岁儿童组问卷调查现场

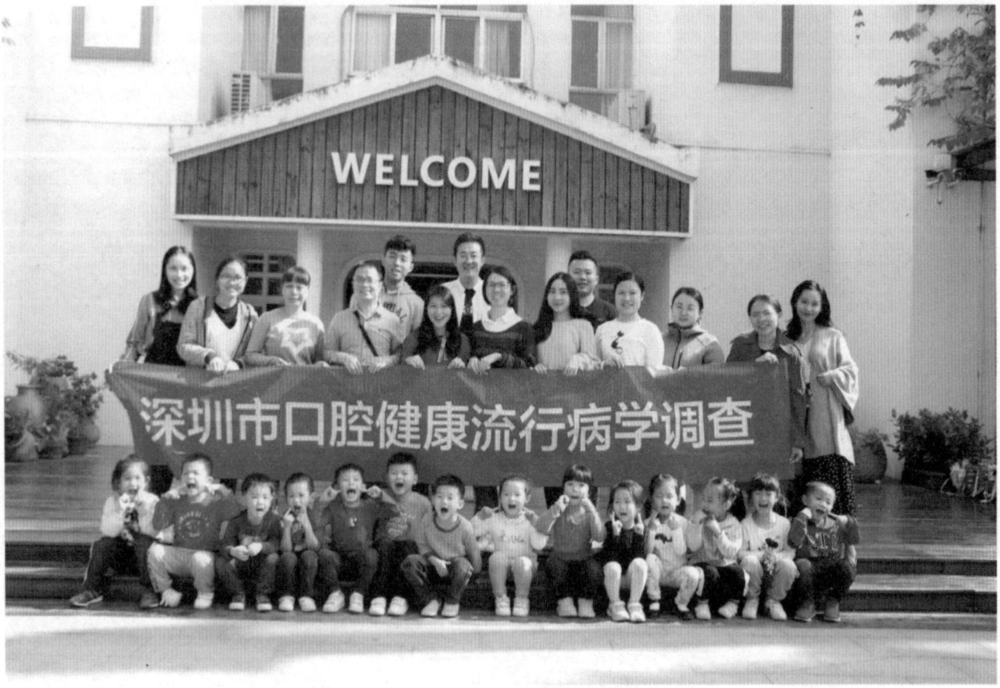

3~5 岁儿童组调查队合影